"本草纲目"

全本图典

【第十五册】

典藏版

原　著	李时珍	
顾　问	肖培根	
主　编	陈士林	
分册主编	周重建　谢军成　裴　华	
副主编	谢宇　刘国　张鹏　王庆　张鹤	

人民卫生出版社

图书在版编目（CIP）数据

《本草纲目》全本图典. 第十五册 / 陈士林主编. ——
北京：人民卫生出版社，2018
ISBN 978-7-117-26481-5

Ⅰ. ①本…　Ⅱ. ①陈…　Ⅲ. ①《本草纲目》－图解
Ⅳ. ①R281.3-64

中国版本图书馆 CIP 数据核字（2018）第 119345 号

人卫智网　www.ipmph.com	医学教育、学术、考试、健康，	
	购书智慧智能综合服务平台	
人卫官网　www.pmph.com	人卫官方资讯发布平台	

《本草纲目》全本图典（第十五册）

主　　编：陈士林
出版发行：人民卫生出版社（中继线 010-59780011）
地　　址：北京市朝阳区潘家园南里 19 号
邮　　编：100021
E - mail：pmph @ pmph.com
购书热线：010-59787592　010-59787584　010-65264830
印　　刷：北京盛通印刷股份有限公司
经　　销：新华书店
开　　本：889×1194　1/16　　印张：17
字　　数：401 千字
版　　次：2018 年 7 月第 1 版　2018 年 7 月第 1 版第 1 次印刷
标准书号：ISBN 978-7-117-26481-5
定　　价：640.00 元

打击盗版举报电话：010-59787491　E-mail：WQ @ pmph.com
（凡属印装质量问题请与本社市场营销中心联系退换）

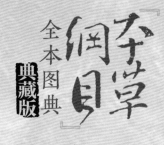

编委（按姓氏笔画顺序排列）

王丽梅	王宏雅	王郁松	王建民	王秋成	牛林敬	毛延霞	仇笑文
方 瑛	尹显梅	世琳娜	石永青	石有林	石笑晴	卢 强	卢红兵
卢维晨	叶 红	叶敏妃	田华敏	白峻伟	冯 倩	冯华颖	邢桂平
吕凤涛	吕秀芳	吕明辉	朱 进	朱 宏	朱臣红	任艳灵	任智标
向 蓉	全继红	刘 芳	刘 凯	刘 祥	刘士勋	刘卫华	刘世禹
刘立文	刘伟翰	刘迎春	刘金玲	刘宝成	刘桂珍	刘续东	刘斯雯
刘新桥	刘慧滢	齐 菲	孙 玉	孙 锐	孙可心	孙瑷琨	严 洁
芦 军	苏晓廷	杜 宇	李 妍	李 海	李 惠	李 新	李玉霞
李电波	李兴华	李红玉	李建军	李孟思	李俊勇	李桂方	李桂英
李晓艳	李烨涵	杨 飞	杨 柳	杨冬华	杨江华	杨焕瑞	肖榜权
吴 晋	邱思颖	邱特聪	何国松	余海文	狄银俊	邹 丽	邹佳睿
沙 历	宋 伟	宋来磊	宋肖平	宋盛楠	张 坤	张 荣	张 淼
张 鹏	张 磊	张 鹤	张广今	张红涛	张俊玲	张海龙	张海峰
张雪琴	张新荣	张翠珍	张 蕴	陈 勇	陈 慧	陈永超	陈宇翔
陈艳蕊	陈铭浩	陈朝霞	英欢超	林 恒	林文君	尚思明	罗建锋
周 芳	周重建	郑亚杰	单伟超	孟丽影	赵 叶	赵 岗	赵 晨
赵白宇	赵庆杰	赵宇宁	赵志远	赵卓君	赵春霖	赵梅红	赵喜阳
胡灏禹	战伟超	钟 健	段杨冉	段其民	姜燕妮	宫明宏	姚 辉
秦静静	耿赫兵	莫 愚	贾丽娜	夏丰娜	徐 江	徐 娜	徐莎莎
高 喜	高荣荣	高洪波	高楠楠	郭 兵	郭志刚	郭哲华	郭景丽
黄兴随	崔庆军	商 宁	梁从莲	董 珂	董 萍	蒋红涛	蒋思琪
韩珊珊	程 睿	谢军成	路 臻	解红芳	慈光辉	窦博文	蔡月超
蔡利超	裴 华	翟文慧	薛晓月	衡仕美	戴 峰	戴丽娜	戴晓波
鞠玲霞	魏献波						

凡 例

一、本套书以明代李时珍著《本草纲目》（金陵版胡承龙刻本）为底本，以金陵版排印本（王育杰整理，人民卫生出版社，2016年）及金陵版美国国会图书馆藏全帙本为校本，按原著的分卷和排序进行内容编排，即按序列、主治、水部、火部、土部、金石部、草部、谷部、菜部、果部、木部、服器部、虫部、鳞部、介部、禽部、兽部、人部的顺序进行编排，共分20册。

二、本套书中"释名""主治""附方"等部分所引书名多为简称，如：《本草纲目》简称《纲目》，《名医别录》简称《别录》，《神农本草经》简称《本经》，《日华子诸家本草》简称《日华》，《肘后备急方》简称《肘后方》，等等。

三、人名书名相同的名称，如吴普之类，有时作人名，有时又作书名，情况较复杂，为统一起见，本次编写均按原著一律不加书名号。

四、原著《本草纲目》中的部分中草药名称，与中医药学名词审定委员会公布名称不一致的，为了保持原著风貌，均保留为原著形式，不另作修改。

五、本套书为保持原著风貌，对原著之服器部和人部的内容全文收录，但基本不配图。

六、本套书依托原著的原始记载，根据作者们多年野外工作经验和鉴定研究成果，结合现有考证文献，对《纲目》收载的药物进行了全面的本草考证，梳理了古今药物传承关系，并确定了各药物的基原和相应物种的拉丁学名；对于多基原的药物均进行了综合分析，对于部分尚未能准确确定物种者也有表述。同时，基于现代化、且普遍应用的DNA条形码鉴定体系，在介绍常用中药材之《药典》收载情况的同时附上其基原物种的通用基因碱基序列。由此古今结合、图文并茂，丰富阅读鉴赏感受，并提升其实用参考和珍藏价值。

七、本套书结合现实应用情况附有大量实地拍摄的原动植物（及矿物等）和药材（及饮片）原色图片，方便读者认药和用药。

八、部分药物尚未能解释科学内涵，或者疗效有待证实、原料及制作工艺失传，以及其他因素，故无考证内容及附图，但仍收载《纲目》原始内容，有待后来者研究、发现。

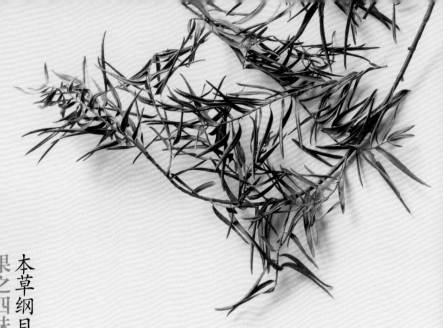

目录

本草纲目

果部第三十二卷

果之四味类一十三种

　　据《纲目彩图》《纲目图鉴》等综合分析考证，本品为芸香科植物花椒 *Zanthoxylum bungeanum* Maxim.。《大辞典》《中华本草》认为还包括同属植物青椒 Z. *schinifolium* Sieb. et Zucc.。花椒分布于中南、西南及辽宁、河北、陕西、甘肃等地，青椒分布于东北、华东、华中、华南等地。《药典》收载花椒药材为芸香科植物青椒或花椒的干燥成熟果皮；秋季采收成熟果实，晒干，除去种子和杂质。《药典》四部收载椒目药材为花椒或青椒的干燥种子。

秦椒

《本经》中品

本草纲目孕
全本图典
[第十五册]

002

△花椒

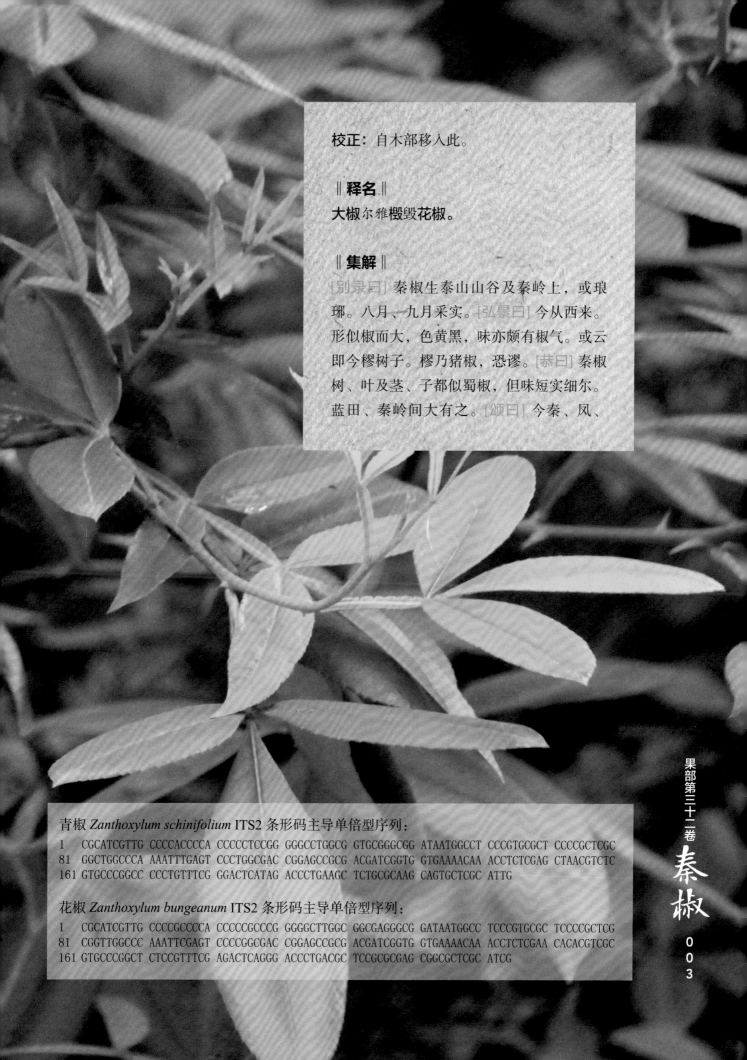

校正：自木部移入此。

‖ **释名** ‖
大椒尔雅椵毁花椒。

‖ **集解** ‖
[别录曰] 秦椒生泰山山谷及秦岭上，或琅琊。八月、九月采实。[弘景曰] 今从西来。形似椒而大，色黄黑，味亦颇有椒气。或云即今樛树子。樛乃猪椒，恐谬。[恭曰] 秦椒树、叶及茎、子都似蜀椒，但味短实细尔。蓝田、秦岭间大有之。[颂曰] 今秦、凤、

青椒 *Zanthoxylum schinifolium* ITS2 条形码主导单倍型序列：

```
1   CGCATCGTTG CCCCACCCCA CCCCCTCCGG GGGCCTGGCG GTGCGGGCGG ATAATGGCCT CCCGTGCGCT CCCCGCTCGC
81  GGCTGGCCCA AAATTTGAGT CCCTGGCGAC CGGAGCCGCG ACGATCGGTG GTGAAAACAA ACCTCTCGAG CTAACGTCTC
161 GTGCCCGGCC CCCTGTTTCG GGACTCATAG ACCCTGAAGC TCTGCGCAAG CAGTGCTCGC ATTG
```

花椒 *Zanthoxylum bungeanum* ITS2 条形码主导单倍型序列：

```
1   CGCATCGTTG CCCCACCCCA CCCCCTCCGG GGGCTTGGCG GTGCGGGCGG GATAATGGCC TCCGTGCGCT TCCCCGCTCGC
81  CGGTTGGCCC AAATTCGAGT CCCCGGCGAC CGGAGCCGCG ACGATCGGTG GTGAAAACAA ACCTCTCGAA CACACGTGCGC
161 GTGCCCGGCT CTCCGTTTCG AGACTCAGGG ACCCTGACGC TCCGCGCGAG CGGCGCTCGC ATCG
```

明、越、金、商州皆有之。初秋生花，秋末结实，九月、十月采之。尔雅云：檓，大椒。郭璞注云：椒丛生，实大者为檓也。诗·唐风云：椒聊之实，繁衍盈升。陆玑疏义云：椒树似茱萸，有针刺。茎叶坚而滑泽，味亦辛香。蜀人作茶，吴人作茗，皆以其叶合煮为香。今成皋诸山有竹叶椒，其木亦如蜀椒，小毒热，不中合药也，可入饮食中及蒸鸡、豚用。东海诸岛上亦有椒，枝、叶皆相似。子长而不圆，甚香，其味似橘皮。岛上獐、鹿食其叶，其肉自然作椒、橘香。今南北所生一种椒，其实大于蜀椒，与陶氏及郭、陆之说正相合，当以实大者为秦椒也。[宗奭曰] 此秦地所产者，故言秦椒。大率椒株皆相似，但秦椒叶差大，粒亦大而纹低，不若蜀椒皱纹为高异也。然秦地亦有蜀椒种。[时珍曰] 秦椒，花椒也。始产于秦，今处处可种，最易蕃衍。其叶对生，尖而有刺。四月生细花。五月结实，生青熟红，大于蜀椒，其目亦不及蜀椒目光黑也。范子计然云：蜀椒出武都，赤色者善；秦椒出陇西天水，粒细者善。苏颂谓其秋初生花，盖不然也。

‖ 修治 ‖

同蜀椒。

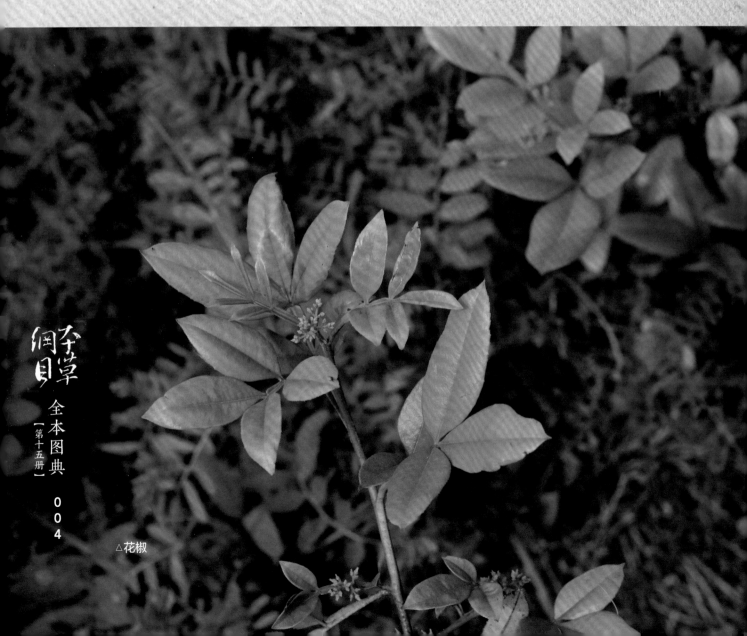

△花椒

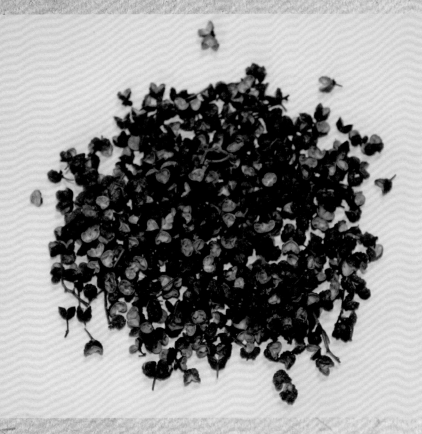

△花椒药材

椒红

气味

辛，温，有毒。[别录曰] 生温、熟寒，有毒。[权曰] 苦、辛。[之才曰] 恶栝楼、防葵，畏雌黄。

主治

除风邪气，温中，去寒痹，坚齿发，明目。久服，轻身好颜色，耐老增年通神。本经。疗喉痹吐逆疝瘕，去老血，产后余疾腹痛，出汗，利五脏。别录。上气咳嗽，久风湿痹。孟诜。治恶风遍身，四肢瘰痹，口齿浮肿摇动，女人月闭不通，产后恶血痢，多年痢，疗腹中冷痛，生毛发，灭瘢。甄权。能下肿湿气。震亨。

附方

旧六。**膏瘅尿多**其人饮少。用秦椒二分出汗，瓜蒂二分，为末。水服方寸匕，日三服。伤寒类要。**手足心肿**乃风也。椒、盐末等分，醋和傅之，良。肘后方。**损疮中风**以面作馄饨，包秦椒，于灰中烧之令热，断开口，封于疮上，冷即易之。孟诜食疗。**久患口疮**大椒去闭口者，水洗面拌，煮作粥，空腹吞之，以饭压下。重者可再服，以瘥为度。食疗本草。**牙齿风痛**秦椒煎醋含漱。孟诜食疗。**百虫入耳**椒末一钱，醋半盏浸良久，少少滴入，自出。续十全方。

‖ 基原 ‖

《纲目图鉴》认为本品为芸香科植物花椒 *Zanthoxylum bungeanum* Maxim.。《纲目彩图》认为本品为同属植物青椒 *Z. schinifolium* Sieb. et Zucc.。《大辞典》《中华本草》认为本品为芸香科植物花椒和青椒。参见本卷"秦椒"项下。

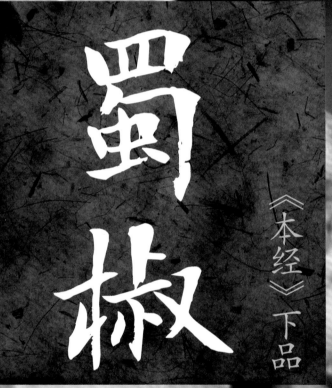

蜀椒

《本经》下品

△花椒（*Zanthoxylum bungeanum*）

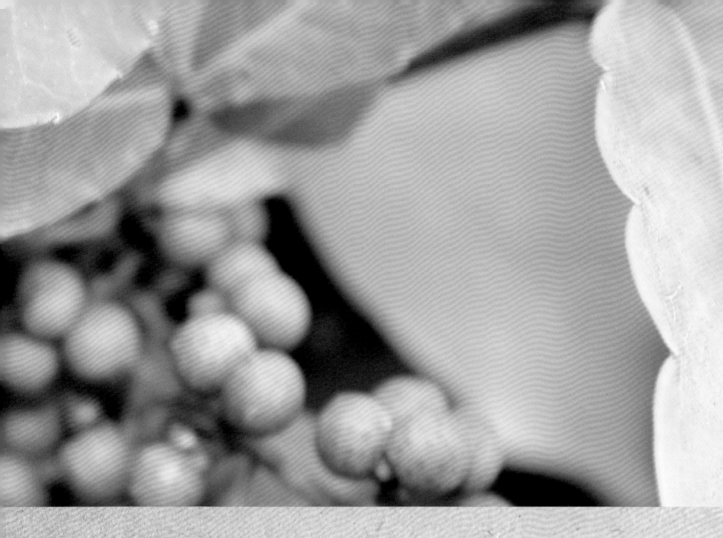

校正：自木部移入此。

‖ 释名 ‖

巴椒 别录 **汉椒** 日华 **川椒** 纲目 **南椒** 炮炙论 **蘑藙** 唐毅 **点椒**。 [时珍曰] 蜀，古国名。汉，水名。今川西成都、广汉、潼川诸处是矣。巴亦国名，又水名。今川东重庆、夔州、顺庆、阆中诸处是矣。川则巴蜀之总称，因岷、沱、黑、白四大水，分东、西、南、北为四川也。

‖ 集解 ‖

[别录曰] 蜀椒生武都山谷及巴郡。八月采实，阴干。[弘景曰] 蜀郡北部人家种之。皮肉厚，腹里白，气味浓。江阳、晋康及建平间亦有而细赤，辛而不香，力势不如巴郡者。[恭曰] 今出金州西域者最佳。[颂曰] 今归、峡及蜀川、陕洛间人家多作园圃种之。木高四五尺，似茱萸而小，有针刺。叶坚而滑，可煮饮食。四月结子无花，但生于枝叶间，颗如小豆而圆，皮紫赤色，八月采实，焙干。江淮、北土亦有之，茎叶都相类，但不及蜀中者良而皮厚、里白、味烈也。[时珍曰] 蜀椒肉厚皮皱，其子光黑，如人之瞳人，故谓之椒目。他椒子虽光黑，亦不似之。若土椒，则子无光彩矣。

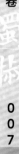

修治

[敩曰] 凡使南椒须去目及闭口者，以酒拌湿蒸，从巳至午，放冷密盖，无气后取出，便入瓷器中，勿令伤风也。[宗奭曰] 凡用秦椒、蜀椒，并微炒使出汗，乘热入竹筒中，以梗捣去里面黄壳，取红用，未尽再捣。或只炒热，隔纸铺地上，以碗覆，待冷碾取红用。

椒红

气味

辛，温，有毒。[别录曰] 大热。多食，令人乏气喘促。口闭者杀人。[诜曰] 五月食椒，损气伤心，令人多忘。[李廷飞曰] 久食，令人失明，伤血脉。[之才曰] 杏仁为之使，得盐味佳，畏款冬花、防风、附子、雄黄。可收水银。中其毒者，凉水、麻仁浆解之。

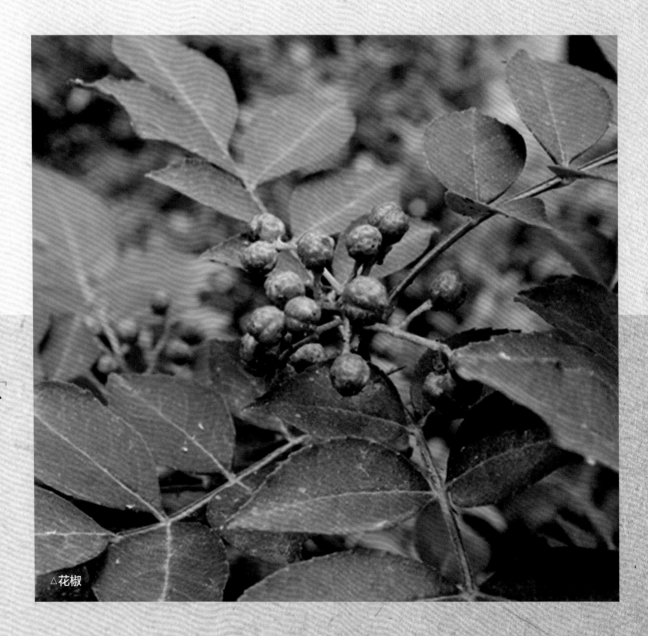

△花椒

‖主治‖

邪气咳逆，温中，逐骨节皮肤死肌，寒热痹痛，下气。久服头不白，轻身增年。本经。除六腑寒冷，伤寒温疟大风汗不出，心腹留饮宿食，肠澼下痢，泄精，女子字乳余疾，散风邪瘕结，水肿黄疸，鬼疰蛊毒，杀虫、鱼毒。久服开腠理，通血脉，坚齿发，明目，调关节，耐寒暑，可作膏药。别录。治头风下泪，腰脚不遂，虚损留结，破血，下诸石水，治咳嗽，腹内冷痛，除齿痛。甄权。破癥结开胸，治天行时气，产后宿血，壮阳，疗阴汗，暖腰膝，缩小便，止呕逆。大明。通神去老，益血，利五脏，下乳汁，灭瘢，生毛发。孟诜。散寒除湿，解郁结，消宿食，通三焦，温脾胃，补右肾命门，杀蛔虫，止泄泻。时珍。

‖发明‖

[颂曰] 服食方，单服椒红补下，宜用蜀椒乃佳。段成式言椒气下达，饵之益下，不上冲也。[时珍曰] 椒纯阳之物，乃手足太阴、右肾命门气分之药。其味辛而麻，其气温以热。禀南方之阳，受西方之阴。故能入肺散寒，治咳嗽；入脾除湿，治风寒湿痹，水肿泻痢；入右肾补火，治阳衰溲数，足弱久痢诸证。一妇年七十余，病泻五年，百药不效。予以感应丸五十丸投之，大便二日不行。再以平胃散加椒红、茴香，枣肉为丸与服，遂瘳。每因怒食举发，服之即止。此除湿消食，温脾补肾之验也。按岁时记言：岁旦饮椒柏酒以辟疫疠。椒乃玉衡星精，服之令人体健耐老；柏乃百木之精，为仙药，能伏邪鬼故也。吴猛真人服椒诀云：椒禀五行之气而生，叶青、皮红、花黄、膜白、子黑。其气馨香，其性下行，能使火热下达，不致上薰，芳草之中，功皆不及。其方见下。时珍窃谓椒红丸虽云补肾，不分水火，未免误人。大抵此方惟脾胃及命门虚寒有湿郁者相宜。若肺胃素热者，大宜远之。故丹溪朱氏云：椒属火，有下达之能。服之既久，则火自水中生。故世人服椒者，无不被其毒也。又上清诀云：凡人吃饭伤饱，觉气上冲，心胸痞闷者，以水吞生椒一二十颗即散。取其能通三焦，引正气，下恶气，消宿食也。又戴原礼云：凡人呕吐，服药不纳者，必有蛔在膈间。蛔闻药则动，动则药出而蛔不出。但于呕吐药中，加炒川椒十粒良，盖蛔见椒则头伏也。观此，则张仲景治蛔厥乌梅丸中用蜀椒，亦此义也。许叔微云：大凡肾气上逆，须以川椒引之归经则安。

‖附方‖

旧十二，新二十三。**椒红丸**治元脏伤惫，目暗耳聋。服此百日，觉身轻少睡，足有力，是其效也。服及三年，心智爽悟，目明倍常，面色红悦，髭发光黑。用蜀椒去目及合口者，炒出汗，曝干，捣取红一斤。以生地黄捣自然汁，入铜器中煎至一升，候稀稠得所，和椒末丸梧子大。每空心暖酒下三十丸。合药时勿令妇人、鸡、犬见。诗云：其椒应五行，其仁通六义。欲知先有功，夜见无梦寐。四时去烦劳，五脏调元气。明目腰不痛，身轻心健记。别更有异能，三年精自秘。回老返婴童，康强不思睡。九虫顿消亡，三尸自逃避。若能久饵之，神仙应可冀。**补益心肾仙方椒苓丸**：补益心肾，明目驻颜，顺气祛风延年。真川椒一斤炒去汗，白茯苓十两去皮，为末，炼蜜丸梧子大。每服五十丸，空心盐汤下。忌铁器。邵真人经验方。**虚冷短气**川椒三两，去目并合口者，以生绢袋盛，浸无灰酒五升中三日，随性饮之。**腹内虚冷**用生椒择去不拆者，用四十粒，以浆水浸一宿，令合口，空心新汲水吞下。久服暖脏腑，驻颜黑发明目，令人思饮食。斗门方。**心腹冷痛**以布裹椒安痛处，用熨斗熨令椒出汗，即止。孙真人方。**冷虫心痛**川椒四两，炒出汗，酒一碗淋之，服酒。寿域神方。**阴冷入腹**有人阴冷，渐渐冷气入阴囊肿满，日夜疼闷欲死。以布裹椒包囊下，热气大通，日再易之，以消为度。千金。**呃噫不止**川椒四两炒研，面糊丸梧子大。每服十丸，醋汤下，神效。邵以正经验方。**传尸劳瘵**最杀劳虫。用真川椒红色者，去子及合口，以黄草纸二重隔之，炒出汗，取放地上，以砂盆盖定，以火灰密遮四旁，约一时许，为细末，去壳，以老酒浸白糕和，丸梧子大。每服四十丸，食前盐汤下。服至一斤，其疾自愈。此药兼治诸痹，用肉桂煎汤下；腰痛，用茴香汤下；肾冷，用盐汤下。昔有一人病此，遇异人授是方，服至二斤，吐出一虫如蛇而安，遂名神授丸。陈言三因方。**历节风痛**白虎历节风痛甚，肉理枯虚，生虫游走痒痛，兼治痹疾，半身不遂。即上治劳瘵神授丸方。**寒湿脚气**川椒二三升，疏布囊盛之，日以踏脚。贵人所用。大全良方。**诸疮中风**生蜀椒一升，以少面和搜裹椒，勿令漏气，分作两裹，于煻灰火中烧熟，刺头作孔，当疮上罨之，使椒气射入疮中，冷即易之。须臾疮中出水，及遍体出冷汗，即瘥也。韦宙独行方。**疮肿作痛**生椒末、釜下土、荞麦粉等分研，醋和傅之。外台秘要。**囊疮痛痒**红椒七粒，葱头七个，煮水洗之。一人途中苦此，湘山寺僧授此方，数日愈，名驱风散。经验方。**手足皴裂**椒四合，以水煮之，去渣渍之，半食顷，出令燥，须臾再浸，候干，涂猪羊脑髓，极妙。胜金方。**漆疮作痒**谭氏方用汉椒煎汤洗之。相感志云：凡至漆所，嚼川椒涂鼻上，不生漆疮。**夏月湿泻**川椒炒取红：肉豆蔻煨各一两，为末，粳米饭丸梧子大。每量人米饮服百丸。**飧泻不化**及久痢。小椒一两炒，苍术二两土炒，碾末，醋糊丸梧子大。每米饮服五十丸。普济。**久冷下痢**或不痢，腰腹苦冷。用蜀椒三升，酢渍一宿，曲三升，同椒一升，拌作粥食，不过三升瘥。千金方。**老小泄泻**小儿水泻，及人年五十以上患泻。用椒二两，醋二升，煮醋尽，慢火焙干碾末，瓷器贮之。每服二钱匕，酒及米饮下。谭氏。**水泻奶疳**椒一分，去目碾末，酥调，少少涂脑上，日三度。姚和仲延龄方。**食茶面黄**川椒红，炒碾末，糊丸梧子大。每服十丸，茶汤下。简便方。**伤寒齿衄**伤寒呕血，继而齿缝出血不止。用开口川椒四十九粒，入醋一盏，同煎熟，入白矾少许服之。直指方。**风虫牙痛**总录用川椒红末，水和白面丸皂子大，烧热咬之，数度愈。一方：花椒四钱，牙皂七七个，醋一碗煎，漱之。**头上白秃**花椒末，猪脂调傅，三五度便愈。普济方。**妇人秃鬓**汉椒四两，酒浸，密室内日日搽之，自然长也。圣惠方。**蝎螫作痛**川椒嚼细涂之，微麻即止。杏林摘要。**百虫入耳**川椒碾细，浸醋灌之，自出。危氏方。**毒蛇咬螫**以闭口椒及叶捣，封之良。肘后方。**蛇入人口**因热取凉，卧地下，有蛇入口，不得出者。用刀破蛇尾，纳生椒二三粒，裹定，须臾即自退出也。圣惠方。**小儿暴惊**啼哭绝死。蜀椒、左顾牡蛎各六铢，以酢浆水一升，煮五合。每灌一合。千金方。**舌謇语吃**川椒，以生面包丸。每服十粒，醋汤送下。救急方。**痔漏脱肛**每日空心嚼川椒一钱，凉水送下，三五次即收。同上。**肾风囊痒**川椒、杏仁研膏，涂掌心，合阴囊而卧，甚效。直指方。

椒目

‖气味‖

苦，寒，无毒。[权曰]苦、辛，有小毒。

‖主治‖

水腹胀满，利小便。苏恭。治十二种水气，及肾虚耳卒鸣聋，膀胱急。甄权。止气喘。震亨。

‖发明‖

[权曰] 椒气下达，故椒目能治肾虚耳鸣。用巴豆、菖蒲同碾细，以松脂、黄蜡溶和为挺，纳耳中抽之。治肾气虚，耳中如风水鸣，或如打钟磬之声，卒暴聋者。一日一易，神验。[宗奭曰] 椒目治盗汗有功。将目微炒碾细，用半钱，以生猪上唇煎汤一合，睡时调服，无不效。盖椒目能行水，又治水蛊也。[震亨曰] 诸喘不止，用椒目炒碾二钱，白汤调服二三服以上劫之，后乃随痰、火用药。[时珍曰] 椒目下达，能行渗道，不行谷道，所以能下水燥湿、定喘消蛊也。

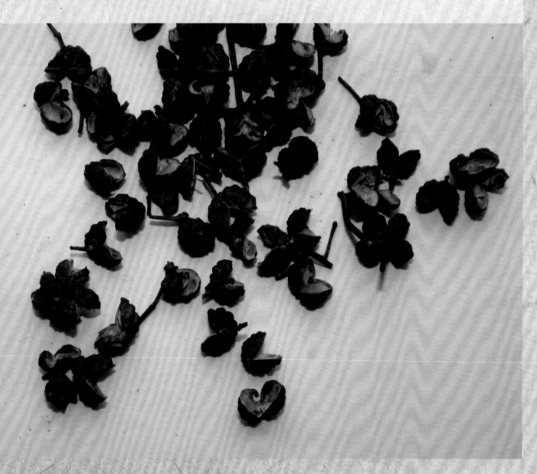

△花椒药材

新五。**水气肿满**椒目炒，捣如膏，每酒服方寸匕。千金方。**留饮腹痛**椒目二两，巴豆一两去皮心，熬捣，以枣膏和，丸麻子大。每服二丸，吞下其痛即止。又方：椒目十四枚，巴豆一枚，豉十六枚，合捣为二丸。服之，取吐利。肘后方。**痔漏肿痛**椒目一撮，碾细。空心水服三钱，如神。海上方。**崩中带下**椒目炒碾细，每温酒服一勺。金匮钩玄。**眼生黑花年久不可治者。**椒目炒一两，苍术炒一两，为末，醋糊丸梧子大。每服二十丸，醋汤下。本事方。

叶

‖气味‖

辛，热，无毒。

△青椒（*Zanthoxylum Schinifolium*）

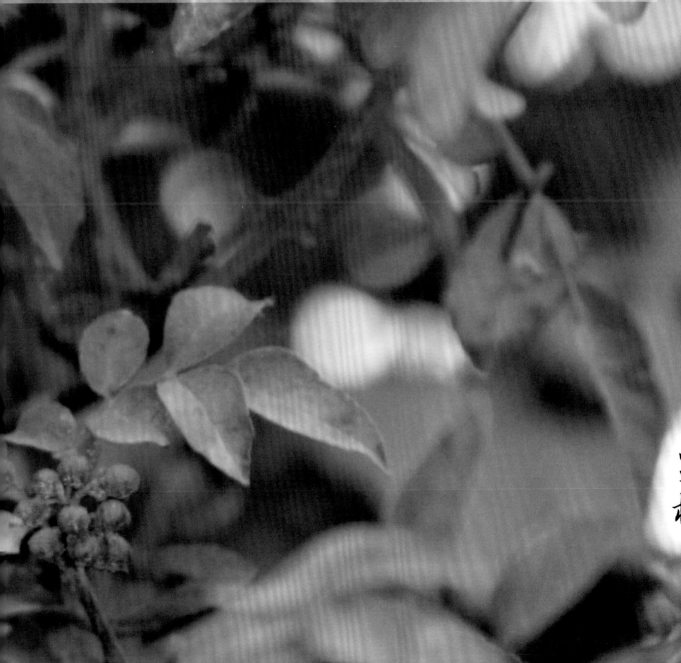

‖主治‖

奔豚、伏梁气，及内外肾钓，并霍乱转筋，和艾及葱碾，以醋拌罨之。大明。杀虫，洗脚气及漆疮。时珍。

根

‖气味‖

辛，热，微毒。

‖主治‖

肾与膀胱虚冷，血淋色瘀者，煎汤细饮。色鲜者勿服。时珍。出证治要诀。

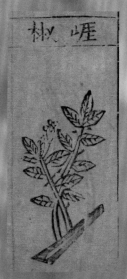

椒崖

‖ 基原 ‖

据《纲目彩图》《汇编》《大辞典》《纲目图鉴》等综合分析考证，本品为芸香科植物野花椒 *Zanthoxylum simulans* Hance。分布于河南、河北、山东、安徽、江苏、浙江等地。

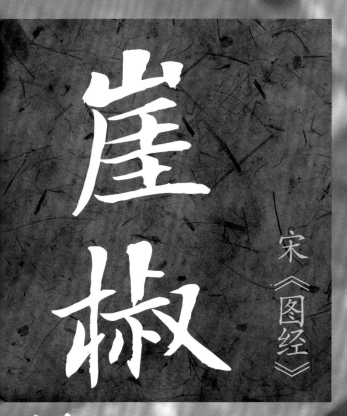

崖椒

宋《图经》

本草纲目

全本图典

[第十五册]

△野花椒（*Zanthoxylum simulans*）

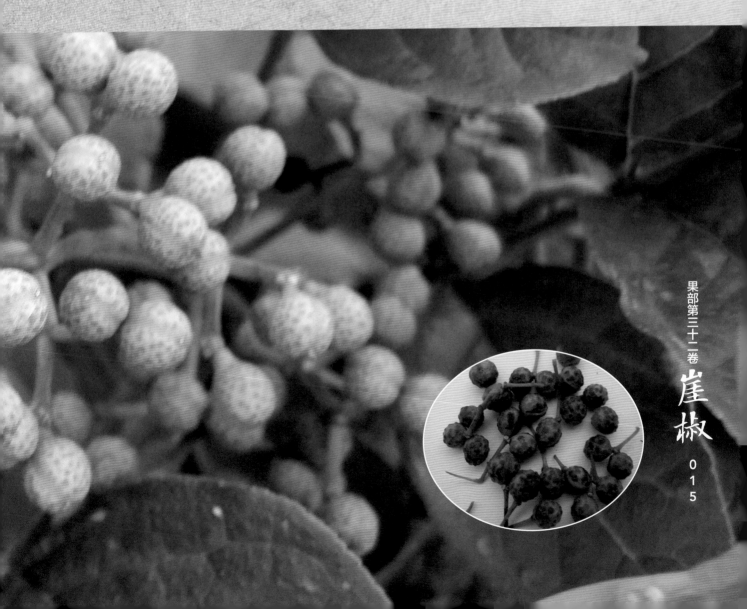

||释名||
野椒。

||集解||
[颂曰] 施州一种崖椒，叶大于蜀椒，彼土人四季采皮入药。[时珍曰] 此即俗名野椒也。不甚香，而子灰色不黑，无光。野人用炒鸡、鸭食。

椒红

||气味||
辛，热，无毒。忌盐。[时珍曰] 有毒。

||主治||
肺气上喘，兼咳嗽。并野姜为末，酒服一钱匕。苏颂。

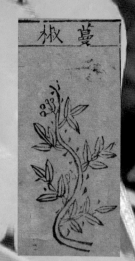

‖ 基原 ‖

据《纲目彩图》《植物志》《纲目图鉴》等综合分析考证，本品为芸香科植物两面针 *Zanthoxylum nitidum* (Roxb.) DC.。分布于福建、广东、广西、云南等地。《药典》收载两面针药材为芸香科植物两面针的干燥根；全年均可采挖，洗净，切片或段，晒干。

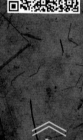

蔓椒

《本经》下品

网目草
网目
全本图典
【第十五册】
016

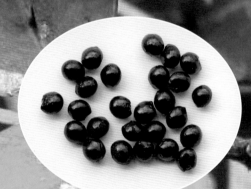

△ 两面针（*Zanthoxylum nitidum*）

两面针 *Zanthoxylum nitidum* ITS2 条形码主导单倍型序列：

```
1    CGCATCGTTG CCCCACCCCA CCCCCTCCCC GGGGGGCCCG GCGGTGCGGG CGGATAATGG CCTCCCGTGC GCTCCCCGCT
81   CGCGGCTGGC CCAAATCCGA GTCCCCCGGC GACCGGAGCC GCGACGATCG GTGGTGAAAA CAAGCCTCTC GAGCTCACGT
161  CTCGTGCTCG GCCGCCTGTT CCGGGACTCA GGGACCCCGA CGCGCTGCGC GAGCGGCGCT CGCACCG
```

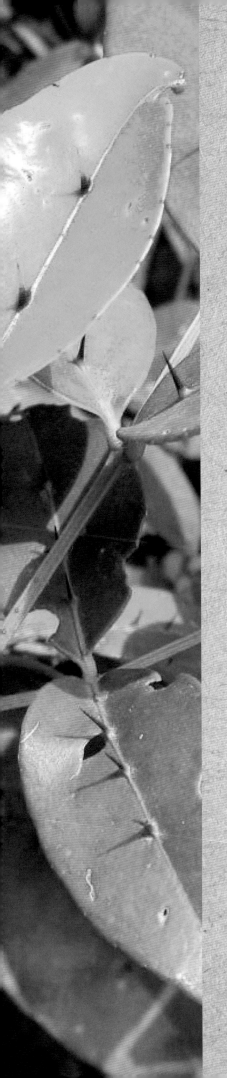

校正：自木部移入此。

‖ 释名 ‖

猪椒 别录 **豕椒** 别录 **貗椒** 别录 **豨椒** 弘景 **狗椒** 别录 **金椒**
图经。[时珍曰] 此椒蔓生，气臭如狗、彘，故得
诸名。

‖ 集解 ‖

[别录曰] 蔓椒生云中山谷及丘冢间。采茎根，煮酿
酒。[弘景曰] 山野处处有之，俗呼为樛子。似椒、
榝而小不香，一名豨椒，可以蒸病出汗。[时珍曰]
蔓椒野生林箐间，枝软如蔓，子、叶皆似椒，山人
亦食之。尔雅云，椒、榝丑茮，谓其子丛生也。陶
氏所谓樛子，当作茮子，诸椒之通称，非独蔓
椒也。

实、根、茎

‖ 气味 ‖

苦、温、无毒。

‖ 主治 ‖

风寒温痹，历节疼，除四肢厥气，膝痛，煎汤蒸
浴，取汗。本经。根主痔，烧末服，并煮汁浸之。
藏器。贼风挛急。孟诜。通身水肿，用枝叶煎如
汁，熬如饧状，每空心服一匙，日三服。时珍。出
千金。

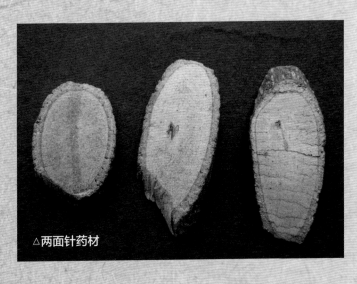

△两面针药材

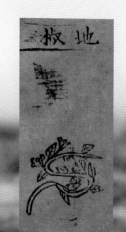

‖ 基原 ‖

据《纲目彩图》《大辞典》《中华本草》等综合分析考证，本品为唇形科植物百里香 *Thymus mongolicus* Ronn.。分布于东北、河北、内蒙、甘肃、新疆等地。《中华本草》认为还包括同属植物展毛地椒 *Thymus quinquecostatus* Celak. var. *przewalskii* (Kom.) Ronn.，分布于辽宁、河北、山西、山东、河南等地。

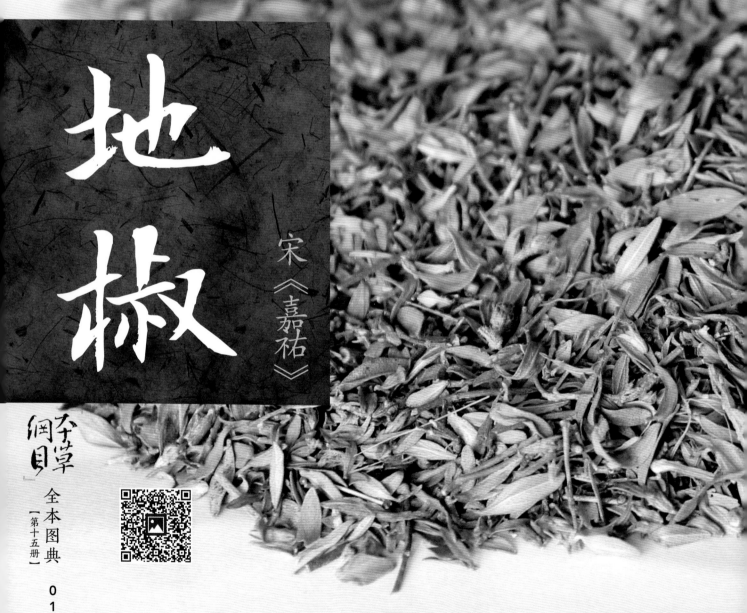

地椒

宋《嘉祐》

△百里香（*Thymus mongolicus*）

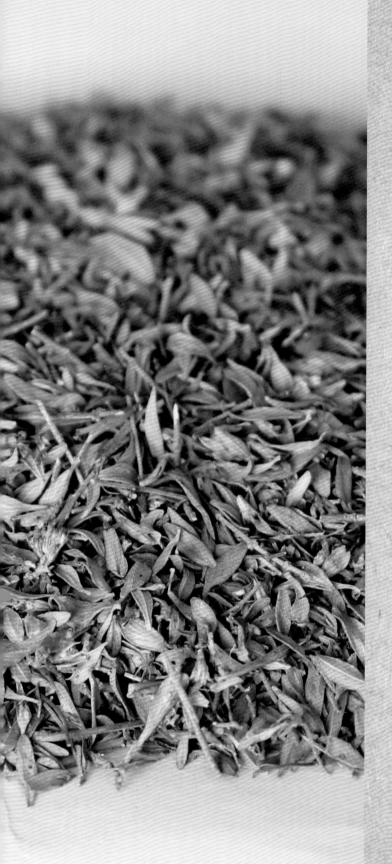

校正：自草部移入此。

‖集解‖

[禹锡曰]地椒出上党郡。其苗覆地蔓生，茎、叶甚细，花作小朵，色紫白，因旧茎而生。[时珍曰]地椒出北地，即蔓椒之小者。贴地生叶，形小，味微辛。土人以煮羊肉食，香美。

实

‖气味‖

辛，温，有小毒。

‖主治‖

淋渫肿痛。可作杀蛀虫药。嘉祐。

‖附方‖

新一。牙痛地花椒、川芎劳尖等分，为末，擦之。海上名方。

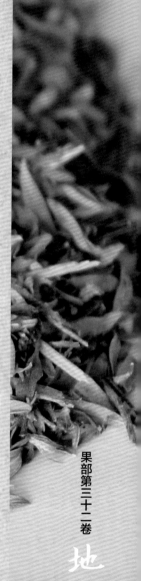

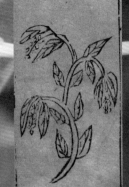

‖ 基原 ‖

据《大辞典》《纲目彩图》《纲目图鉴》《药典图鉴》等综合分析考证，本品为胡椒科植物胡椒 *Piper nigrum* L.。分布于广东、广西、台湾及云南等地。《药典》收载胡椒药材为胡椒科植物胡椒的干燥近成熟或成熟果实。秋末至次春果实呈暗绿色时采收，晒干，为黑胡椒；果实变红时采收，用水浸渍数日，擦去果肉，晒干，为白胡椒。

胡椒

《唐本草》

胡椒 *Piper nigrum* psbA-trnH 条形码主导单倍型序列：

```
1    TGCTTCCTCC TTATGTTAAT GTATAGGAGT TGTTGAAGGA GCAATACCCA ATTTCTTGTT TTTCAAGGTT TTGGTATTGC
81   TCCCCCGAAT TTCCTAGTGT TTATTTACA TTTAATCGAC GCGGGCATAA TTTTTTTTAA TCGTTTAGGT ATAGTATATT
161  ATTATTACTA GAATACAGGA AACCCAGATT TAAGG
```

△胡椒（*Piper nigrum*）

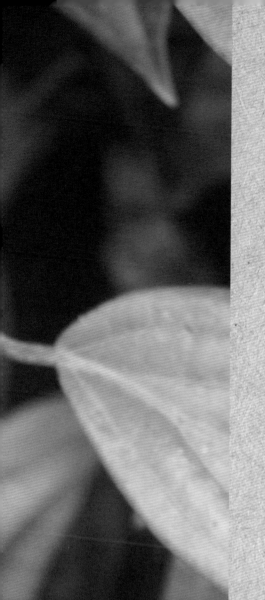

校正：自木部移入此。

‖ 释名 ‖

昧履支。[时珍曰] 胡椒，因其辛辣似椒，故得椒名，实非椒也。

‖ 集解 ‖

[恭曰] 胡椒生西戎。形如鼠李子，调食用之，味甚辛辣。[慎微曰] 按段成式西阳杂俎云：胡椒出摩伽陀国，呼为昧履支。其苗蔓生，茎极柔弱，叶长寸半。有细条与叶齐，条条结子，两两相对。其叶晨开暮合，合则裹其子于叶中。形似汉椒，至辛辣，六月采，今食料用之。[时珍曰] 胡椒，今南番诸国及交趾、滇南、海南诸地皆有之。蔓生附树及作棚引之。叶如扁豆、山药辈。正月开黄白花，结椒累累，缠藤而生，状如梧桐子，亦无核，生青熟红，青者更辣。四月熟，五月采收，曝干乃皱。今遍中国食品，为日用之物也。

实

‖ 气味 ‖

辛，大温，无毒。[时珍曰] 辛热纯阳，走气助火，昏目发疮。[诜曰] 多食损肺，令人吐血。

‖ 主治 ‖

下气温中去痰，除脏腑中风冷。唐本。去胃口虚冷气，宿食不消，霍乱气逆，心腹卒痛，冷气上冲。李珣。调五脏，壮肾气，治冷痢，杀一切鱼、肉、鳖、蕈毒。大明。去胃寒吐水，大肠寒滑。宗奭。暖肠胃，除寒湿，反胃虚胀，冷积阴毒，牙齿浮热作痛。时珍。

‖ 发明 ‖

[宗奭曰] 胡椒去胃中寒痰，食已则吐水甚验。大肠寒滑亦可用，须以他药佐之，过剂则走气也。[震

[亨曰] 胡椒属火而性燥，食之快膈，喜之者众，积久则脾胃肺气大伤。凡病气疾人，益大其祸也。牙齿痛必用胡椒、荜茇者，散其中浮热也。[时珍曰] 胡椒大辛热，纯阳之物，肠胃寒湿者宜之。热病人食之，动火伤气，阴受其害。时珍自少嗜之，岁岁病目，而不疑及也。后渐知其弊，遂痛绝之，目病亦止。才食一二粒，即便昏涩。此乃昔人所未试者。盖辛走气，热助火，此物气味俱厚故也。病咽喉口齿者，亦宜忌之。近医每以绿豆同用，治病有效。盖豆寒椒热，阴阳配合得宜，且以豆制椒毒也。按张从正儒门事亲云：噎膈之病，或因酒得，或因气得，或因胃火。医氏不察，火里烧姜，汤中煮桂；丁香未已，豆蔻继之；荜茇未已，胡椒继之。虽曰和胃，胃本不寒；虽曰补胃，胃本不虚。况三阳既结，食必上潮，止宜汤丸小小润之可也。时珍窃谓此说虽是，然亦有食入反出、无火之证，又有痰气郁结、得辛热暂开之证，不可执一也。

‖附方‖

旧二，新二十一。**心腹冷痛**胡椒三七枚，清酒吞之。或云一岁一粒。孟诜食疗。**心下大痛**寿域方用椒四十九粒，乳香一钱，研匀。男用生姜、女用当归酒下。又方：用椒五分，没药三钱，研细。分二服，温酒下。又言：胡椒、绿豆各四十九粒研烂，酒下神效。**霍乱吐泻**孙真人：用胡椒三十粒，以饮吞之。直指方用胡椒四十九粒，绿豆一百四十九粒，研匀。木瓜汤服一钱。**反胃吐食**戴原礼方用胡椒醋浸，日干，如此七次，为末，酒糊丸梧子大。每服三四十丸，醋汤下。圣惠方用胡椒七钱半，煨姜一两，水煎，分二服。是斋百一方用胡椒、半夏汤泡等分，为末，姜汁糊

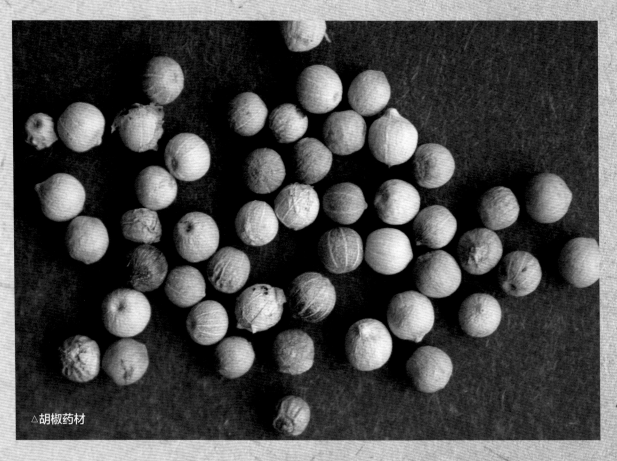

△胡椒药材

丸梧子大。每姜汤下三十丸。**夏月冷泻**及霍乱。用胡椒碾末，饭丸梧子大。每米饮下四十丸。卫生易简方。**赤白下痢**胡椒、绿豆各一岁一粒，为末，糊丸梧子大。红用生姜、白用米汤下。集简方。**大小便闭**关格不通，胀闷二三日则杀人。胡椒二十一粒，打碎，水一盏，煎六分，去滓，入芒消半两，煎化服。总录。**小儿虚胀**塌气丸：用胡椒一两，蝎尾半两，为末，面糊丸粟米大。每服五七丸，陈米饮下。一加莱菔子半两。钱乙方。**虚寒积癖**在背膜之外，流于两胁，气逆喘急，久则营卫凝滞，溃为痈疽，多致不救。用胡椒二百五十粒，蝎尾四个，生木香二钱半，为末，粟米饭丸绿豆大。每服二十丸，橘皮汤下。名磨积丸。济生方。**房劳阴毒**胡椒七粒，葱心二寸半，麝香一分，捣烂，以黄蜡溶和，做成条子，插入阴内，少顷汗出即愈。孙氏集效方。**惊风内钓**胡椒、木鳖子仁等分，为末，醋调黑豆末，和杵，丸绿豆大。每服三四十丸，荆芥汤下。圣惠。**发散寒邪**胡椒、丁香各七粒，碾碎，以葱白捣膏和，涂两手心，合掌握定，夹于大腿内侧，温覆取汗则愈。伤寒蕴要。**伤寒咳逆**日夜不止，寒气攻胃也。胡椒三十粒打碎，麝香半钱，酒一钟，煎半钟，热服。圣惠方。**风虫牙痛**卫生易简方用胡椒、荜茇等分，为末，蜡丸麻子大。每用一丸，塞蛀孔中。韩氏医通：治风、虫、客寒，三般牙痛，呻吟不止。用胡椒九粒，绿豆十一粒，布裹捶碎，以丝绵包作一粒，患处咬定，涎出吐去，立愈。普济方用胡椒一钱半，以羊脂拌打四十丸，擦之追涎。**阿伽陁丸**治妇人血崩。用胡椒、紫檀香、郁金、茜根、小蘗皮等分，为末，水丸梧子大。每服二十丸，阿胶汤下。[时珍曰] 按酉阳杂俎：胡椒出摩伽陁国。此方之名，因此而讹者也。**沙石淋痛**胡椒、朴消等分，为末。每服用二钱，白汤下，日二。名二拗散。普济方。**蜈蚣咬伤**胡椒嚼封之，即不痛。多能鄙事。

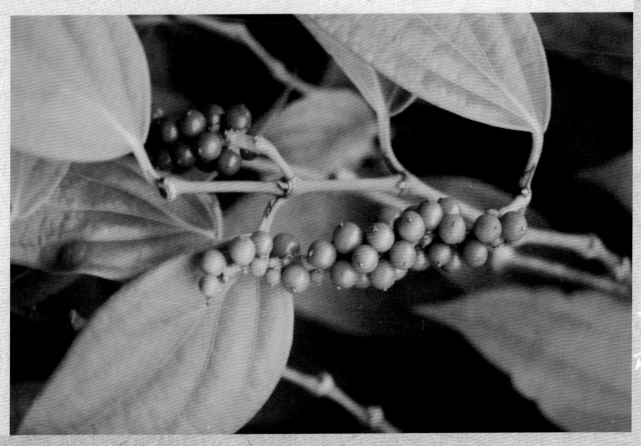

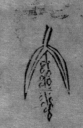

‖ **基原** ‖

　　据《纲目图鉴》《中华本草》等综合分析考证，本品为胡椒科植物荜澄茄 *Piper cubeba* L.。分布于印度尼西亚、马来半岛、印度、西印度群岛等地，我国广东、广西、海南等地有引种栽培。但现今市场所用的中药荜澄茄为樟科植物山鸡椒 *Litsea cubeba* (Lour.) Pers. 或其同属植物的果实。《纲目图鉴》认为本品项下所附"山胡椒"即为樟科植物山鸡椒。《药典》收载荜澄茄药材为樟科植物山鸡椒的干燥成熟果实；秋季果实成熟时采收，除去杂质，晒干。《药典》四部收载豆豉姜药材为樟科植物山鸡椒的干燥根和根茎。

荜澄茄

宋《开宝》

山鸡椒 *Litsea cubeba* ITS2 条形码主导单倍型序列：

```
1    CGCCACCCAT CGCCACCCCC CGCCGGCATTC CGGTGCCCGG CCGGGGGAGCG GAGACTGGCC GTCCGTGCCC GAGCCCTCGG
81   CGCCGCGGTCG GCAGAAAAAG GAGGACACCG TGCGGCGCGA CACGGCGTGT GGGGGTTGAG AGGCGACTCG TCGCCGATCG
161  TACGTCGCGC CCGCATTCCG CCGCGCGCAG TGTCACCCGT GGGACCAGAC TCGCCCGCAG CAGCGGGCGC TCGGACCG
```

△山鸡椒（ *Litsea cubeba* ）

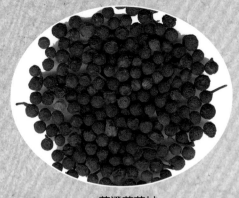

△荜澄茄药材

校正：自草部移入此。

‖释名‖
毗陵茄子。[时珍曰]皆番语也。

‖集解‖
[藏器曰]毕澄茄生佛誓国。状似梧桐子及蔓荆子而微大。[珣曰]胡椒生南海诸国。向阴者为澄茄，向阳者为胡椒。按顾微广州志云：澄茄生诸海国，乃嫩胡椒也。青时就树采摘，柄粗而蒂圆。[颂曰]今广州亦有之。春夏生叶，青滑可爱。结实似梧桐子，微大，八月、九月采之。[时珍曰]海南诸番皆有之。蔓生，春开白花，夏结黑实，与胡椒一类二种，正如大腹之与槟榔相近耳。

‖修治‖
[敩曰]凡采得，去柄及皱皮了，用酒浸蒸之，从巳至酉，杵细晒干，入药用。

‖气味‖
辛，温，无毒。[珣曰]辛、苦，微温。

‖主治‖
下气消食，去皮肤风，心腹间气胀，令人能食，疗鬼气。能染发及香身。藏器。治一切冷气痰澼，并霍乱吐泻，肚腹痛，肾气膀胱冷。大明。暖脾胃，止呕吐哕逆。时珍。

‖附方‖
旧一，新五。**脾胃虚弱**胸膈不快，不进饮食。用毕澄茄为末，姜汁打神曲糊，丸梧子大。每姜汤下七十丸，日二服。济生方。**噎食不纳**毕澄茄、白豆蔻等分，为末。干舐之。寿域神方。**反胃吐食**吐出黑汁，治不愈者。用毕澄茄为末，米糊丸梧子大。每姜汤下三四十丸，日一服。愈后服平胃散三百帖。永类钤方。**伤寒咳逆**呃噫，日夜不定者。用毕澄茄、高良姜各等分，为末。每服二钱，水六分，煎十沸，入酢少许，服之。苏颂图经。**痘疮入目**羞明生翳。毕澄茄末，吹少许入鼻中，三五次效。飞鸿集。**鼻塞不通**肺气上攻而致者。毕澄茄丸：用毕澄茄半两，薄荷叶三钱，荆芥穗一钱半，为末，蜜丸芡子大。时时含咽。御药院方。

‖附录‖
山胡椒唐本草 [恭曰]所在有之。似胡椒，色黑，颗粒大如黑豆。味辛，大热，无毒。主心腹冷痛，破滞气，俗用有效。

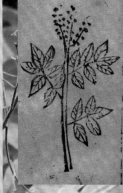

∥ 基原 ∥

　　据《纲目图鉴》《纲目彩图》等综合分析考证，本品为芸香科吴茱萸 *Evodia rutaecarpa* (Juss.) Benth.。《纲目彩图》《药典图鉴》《中华本草》认为还包括同属植物石虎 *E. rutaecarpa* (Juss.) Benth. var. *officinalis* (Dode) Huang 或疏毛吴茱萸 *E. rutaecarpa* (Juss.) Benth. var. *bodinieri* (Dode) Huang 等。吴茱萸分布于华中、华东及华南等地，石虎分布于浙江、江西、湖北、湖南、四川等地，疏毛吴茱萸分布于江西、湖南、广东、广西及贵州等地。《药典》收载吴茱萸药材为芸香科植物吴茱萸、石虎或疏毛吴茱萸的干燥近成熟果实；8 ~ 11 月果实尚未开裂时，剪下果枝，晒干或低温干燥，除去枝、叶、果梗等杂质。

吴茱萸

《本经》中品

△吴茱萸（ *Evodia rutaecarpa* ）

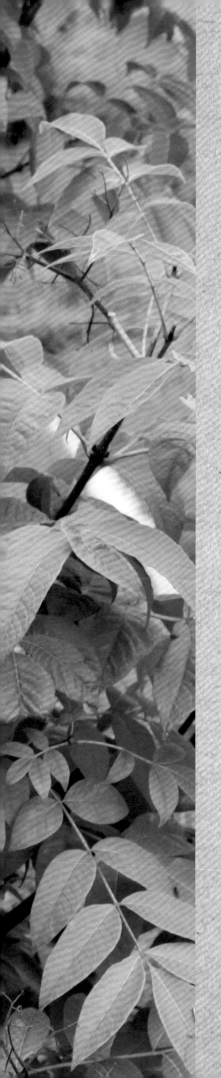

校正：自木部移入此。

‖释名‖

[藏器曰] 茱萸南北总有，入药以吴地者为好，所以有吴之名也。[时珍曰] 茱萸二字义未详。萸有俞、由二音。

‖集解‖

[别录曰] 吴茱萸生上谷及冤句。九月九日采，阴干。陈久者良。[颂曰] 今处处有之，江浙、蜀汉尤多。木高丈余，皮青绿色。叶似椿而阔厚，紫色。三月开红紫细花。七月、八月结实似椒子，嫩时微黄，至熟则深紫。或云：颗粒紧小，经久色青绿者，是吴茱萸；颗粒大，经久色黄黑者，是食茱萸。恐亦不然。按周处风土记云：俗尚九月九日谓之上九，茱萸到此日气烈熟色赤，可折其房以插头，云辟恶气御冬。又续齐谐记云：汝南桓景随费长房学道。长房谓曰：九月九日汝家有灾厄，宜令急去，各作绛囊盛茱萸以系臂上，登高饮菊花酒，此祸可消。景如其言，举家登高山，夕还见鸡、犬、牛、羊一时暴死。长房闻之曰：此代之矣。故人至此日登高饮酒，戴茱萸囊，由此尔。[时珍曰] 茱萸枝柔而肥，叶长而皱，其实结于梢头，累累成簇而无核，与椒不同。一种粒大，一种粒小，小者入药为胜。淮南万毕术云：井上宜种茱萸，叶落井中，人饮其水，无瘟疫。悬其子于屋，辟鬼魅。五行志云：舍东种白杨、茱萸，增年除害。

‖修治‖

[敩曰] 凡使去叶梗，每十两以盐二两投东流水四斗中，分作一百度洗之，自然无涎，日干入丸散用之。若用醋煮者，每十两用醋一镒，煮三十沸后，入茱萸熬干用。[宗奭曰] 凡用吴茱萸，须深场中浸去苦烈汁七次，始可焙用。

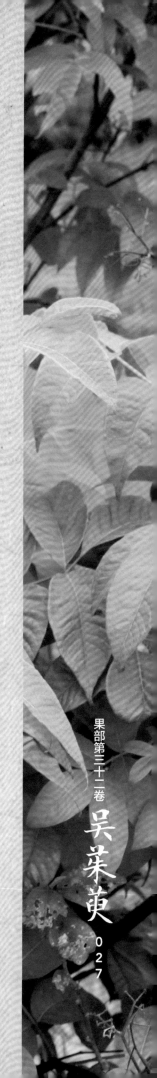

‖气味‖

辛，温，有小毒。[权曰] 辛、苦，大热，有毒。[好古曰] 辛、苦，热。气味俱厚，阳中阴也。半浮半沉，入足太阴经血分，少阴、厥阴经气分。[思邈曰] 陈久者良，闭口者有毒。多食伤神，令人起伏气，咽喉不通。[时珍曰] 辛热，走气动火，昏目发疮。[之才曰] 蓼实为之使。恶丹参、消石、白垩，畏紫石英。

‖主治‖

温中下气，止痛，除湿血痹，逐风邪，开腠理，咳逆寒热。本经。利五脏，去痰冷逆气，饮食不消，心腹诸冷绞痛，中恶心腹痛。别录。霍乱转筋，胃冷吐泻腹痛，产后心痛，治遍身痒痹刺痛，腰脚软弱，利大肠壅气，肠风痔疾，杀三虫。甄权。杀恶虫毒，牙齿虫蟨，鬼魅疰气。藏器。下产后余血，治肾气、脚气水肿，通关节，起阳健脾。大明。主痢，止泻，厚肠胃，肥健人。孟诜。治痞满塞胸，咽膈不通，润肝燥脾。好古。开郁化滞，治吞酸，厥阴痰涎头痛，阴毒腹痛，疝气血痢，喉舌口疮。时珍。

‖发明‖

[颂曰] 段成式言椒气好下，茱萸气好上。言其冲膈，不可为服食之药，故多食冲眼又脱发也。[宗奭曰] 此物下气最速，肠虚人服之愈甚。[元素曰] 气味俱厚，浮而降，阳中阴也。其用有三：去胸中逆气满塞，止心腹感寒疞痛，消宿酒，为白豆蔻之使也。[杲曰] 浊阴不降，厥气上逆，咽膈不通，食则令人口开目瞪，阴寒隔塞，气不得上下。此病不已，令人寒中，腹满膨胀下利。宜以吴茱萸之苦热，泄其逆气，用之如神，诸药不可代也。不宜多用，恐损元气。[好古曰] 冲脉为病，逆气里急，宜此主之。震、坤合见，其色绿。故仲景吴茱萸汤、当归四逆汤方，治厥阴病及温脾胃，皆用此也。[时珍曰] 茱萸辛热，能散能温；苦热，能燥能坚。故其所治之症，皆取其散寒温中、燥湿解郁之功而已。案朱氏集验方云：中丞常子正苦痰饮，每食饱或阴晴节变率同，十日一发，头痛背寒，呕吐酸汁，即数日伏枕不食，服药罔效。宣和初为顺昌司禄，于太守蔡达道席上，得吴仙丹方服之，遂不再作。每遇饮食过多腹满，服五七十丸便已，少顷小便作茱萸气，酒饮皆随小水而去。前后痰药甚众，无及此者。用吴茱萸汤泡七次、茯苓等分，为末，炼蜜丸梧子大。每熟水下五十丸。梅杨卿方：只用茱萸酒浸三宿，以茯苓末拌之，日干。每

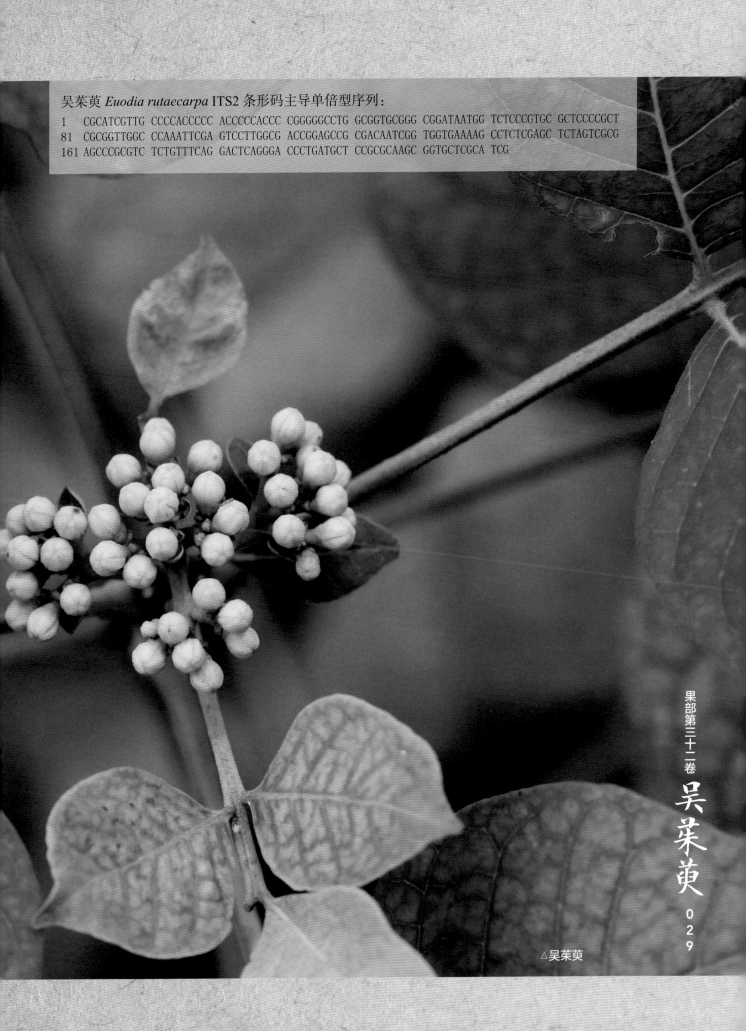

吴茱萸 *Euodia rutaecarpa* ITS2 条形码主导单倍型序列：

```
1    CGCATCGTTG CCCCACCCCC ACCCCCACCC CGGGGGCCTG GCGGTGCGGG CGGATAATGG TCTCCCGTGC GCTCCCCGCT
81   CGCGGTTGGC CCAAATTCGA GTCCTTGGCG ACCGGAGCCG CGACAATCGG TGGTGAAAAG CCTCTCGAGC TCTAGTCGCG
161  AGCCCGCGTC TCTGTTTCAG GACTCAGGGA CCCTGATGCT CCGCGCAAGC GGTGCTCGCA TCG
```

△吴茱萸

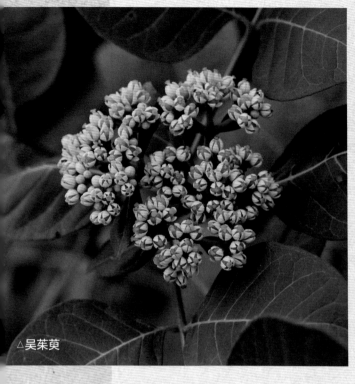
△吴茱萸

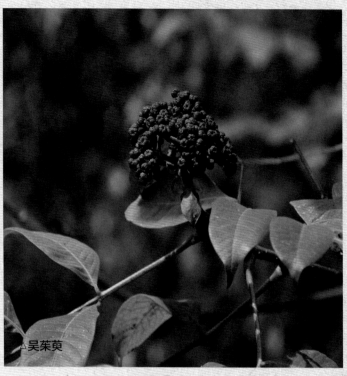
△吴茱萸

吞百粒，温酒下。又咽喉口舌生疮者，以茱萸末醋调贴两足心，移夜便愈。其性虽热，而能引热下行，盖亦从治之义；而谓茱萸之性上行不下者，似不然也。有人治小儿痘疮口噤者，啮茱萸一二粒，抹之即开，亦取其辛散耳。

‖ 附方 ‖

旧二十五，新二十一。**风瘅痒痹**茱萸一升，酒五升，煮取一升半，温洗之，立止。孟诜食疗。**贼风口偏**不能语者。茱萸一升，姜豉三升，清酒五升，和煎五沸，待冷服半升，一日三服，得少汗即瘥。同上。**冬月感寒**吴茱萸五钱，煎汤服之，取汗。**头风作痛**茱萸煎浓汤，以绵染，频拭发根良。千金翼方。**呕涎头痛**吴茱萸汤：用茱萸一升，枣二十枚，生姜一大两，人参一两，以水五升，煎取三升。每服七合，日三服。仲景方。**呕而胸满**方同上。**脚气冲心**吴茱萸、生姜擂汁饮，甚良。孟诜方。**肾气上哕**肾气自腹中起，上筑于咽喉，逆气连属而不能出，或至数十声，上下不得喘息。此由寒伤胃脘，肾虚气逆，上乘于胃，与气相并。难经谓之哕。素问云：病深者，其声哕。宜服此方。如不止，灸期门、关元、肾俞穴。用吴茱萸醋炒热、橘皮、附子去皮各一两，为末，面糊丸梧子大。每姜汤下七十丸。孙氏仁存方。**阴毒伤寒**四肢逆冷。用茱萸一升，酒拌湿，绢袋二个，包蒸极热，更互熨足心。候气透，痛亦即止，累有效。圣惠方。**中恶心痛**吴茱萸五合，酒三升，煮沸，分三服。杨氏产乳。**心腹冷痛**方同上。千金。**冷气腹痛**吴茱萸二钱擂烂，以酒一钟调之。用香油一杯，入锅煎热，倾茱酒入锅，煎一滚，取服立止。唐瑶经验方。**脾元气痛**发歇不可忍。用茱萸一两，桃仁一两，和炒茱萸焦，去茱，取桃仁去皮尖研细，葱白三茎，煨熟，酒浸温服。经验方。**寒疝往来**吴茱萸一两，生姜半两，清酒一升，煎温分服。肘后方。**小肠疝气夺命丹**：治远年近日，小肠疝气，偏坠掣疼，脐下撮痛，以致闷乱，及外肾肿硬，日渐滋长，及阴间湿痒成疮。用吴茱萸去梗一斤，分作四分：四两酒浸，四两醋浸，四两汤浸，四两童子小便浸一宿，同焙干，泽泻二两，为末，酒糊丸梧子大。每服五十丸，空心盐汤或酒吞下。如宜方名星斗丸。和剂局方。**小儿肾缩**乃初生受寒所致。用吴茱萸、硫黄各半两，同大蒜研，涂其腹。仍以蛇床子烟熏之。圣惠方。**妇人阴寒**十年无子者。用吴茱萸、川椒各一升，为末，炼蜜丸弹子大。绵裹内阴中，日再易之。但子宫开，即有子也。经心录。**子肠脱出**茱萸三升，酒五升，煎二升，分三服。兵部手集。**醋心上攻**如浓酸。用茱萸一合，水三盏，煎七分，顿服。近有人心如蜇破，服此，二十年不发也。累用有效。同上。**食已吞酸**胃气虚冷者。吴茱萸汤泡七次焙、干姜炮等分，为末，汤服一钱。圣惠方。**转筋入腹**茱萸炒二两，酒二盏，煎一盏，分二服。得下即安。圣济录。**霍乱干呕**不止。吴茱萸泡炒、干姜炮等分，水煎服之。同上。**多年脾泄**老人多此，谓之水土同化。吴茱萸三钱泡过，入水煎汁，入盐少许，通口服。盖茱萸能暖膀胱，水道既清，大肠自固。他药虽热，不能分解清浊也。孙氏仁存方。**脏寒泄泻**倦怠减食。吴茱萸汤泡过炒，猪脏半条，去脂洗净，装满扎定，文火煮熟，捣丸梧子大。每服五十丸，米饮下，日二服。普济。**滑痢不止**方同上。**下痢水泄**吴茱萸泡

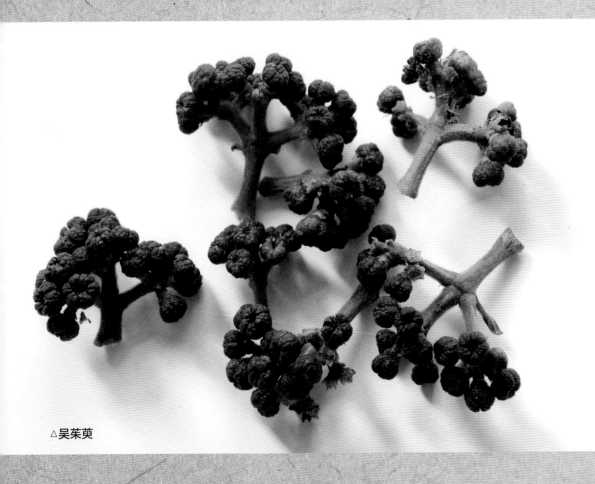

△吴茱萸

炒、黄连炒各二钱，水煎服。未止再服。圣惠方。**赤白下痢**和剂局方：戊己丸：治脾胃受湿，下痢腹痛，米谷不化。用吴茱萸、黄连、白芍药各一两，同炒为末，蒸饼丸梧子大。每服二三十丸，米饮下。百一选方：变通丸；治赤白痢日夜无度，及肠风下血。用川黄连二两，吴茱萸二两汤泡七次，同炒香，拣出各自为末，粟米饭丸梧子大，另收。每服三十丸：赤痢，甘草汤下黄连丸；白痢，干姜汤下茱萸丸；赤白痢，各用十五丸，米汤下。此乃浙西河山纯老以传苏韬光者，救人甚效。邓笔峰杂兴方：二色丸：治痢及水泄肠风。用吴茱萸二两，黄连二两，同炒香，各自为末，以百草霜末二两，同黄连作丸；以白芍药末二两，同茱萸作丸。各用饭丸梧子大，各收。每服五十丸：赤痢，乌梅汤下连霜：白痢，米饮下茱芍丸；赤白痢，各半服之。**赤痢脐痛**茱萸合黑豆汤吞之。千金方。**肠痔常血**下部痒痛如虫咬者。掘地作坑烧赤，以酒沃之，捣茱萸二升入坑，乘热坐有孔板熏之，冷乃下。不过三四度愈。肘后方。**腹中癥块**茱萸三升捣，和酒煮熟，布裹熨癥上。冷更炒热，更番熨之。癥移走，逐熨之，消乃止。姚僧坦集验方。**产后盗汗**啬啬恶寒。茱萸一鸡子大，酒三升，渍半日，煮服。千金翼。**口疮口疳**茱萸末，醋调涂足心，一夕愈。集简方。**咽喉作痛**方同上。**牙齿疼痛**茱萸煎酒，含漱之。孟诜本草。**小儿头疮**吴茱萸炒焦为末，入枯粉少许，猪脂、醋调涂之。圣惠方。**小儿瘭疮**一名火灼疮，一名火烂疮。茱萸煎酒，拭之良。兵部手集。**老小风疹**方同上。千金。**痈疽发背**及发乳诸毒。用吴茱萸一升，捣为末，用苦酒调涂帛上，贴之。外台秘要。**阴下湿痒**吴茱萸煎汤，频洗取效。同上。**骨在肉中**不出者。咀茱萸封之，骨当腐出。孟诜食疗。**鱼骨入腹**刺痛不得出者。吴茱萸水

△吴茱萸饮片

煮一盏，温服，其骨必软出。未出再服。同上。**蛇咬毒疮**用吴茱萸一两为末，冷水和，作三服，立安。胜金方。**肩疽白秃**并用吴茱萸盐淹过，炒研，醋和涂之。活幼口议。**寒热怪病**寒热不止，数日四肢坚如石，击之似钟磬声，日渐瘦恶。用茱萸、木香等分，煎汤饮之愈。夏子益方。

叶

‖气味‖
辛、苦，热，无毒。

‖主治‖
霍乱下气，止心腹痛冷气。内外肾钓痛，盐碾罨之，神验，干即易。转筋者同艾捣，以醋和罨之。大明。治大寒犯脑，头痛，以酒拌叶，袋盛蒸熟，更互枕熨之，痛止为度。时珍。

枝

‖主治‖
大小便卒关格不通，取南行枝，如手第二指中节，含之立下。苏颂。出姚僧坦集验方。

根及白皮

‖气味‖
同叶。

‖主治‖
杀三虫。本经。蛲虫。治喉痹咳逆，止泄注，食不消，女子经产余血，疗白癣。别录。杀牙齿虫，止痛。藏器。治中恶腹中刺痛，下痢不禁，疗漆疮。甄权。

‖附方‖
旧二，新二。**寸白虫**茱萸东北阴细根大如指者勿用，洗去土，四寸切，以水、酒各一升渍一宿，平旦分再服，当取虫下。千金方。**肝劳生虫**眼中赤脉。吴茱萸根为末一两半，粳米半合，鸡子白三个，化蜡一两半和，丸小豆大。每米汤下三十丸，当取虫下。**脾劳发热**有虫在脾中为病，令人好呕者。取东行茱萸根大者一尺，大麻子八升，橘皮二两，三物㕮咀，以酒一斗，浸一宿，微火薄暖之，绞去滓。平旦空腹服一升，取虫下，或死或半烂，或下黄汁。凡作药时，切忌言语。删繁方。**肾热肢肿**拘急。茱萸根一合半，桑白皮三合，酒二升，煮一升，日二服。普济方。

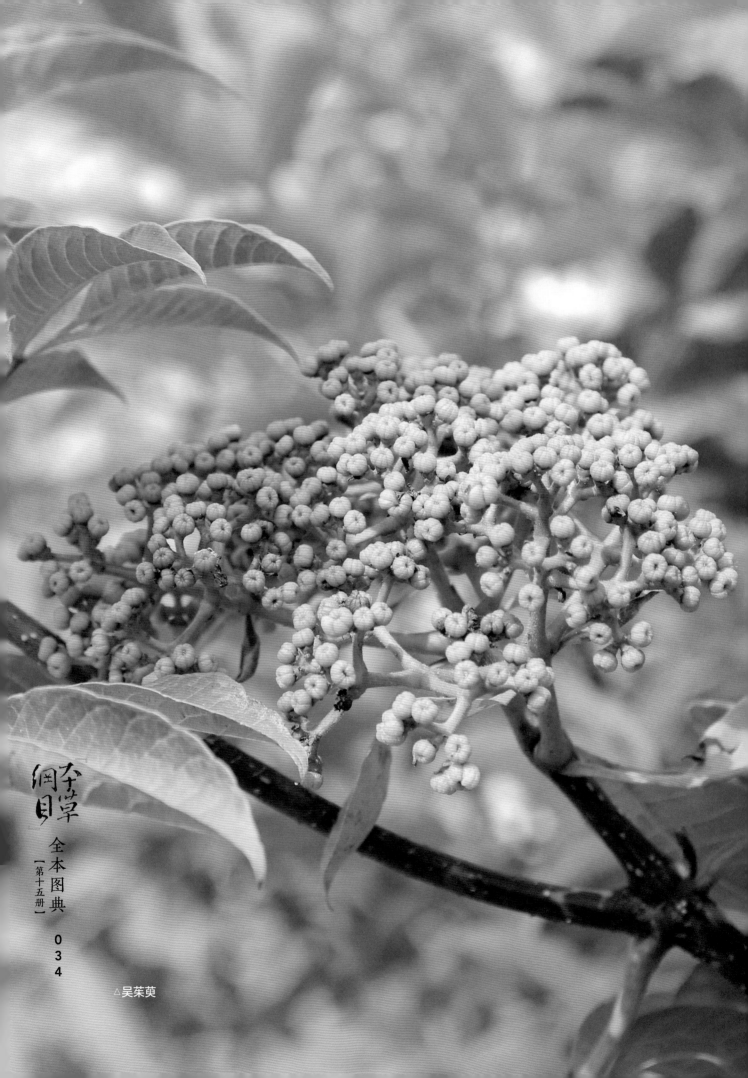

△吴茱萸

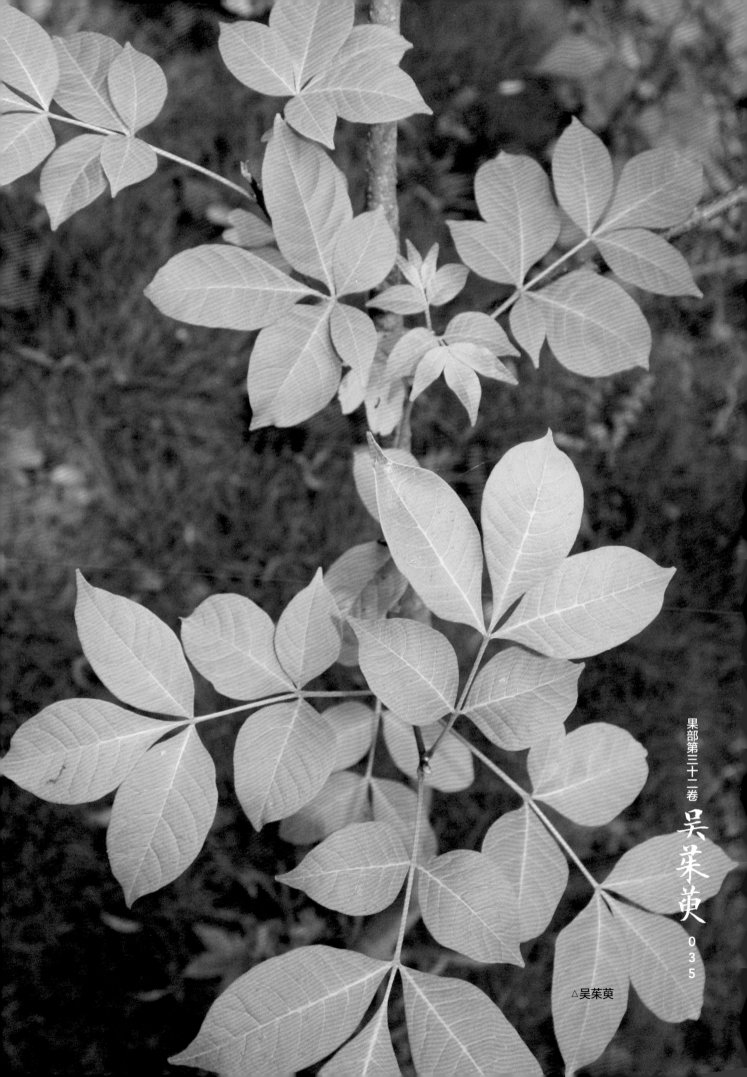

△吴茱萸

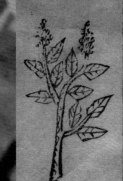
‖ 基原 ‖

据《纲目彩图》《纲目图鉴》考证认为本品为芸香科植物臭檀吴萸 Evodia daniellii (Benn.) Hemsl.。除青海、新疆外，全国各省区均有栽培。部分学者*认为食茱萸与吴茱萸均为芸香科植物吴茱萸 E. rutaecarpa (Juss.) Benth.，分布参见本卷"吴茱萸"项下。

* 张红梅等 . 吴茱萸的本草考证 [J]. 中药材，2011，34(02)：307.

食茱萸

《唐本草》

校正：自木部移入此，并入拾遗樧子。

‖ 释名 ‖

樧音杀 藙音毅 艾子图经 越椒博雅 樧子拾遗 辣子。[弘景曰] 礼记名藙，而俗中呼为樧子，当是不识藙字也。[恭曰] 尔雅云：椒樧丑梂。陆玑诗疏云：椒，樧属也。并有樧名，陶说误矣。[时珍曰] 此即樧子也。蜀人呼为艾子，楚人呼为辣子，古人谓之藙及樧子。因其辛辣，蜇口惨腹，使人有杀毅党然之状，故有诸名。苏恭谓茱萸之开口者为食茱萸。孟诜谓茱萸之闭口者为樧子。马志谓粒

△吴茱萸（ Evodia daniellii ）

大、色黄黑者为食茱萸，粒紧小、色青绿者为吴茱萸。陈藏器谓吴、食二茱萸是一物，入药以吴地者为良，不当重出此条，只可言汉与吴，不可言食与不食。时珍窃谓数说皆因茱萸二字相混致误耳。不知吴茱、食茱乃一类二种。茱萸取吴地者入药，故名吴茱萸。樧子则形味似茱萸，惟可食用，故名食茱萸也。陈藏器不知食茱萸即樧子，重出樧子一条，正自误矣。按曹宪博雅云：樧子、越椒，茱萸也。郑樵通志云：樧子一名食茱萸，以别吴茱萸。礼记三牲用藙，是食茱萸也。二说足正诸人之谬。

‖集解‖

[藏器曰] 樧子出闽中、江东。其木高大似樗，茎间有刺。其子辛辣如椒，南人淹藏作果品，或以寄远。吴越春秋云，越以甘蜜丸樧报吴增封之礼，则樧之相赠尚矣。[又曰] 食茱萸南北皆有之。其木亦甚高大，有长及百尺者。枝茎青黄，上有小白点。叶类油麻，其花黄色。蜀人呼为艾子，礼记所谓藙者是也。藙、艾，声相近也。宜入食羹中，能发辛香。[时珍曰] 食茱萸、樧子、辣子，一物也。高木长叶，黄花绿子，丛簇枝上。味辛而苦，土人八月采，捣滤取汁，入石灰搅成，名曰艾油，亦曰辣米油，始辛辣螫口，入食物中用。周处风土记以椒、樧、姜为三香，则自古尚之矣，而今贵人罕用之。

实

‖气味‖

辛、苦，大热，无毒。[时珍曰] 有小毒，动脾火，病目者忌之。[颖曰] 发疮痔、浮肿、虚恚。[之才曰] 畏紫石英。

‖主治‖

功同吴茱萸，力少劣尔。疗水气用之佳。苏恭。心腹冷气痛，中恶，除咳逆，去脏腑冷，温中，甚良。孟诜。疗蛊毒飞尸着喉口者，刺破，以子揩之，令血出，当下涎沫。煮汁服之，去暴冷腹痛，食不消，杀腥物。藏器。治冷痢带下，暖胃燥湿。时珍。

‖附方‖

新二。**赤白带下**樧子、石菖蒲等分，为末。每旦盐酒温服二钱。经验方。**久泻虚痢腹痛**者，樧子丸治之。樧子、肉豆蔻各一两，陈米一两半，以米一分同二味炒黄为末，一分生碾为末，粟米粥丸梧子大。每陈米饮下五十丸，日三服。普济方。

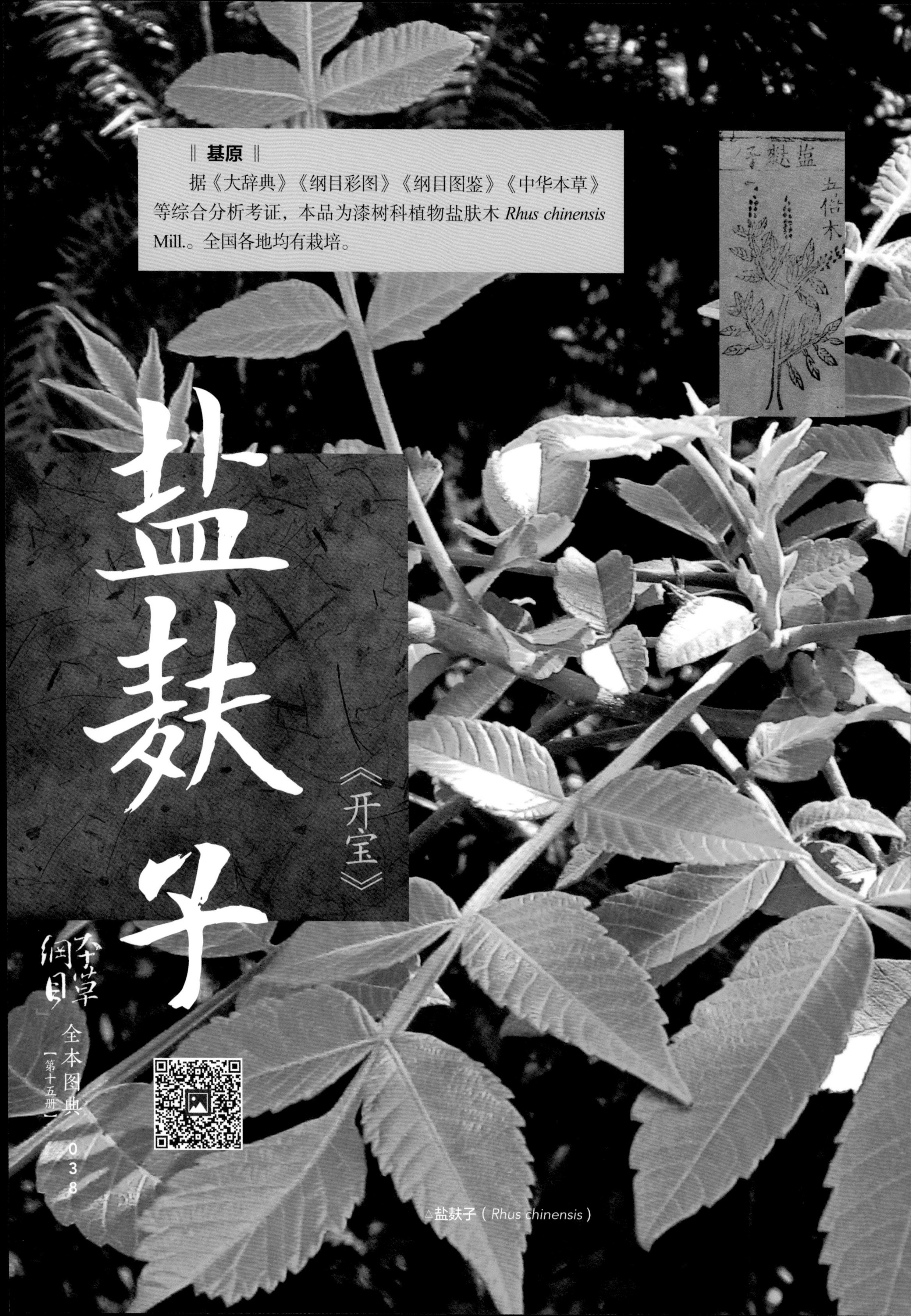

‖ **基原** ‖
　据《大辞典》《纲目彩图》《纲目图鉴》《中华本草》
等综合分析考证，本品为漆树科植物盐肤木 *Rhus chinensis*
Mill.。全国各地均有栽培。

盐麸子

《开宝》

△ 盐麸子（*Rhus chinensis*）

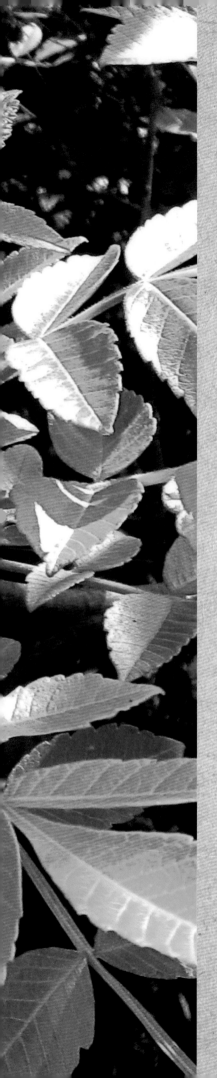

校正：自木部移入此。

‖释名‖

五棓音倍**盐肤子**纲目**盐梅子**同**盐梾子**同**木盐**通志**天盐**灵草篇**叛奴盐**拾遗**酸桶**拾遗。[藏器曰]蜀人谓之酸桶，亦曰酢桶。吴人谓之盐麸。戎人谓之木盐。[时珍曰]其味酸、咸，故有诸名。山海经云：橐山多棓木，郭璞注云：棓木出蜀中，七八月吐穗，成时如有盐粉，可以酢羹。即此也。后人讹为五倍矣。

‖集解‖

[藏器曰]盐麸子生吴、蜀山谷。树状如椿。七月子成穗，粒如小豆。上有盐似雪，可为羹用。岭南人取子为末食之，酸咸止渴，将以防瘴。[时珍曰]肤木即棓木，东南山原甚多。木状如椿。其叶两两对生，长而有齿，面青背白，有细毛，味酸。正叶之下，节节两边，有直叶贴茎，如箭羽状。五六月开花，青黄色成穗，一枝累累。七月结子，大如细豆而扁，生青，熟微紫色。其核淡绿，状如肾形。核外薄皮上有薄盐，小儿食之，滇、蜀人采为木盐。叶上有虫，结成五倍子，八月取之。详见虫部。后魏书云：勿吉国，水气咸凝，盐生树上。即此物也。别有咸平树、咸草、酸角，皆其类也。附见于下。

子

‖气味‖

酸、咸，微寒，无毒。盐霜制汞、硫。

‖主治‖

除痰饮瘴疟，喉中热结喉痹，止渴，解酒毒黄疸，飞尸蛊毒，天行寒热，咳嗽，变白，生毛发，去头上白屑，捣末服之。藏器。生津降火化痰，润肺滋肾，消毒止痢收汗，治风湿眼病。时珍。

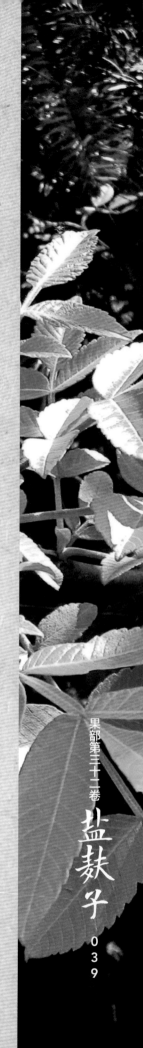

[时珍曰] 盐麸子气寒味酸而咸，阴中之阴也。咸能软而润，故降火化痰消毒；酸能收而涩，故生津润肺止痢。肾主五液：入肺为痰，入脾为涎，入心为汗，入肝为泪，自入为唾，其本皆水也。盐麸、五倍先走肾、肝，有救水之功。所以痰涎、盗汗、风湿、下泪、涕唾之证，皆宜用之。

树白皮

‖主治‖

破血止血，蛊毒血痢，杀蛔虫，并煎服之。开宝。

根白皮

‖主治‖

酒疸，捣碎，米泔浸一宿，平旦空腹温服一二升。开宝。诸骨鲠，以醋煎浓汁，时呷之。时珍。

‖发明‖

[时珍曰] 按本草集议云：盐麸子根能软鸡骨。岑公云：有人被鸡骨哽，项肿可畏。用此根煎醋，啜至三碗，便吐出也。又彭医官治骨哽，以此根捣烂，入盐少许，绵裹，以线系定吞之，牵引上下，亦钓出骨也。

‖附录‖

咸平树　真腊国人，不能为酸，但用咸平树叶及荚与子为之。

酸角　云南、临安诸处有之。状如猪牙皂荚，浸水和羹，酸美如醋。

咸草　扶桑东有女国，产咸草。叶似邪蒿，而气香味咸，彼人食之。

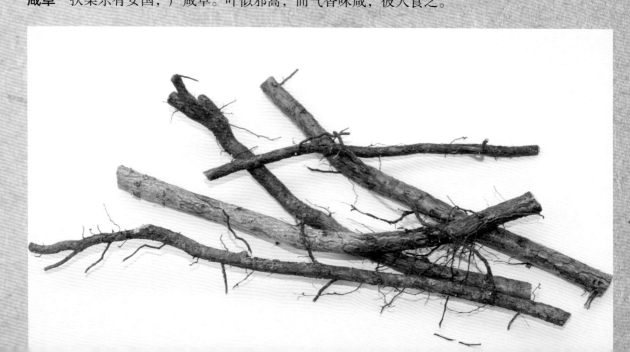

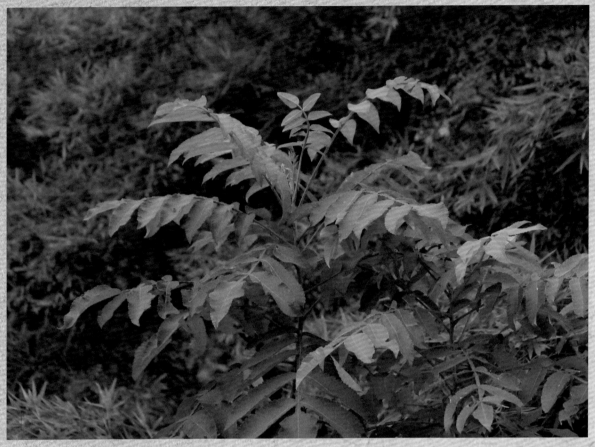

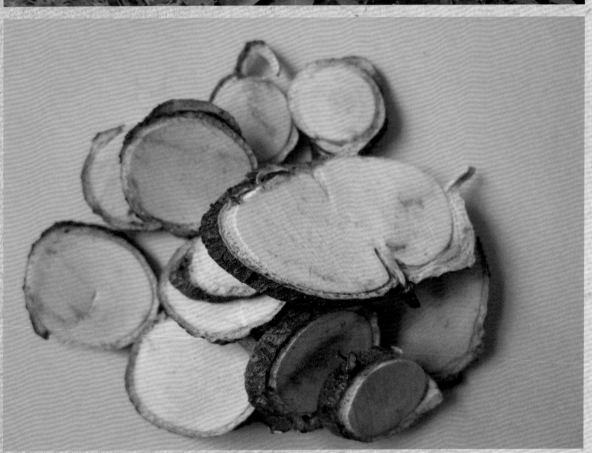

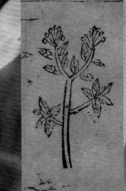

‖ 基原 ‖

《纲目图鉴》认为本品为紫金牛科植物大叶酸藤子 *Embelia subcoriacea* (C. B. Clarke) Mez.。分布于贵州、云南、广西等地。《中华本草》《植物志》认为本品为蔷薇科植物光叶石楠 *Photinia glabra* (Thunb.) Maxim. 的果实，分布于广东、广西、福建、台湾、安徽等地。但《纲目图鉴》认为光叶石楠形态特征与本品不符。

醋林子

《图经》

△大叶酸藤子（*Embelia subcoriacea*）

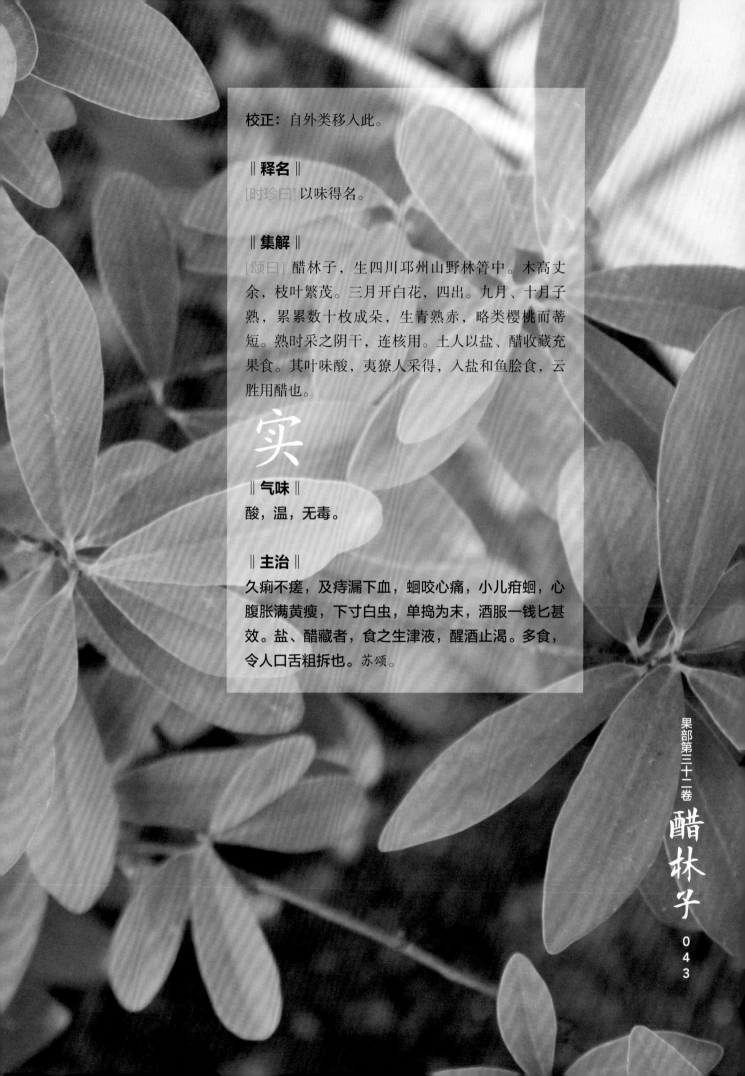

校正：自外类移入此。

‖ 释名 ‖
[时珍曰] 以味得名。

‖ 集解 ‖
[颂曰] 醋林子，生四川邛州山野林箐中。木高丈余，枝叶繁茂。三月开白花，四出。九月、十月子熟，累累数十枚成朵，生青熟赤，略类樱桃而蒂短。熟时采之阴干，连核用。土人以盐、醋收藏充果食。其叶味酸，夷獠人采得，入盐和鱼脍食，云胜用醋也。

实

‖ 气味 ‖
酸，温，无毒。

‖ 主治 ‖
久痢不瘥，及痔漏下血，蛔咬心痛，小儿疳蛔，心腹胀满黄瘦，下寸白虫，单捣为末，酒服一钱匕甚效。盐、醋藏者，食之生津液，醒酒止渴。多食，令人口舌粗拆也。苏颂。

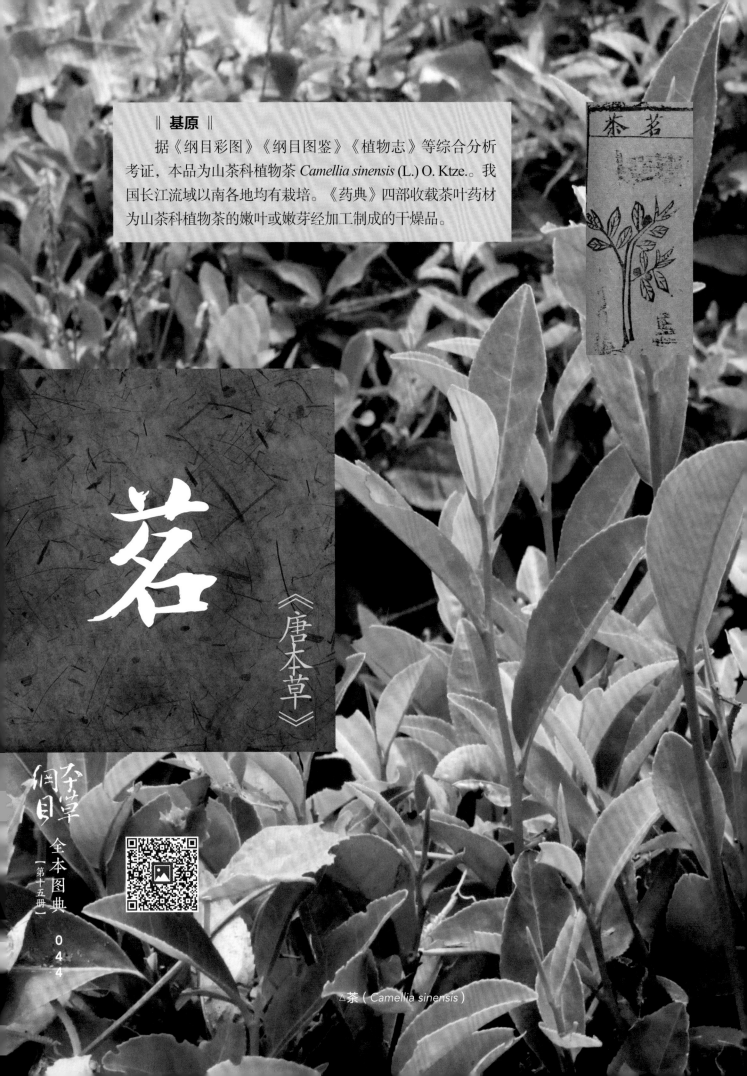

‖ **基原** ‖

据《纲目彩图》《纲目图鉴》《植物志》等综合分析考证，本品为山茶科植物茶 *Camellia sinensis* (L.) O. Ktze.。我国长江流域以南各地均有栽培。《药典》四部收载茶叶药材为山茶科植物茶的嫩叶或嫩芽经加工制成的干燥品。

茗

《唐本草》

△茶（*Camellia sinensis*）

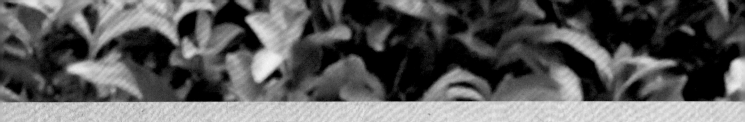

校正：自木部移入此。

‖ **释名** ‖
苦樣搽、途二音。唐本**榎**尔雅莈音设**荈**音舛。[颂曰] 郭璞云：早采为茶，晚采为茗，一名荈，蜀人谓之苦茶。陆羽云：其名有五：一茶，二榎，三莈，四茗，五荈。[时珍曰] 杨慎丹铅录云：茶即古荼字，音途，诗云"谁谓荼苦，其甘如荠"是也。颜师古云：汉时荼陵，始转途音为宅加切，或言六经无茶字，未深考耳。

‖ **集解** ‖
[神农食经曰] 茶茗生益州及山陵道旁。凌冬不死，三月三日采干。[恭曰] 茗生山南、汉中山谷，尔雅云：榎，苦茶。郭璞注云：树小似栀子。冬生叶，可煮作羹饮。[颂曰] 今闽浙、蜀、江湖、淮南山中皆有之，通谓之茶。春中始生嫩叶，蒸焙去苦水，

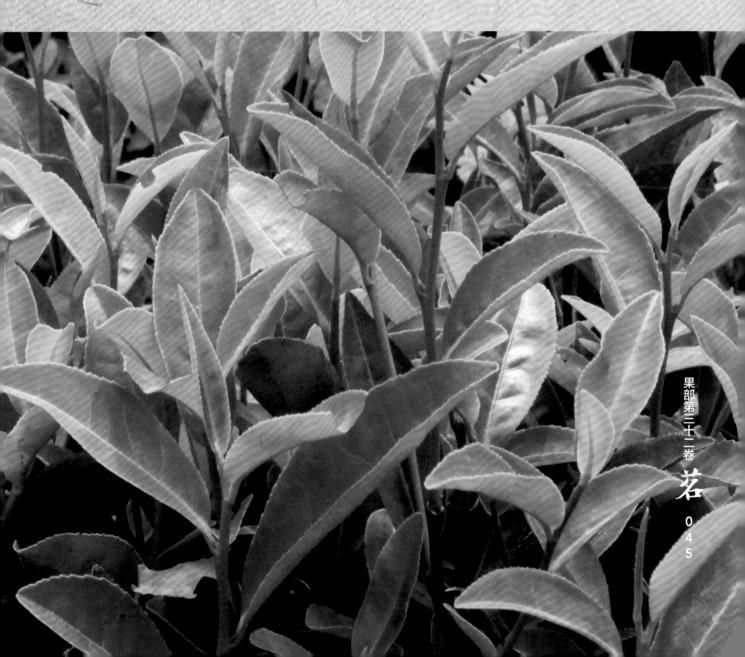

末之乃可饮。与古所食，殊不同也。陆羽茶经云：茶者，南方嘉木。自一尺二尺至数十尺，其巴川峡山有两人合抱者，伐而掇之。木如瓜芦，叶如栀子，花如白蔷薇，实如栟榈，蒂如丁香，根如胡桃。其上者生烂石，中者生栎壤，下者生黄土。艺法如种瓜，三岁可采。阳岸阴林：紫者上，绿者次；笋者上，芽者次；叶卷者上，舒者次。在二月、三月、四月之间，茶之笋者，生于烂石之间，长四五寸，若蕨之始抽，凌露采之。茶之芽者，发于丛薄之上，有三枝、四枝、五枝，于枝颠采之。采得蒸焙封干，有千类万状也。略而言之：如胡人靴者蹙缩然，如犎牛臆者廉沾然，出山者轮囷然，拂水者涵澹然，皆茶之精好者也。如竹箨，如霜荷，皆茶之瘠老者也。其别者，有石楠芽、枸杞芽、枇杷叶，皆治风疾。又有皂荚芽、槐芽、柳芽，乃上春摘其芽和茶作之。故今南人输官茶，往往杂以众叶。惟茅芦竹笋之类不可入，自余山中草木芽叶，皆可和合，椿、柿尤奇。真茶性冷，惟雅州蒙山出者温而主疾。毛文锡茶谱云：蒙山有五顶，上有茶园，其中顶曰上清峰。昔有僧人病冷且久，遇一老父谓曰：蒙之中顶茶，当以春分之先后，多构人力，俟雷发声，并手采择，三日而止。若获一两，以本处水煎服，即能祛宿疾，二两当眼前无疾，三两能固肌骨，四两即为地仙矣。其僧如说，获一两余服之，未尽而疾瘳。其四顶茶园，采摘不废。惟中峰草木繁密，云雾蔽亏，鸷兽时出，故人迹不到矣。近岁稍贵此品，制作亦精于他处。[陈承曰] 近世蔡襄述闽茶极备。惟建州北苑数处产者，性味与诸方略不同。今亦独名蜡茶，上供御用。碾治作饼，日晒得火愈良。其他者或为芽，或为末收贮，若微见火便硬，不可久收，色味俱败。惟鼎州一种芽茶，性味略类建茶，今汴中及河北、京西等处磨为末，亦冒蜡茶者，是也。[宗奭曰] 苦茶即今茶也。陆羽有茶经，丁谓有北苑茶录，毛文锡有茶谱，蔡宗颜有茶对，皆甚详。然古人谓茶为雀舌、麦颗，言其至嫩也。又有新芽一发，便长寸余，其粗如针，最为上品。其根干、水土力皆有余故也。雀舌、麦颗又在下品，前人未知尔。[时珍曰] 茶有野生、种生，种者用子。其子大如指顶，正圆黑色。其仁入口，初甘后苦，最戟人喉，而闽人以榨油食用。二月下种，一坎须百颗乃生一株，盖空壳者多故也。畏水与日，最宜坡地荫处。清明前采者上，谷雨前者次之，此后皆老茗尔。采、蒸、揉、焙，修造皆有法，详见茶谱。茶之税始于唐德宗，盛于宋、元，及于我朝，乃与西番互市易马。夫茶一木尔，下为民生日用之资，上为朝廷赋税之助，其利博哉！昔贤所称，大约谓唐人尚茶，茶品益众。有雅州之蒙顶、石花、露芽、谷芽为第一，建宁之北苑龙凤团为上供。蜀之茶，则有东川之神泉兽目，硖州之碧涧明月，夔州之真香，邛州之火井，思安黔阳之都濡，嘉定之峨眉，泸州之纳溪，玉垒之沙坪。楚之茶，则有荆州之仙人掌，湖南之白露，长沙之铁色，蕲州蕲门之团面，寿州霍山之黄芽，庐州之六安英山，武昌之樊山，岳州之巴陵，辰州之溆浦，湖南之宝庆、茶陵。吴越之茶，则有湖州顾渚之紫笋，福州方山之生芽，洪州之白露，双井之白毛，庐山之云雾，常州之阳羡，池州之九华，丫山之阳坡，袁州之界桥，睦州之鸠坑，宣州之阳坑，金华之举岩，会稽之日铸。皆产茶有名者。其他犹多，而猥杂更甚。按陶隐居注苦茶云：酉阳、武昌、庐江、晋陵皆有好茗，饮之宜人。凡所饮物，有茗及木叶、天门冬苗、菝葜叶，皆益人。余物并冷利。又巴东县有真茶，火焙作卷结为饮，亦令人不眠。俗中多煮檀叶及大皂李叶作茶饮，并冷利。南方有瓜芦木，亦似茗也。今人采楮、栎、山矾、南烛、乌药诸叶，皆可为饮，以乱茶云。

叶

‖气味‖

苦、甘，微寒，无毒。[藏器曰] 苦寒，久食，令人瘦，去人脂，使人不睡。饮之宜热，冷则聚痰。[胡洽曰] 与榧同食，令人身重。[李廷飞曰] 大渴及酒后饮茶，水入肾经，令人腰、脚、膀胱冷痛，兼患水肿、挛痹诸疾。大抵饮茶宜热宜少，不饮尤佳，空腹最忌之。[时珍曰] 服威灵仙、土茯苓者，忌饮茶。

‖主治‖

瘘疮，利小便，去痰热，止渴，令人少睡，有力悦志。神农食经。下气消食。作饮，加茱萸、葱、姜良。苏恭。破热气，除瘴气，利大小肠。藏器。清头目，治中风昏愦，多睡不醒。好古。治伤暑。合醋，治泄痢，甚效。陈承。炒煎饮，治热毒赤白痢。同芎䓖、葱白煎饮，止头痛。吴瑞。浓煎，吐风热痰涎。时珍。

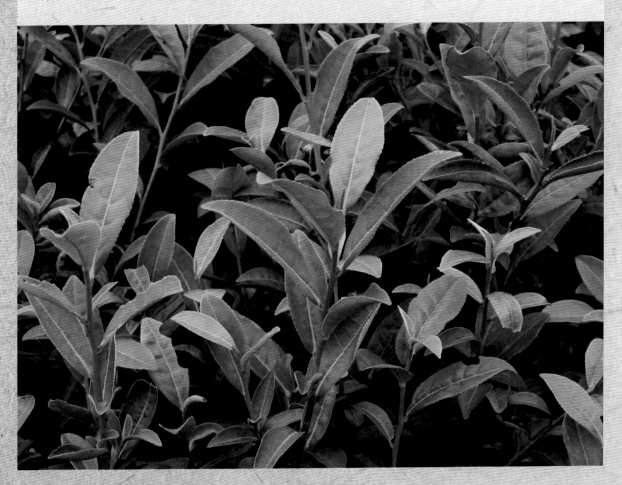

‖ 发明 ‖

[好古曰] 茗茶气寒味苦，入手、足厥阴经。治阴证汤药内入此，去格拒之寒，及治伏阳，大意相似。经云：苦以泄之。其体下行，所以能清头目。[机曰] 头目不清，热熏上也。以苦泄其热，则上清矣。且茶体轻浮，采摘之时，芽蘖初萌，正得春升之气，味虽苦而气则薄，乃阴中之阳，可升可降。利头目，盖本诸此。[汪颖曰] 一人好烧鹅炙煿，日常不缺。人咸防其生痈疽，后卒不病。访知其人每夜必啜凉茶一碗，乃知茶能解炙煿之毒也。[杨士瀛曰] 姜茶治痢。姜助阳，茶助阴，并能消暑、解酒食毒。且一寒一热，调平阴阳，不问赤、白、冷、热，用之皆良。生姜细切，与真茶等分，新水浓煎服之。苏东坡以此治文潞公有效。[时珍曰] 茶苦而寒，阴中之阴，沉也降也，最能降火。火为百病，火降则上清矣。然火有五，火有虚实。若少壮胃健之人，心肺脾胃之火多盛，故与茶相宜。温饮则火因寒气而下降，热饮则茶借火气而升散，又兼解酒食之毒，使人神思闿爽，不昏不睡，此茶之功也。若虚寒及血弱之人，饮之既久，则脾胃恶寒，元气暗损，土不制水，精血潜虚；成痰饮，成痞胀，成痿痹，成黄瘦，成呕逆，成洞泻，成腹痛，成疝瘕，种种内伤，此茶之害也。民生日用，蹈其弊者，往往皆是，而妇妪受害更多，习俗移人，自不觉尔。况真茶既少，杂茶更多，其为患也，又可胜言哉？人有嗜茶成癖者，时时咀啜不止，久而伤营伤精，血不华色，黄瘁痿弱，抱病不悔，尤可叹惋。晋·干宝搜神记载：武官因时病后，啜茗一斛二升乃止。才减升合，便为不足。有客令更进五升，忽吐一物，状如牛脾而有口。浇之以茗，尽一斛二升。再浇五升，即溢出矣。人遂谓之斛茗瘕。嗜茶者观此可以戒矣。陶隐居杂录言丹丘子、黄山君服茶轻身换骨，壶公食忌言苦荼久食羽化者，皆方士谬言误世者也。按唐补阙母炅茶饮序云：释滞消拥，一日之利暂佳；瘠气侵精，终身之累斯大。获益则功归茶力，贻患则不谓茶灾。岂非福近易知，祸远难见乎？又宋学士苏轼茶说云：除烦去腻，世故不可无茶，然暗中损人不少。空心饮茶入盐，直入肾经，且冷脾胃，乃引贼入室也。惟饮食后浓茶漱口，既去烦腻，而脾胃不知，且苦能坚齿消蠹，深得饮茶之妙。古人呼茗为酪奴，亦贱之也。时珍早年气盛，每饮新茗必至数碗，轻汗发而肌骨清，颇觉痛快。中年胃气稍损，饮之即觉为害，不痞闷呕恶，即腹冷洞泄。故备述诸说，以警同好焉。又浓茶能令人吐，乃酸苦涌泄为阴之义，非其性能升也。

‖ 附方 ‖

旧六，新十三。**气虚头痛**用上春茶末调成膏，置瓦盏内覆转，以巴豆四十粒，作二次烧烟熏之，晒干乳细。每服一字，别入好茶末，食后煎服，立效。医方大成。**热毒下痢**孟诜曰：赤白下痢。以好茶一斤，炙捣末，浓煎一二盏服。久患痢者，亦宜服之。直指用蜡茶，赤痢以蜜水煎服，白痢以连皮自然姜汁同水煎服。二三服即愈。经验良方用蜡茶二钱，汤点七分，入麻油一蚬壳和服。须臾腹痛大下即止。一少年用之有效。一方：蜡茶末，以白梅肉和丸。赤痢甘草汤下，白痢乌梅汤下，各百丸。一方：建茶合醋煎，热服，即止。**大便下血**营卫气虚，或受风邪，或食生冷，或啖炙煿，或饮食过度，积热肠间，使脾胃受伤，糟粕不聚，大便下利清血，脐腹作痛，里急后重，及酒毒一切下血，并皆治之。用细茶半斤碾末，川百药煎五个烧存性。每服二钱，米饮下，日二服。普济方。**产后秘塞**以葱涎调蜡茶末，丸百丸，茶服自通。不可用大黄利药，利者百无一生。郭稽中妇人方。**久年心痛**十年、五年者。煎湖茶，以头醋和匀，服之良。兵部手集。**腰痛难转**煎茶五合，投醋二合，顿服。孟诜食疗。**嗜茶成癖**一人病此。一方士令以新鞋盛茶令满，任意食尽，再盛一鞋，如此三度，自不吃也。男用女鞋，女用男鞋，用之果愈也。集简方。**解诸中毒**芽茶、白矾等分，碾末，冷水调下。简便方。**痘疮作痒**房中宜烧茶烟恒熏之。**阴囊生疮**用蜡面茶为末，先以甘草汤洗，后贴之妙。经验方。**脚丫湿烂**茶叶嚼烂傅之，有效。摄生方。**蠷螋尿疮**初如掺粟，渐大如豆，更大如火烙浆疱，疼痛至甚者。速以草茶并蜡茶俱可，以生油调傅。药至，痛乃止。胜金方。**风痰颠疾**茶芽、栀子各一两，煎浓汁一碗服。良久探吐。摘玄方。**霍乱烦闷**茶末一钱煎水，调干姜末一钱，服之即安。圣济总录。**月水不通**茶清一瓶，入沙糖少许，露一夜服。虽三个月胎亦通，不可轻视。鲍氏。**痰喘咳嗽**不能睡卧。好末茶一两，白僵蚕一两，为末，放碗内盖定，倾沸汤一小盏。临卧，再添汤点服。瑞竹堂方。

茶子

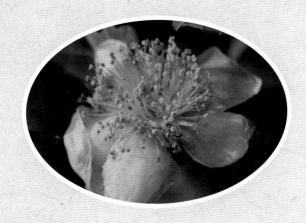

‖气味‖

苦，寒，有毒。

‖主治‖

喘急咳嗽，去痰垢。捣仁洗衣，除油腻。时珍。

‖附方‖

新三。**上气喘急**时有咳嗽。茶子、百合等分，为末，蜜丸梧子大。每服七丸，新汲水下。圣惠方。**喘嗽齁䶎**不拘大人、小儿。用糯米泔少许磨茶子，滴入鼻中，令吸入口服之。口咬竹筒，少顷涎出如线。不过二三次绝根，屡验。经验良方。**头脑鸣响**状如虫蛀，名大白蚁。以茶子为末，吹入鼻中，取效。杨拱医方摘要。

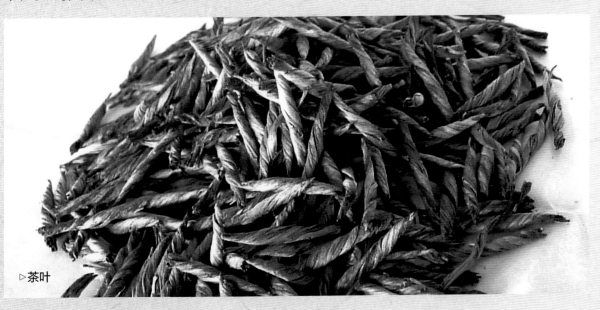

▷茶叶

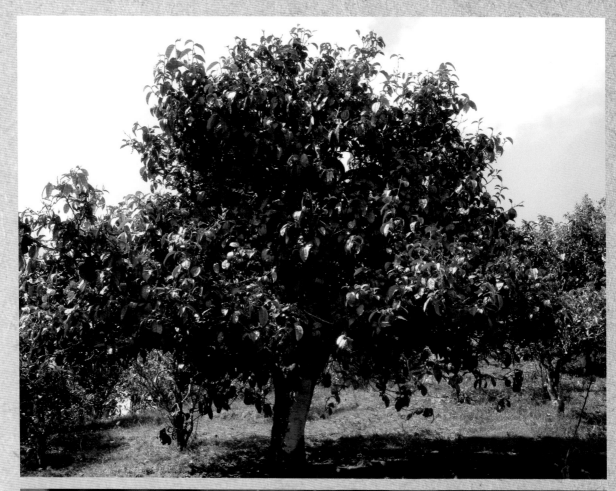

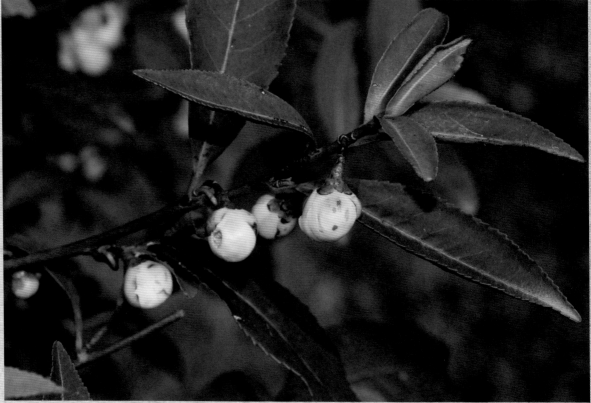

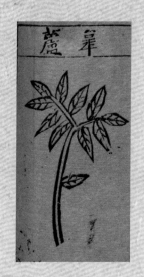

‖ 基原 ‖

据《纲目图鉴》《纲目彩图》《大辞典》《中华本草》等综合分析考证，本品为山茶科植物皋芦 *Camellia sinensis* O.ktze var. *macrophylla* Sieb.。分布于云南、四川等地。

校正： 自木部移入此。

‖ 释名 ‖

瓜芦弘景苦蔓。[藏器曰] 南越志云：龙川县有皋芦，一名瓜芦，叶似茗。土人谓之过罗，或曰物罗，皆夷语也。

‖ 集解 ‖

[弘景苦菜注曰] 南方有瓜芦，亦似茗。若摘取其叶，作屑煮饮，即通夜不睡。煮盐人惟资此饮，而交、广最所重，客来先设，乃加以香芼之物。[李珣曰] 按此木即皋芦也。生南海诸山中，叶似茗而大，味苦涩，出新平县。南人取作茗饮，极重之，如蜀人饮茶也。[时珍曰] 皋芦叶状如茗，而大如手掌。接碎泡饮，最苦而色浊，风味比茶不及远矣。今广人用之，名曰苦蔓。

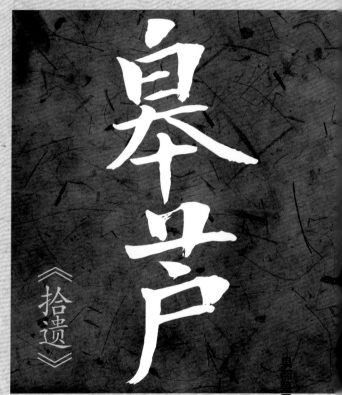

叶

‖ 气味 ‖

苦，平，无毒。[时珍曰] 寒。胃冷者不可用。

‖ 主治 ‖

煮饮，止渴明目除烦，令人不睡，消痰利水。藏器。通小肠，治淋，止头痛烦热。李珣。嚼咽，清上膈，利咽喉。时珍。

本草纲目

果部第三十三卷

果之五蓏类九种

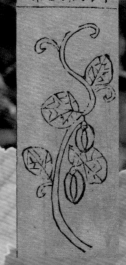

‖ 基原 ‖

据《纲目彩图》《纲目图鉴》《大辞典》《中华本草》等综合分析考证，本品为葫芦科植物甜瓜 *Cucumis melo* L.。全国各地均有栽培。《药典》收载甜瓜子药材为葫芦科植物甜瓜的干燥成熟种子；夏、秋二季果实成熟时收集，洗净，晒干。

甜瓜

宋《嘉祐》

本草纲目

全本图典

【第十五册】

054

甜瓜 *Cucumis melo* ITS2 条形码主导单倍型序列：

```
1    CGCATCGCTG CCCCCACCAC ACAACTCTCC CCATGCGGGG TCGTTGTGAA GGCAGGGACA CACACTGGCC TCCCGTACGC
81   ACCGTCGTGC GGATGGCTTA AATTCGAGTC CTCGATGCTC GTCGTCGCGA CACTACGGTG GTTGATTCAA CCTCGGTGAC
161  GCGTCTCGAC CTCGACGTCG ACTTCACGGA CTCCTTCACG ACCCTTCGAA CGCCGCCCCT TAAAAGGACG ACGCTCTCGA
241  CG
```

△甜瓜（*Cucumis melo*）

校正： 自菜部移入此，并入本经瓜蒂。

‖ 释名 ‖

甘瓜 唐本 **果瓜**。[时珍曰] 瓜字篆文，象瓜在须蔓间之形。甜瓜之味甜于诸瓜，故独得甘、甜之称。旧列菜部，误矣。按王祯云：瓜类不同，其用有二：供果者为果瓜，甜瓜、西瓜是也；供菜者为菜瓜，胡瓜、越瓜是也。在木曰果，在地曰蓏。大曰瓜，小曰瓞。其子曰㼎，其肉曰瓤。其跗曰环，谓脱花处也；其蒂曰瓝，谓系蔓处也。礼记为天子削瓜及瓜祭，皆指果瓜也。本草瓜蒂，亦此瓜之蒂也。

‖ 集解 ‖

[别录曰] 瓜蒂生嵩高平泽，七月七日采，阴干。[颂曰] 瓜蒂即甜瓜蒂也，处处有之。园圃所莳，有青、白二种，子色皆黄。入药当用早青瓜蒂为良。[时珍曰] 甜瓜，北土、中州种莳甚多。二三月下种，延蔓而生，叶大数寸，五六月花开黄色，六七月瓜熟。其类甚繁：有团有长，有尖有扁。大或径尺，小或一捻。其棱或有或无，其色或青或绿，或黄斑、糁斑，或白路、黄路。其瓤或白或红，其子或黄或赤，或白或黑。按王祯农书云：瓜品甚多，不可枚举。以状得名，则有龙肝、虎掌、兔头、狸首、羊髓、蜜筒之称；以色得名，则有乌瓜、白团、黄䫎、白䫎、小青、大斑之别。然其味，不出乎甘香而已。广志惟以辽东、敦煌、庐江之瓜为胜。然瓜州之大瓜，阳城之御瓜，西蜀之温瓜，永嘉之寒瓜，未可以优劣论也。甘肃甜瓜，皮、瓤皆甘胜糖蜜，其皮暴干犹美。浙中一种阴瓜，种于阴处，熟则色黄如金，肤皮稍厚，藏之至春，食之如新。此皆种蓺之功，不必拘于土地也。甜瓜子曝裂取仁，可充果食。凡瓜最畏麝气，触之甚至一蒂不收。

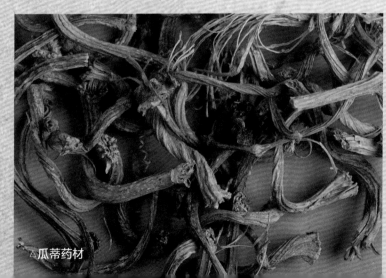

△瓜蒂药材

瓜瓤

‖气味‖

甘，寒，滑，有小毒。[大明曰] 无毒。[思邈曰] 多食，发黄疸，令人虚羸多忘。解药力。病后食多，或反胃。脚气人食之，患永不除也。[洗曰] 多食，令人阴下湿痒生疮，动宿冷癥癖病，破腹，发虚热，令人惙惙气弱，脚手无力。少食则可。龙鱼河图云：凡瓜有两鼻、两蒂者，杀人。五月瓜沉水者，食之得冷病，终身不瘥。九月被霜者，食之冬病寒热。与油饼同食，发病。多食瓜作胀者，食盐花即化。[弘景曰] 食瓜多，即入水自渍，便消。[时珍曰] 张华博物志言：人以冷水渍至膝，可顿啖瓜至数十枚；渍至项，其啖转多，水皆作瓜气也。则水浸消瓜，亦物性也。瓜最忌麝与酒，凡食瓜过多，但饮酒及水服麝香，尤胜于食盐、渍水也。

‖主治‖

止渴，除烦热，利小便，通三焦间壅塞气，治口鼻疮。嘉祐。暑月食之，永不中暑。宗奭。

‖发明‖

[宗奭曰] 甜瓜虽解暑气，而性冷，消损阳气，多食未有不下利者。贫下多食，深秋作痢，最为难治。惟以皮蜜浸收之良，皮亦可作羹食。[弘景曰] 凡瓜皆冷利，早青者尤甚。熟瓜除瓤食之，不害人。[时珍曰] 瓜性最寒，曝而食之尤冷。故稽圣赋云：瓜寒于曝，油冷于煎，此物性之异也。王冀洛都赋云：瓜则消暑荡悁，解渴疗饥。又奇效良方云：昔有男子病脓血恶痢，痛不可忍。以水浸甜瓜食数枚，即愈。此亦消暑之验也。

瓜子仁

‖修治‖

[敩曰] 凡收得曝干杵细，马尾筛筛过成粉，以纸三重裹压去油用。不去油，其力短也。西瓜子仁同。

‖气味‖

甘，寒，无毒。

‖主治‖

腹内结聚，破溃脓血，最为肠胃脾内壅要药。别录。止月经太过，研末去油，水调服。藏器。炮炙论序曰：血泛经过，饮调瓜子。炒食，补中宜人。孟诜。清肺润肠，和中止渴。时珍。

‖附方‖

旧一，新二。**口臭**用甜瓜子杵末，蜜和为丸。每旦漱口后含一丸。亦可贴齿：千金。**腰腿疼痛**

甜瓜子三两，酒浸十日，为末。每服三钱，空心酒下，日三。寿域神方。**肠痈已成小腹肿痛**，小便似淋，或大便难涩下脓。用甜瓜子一合，当归炒一两，蛇退皮一条，哎咀。每服四钱，水一盏半，煎一盏，食前服，利下恶物为妙。圣惠。

瓜蒂 本经上品

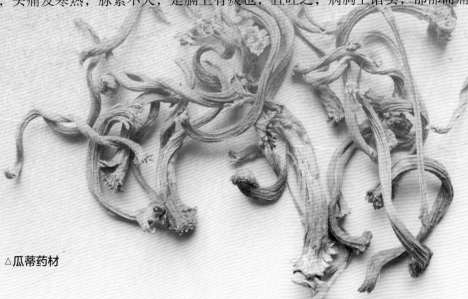

△甜瓜子药材

‖释名‖

瓜丁千金苦丁香象形。

‖修治‖

[敩曰] 凡使勿用白瓜蒂，要取青绿色瓜，气足时，其蒂自然落在蔓上。采得系屋东有风处，吹干用。[宗奭曰] 此甜瓜蒂也。去瓜皮用蒂，约半寸许，曝极干，临时研用。[时珍曰] 按唐瑶云：甜瓜蒂以团而短瓜、团瓜者良。若香甜瓜及长如瓠子者，皆供菜之瓜，其蒂不可用也。

‖气味‖

苦，寒，有毒。[大明曰] 无毒。

‖主治‖

大水，身面四肢浮肿，下水杀蛊毒，咳逆上气，及食诸果，病在胸腹中，皆吐下之。本经。去鼻中息肉，疗黄疸。别录。治脑塞热齆，眼昏吐痰。大明。吐风热痰涎，治风眩头痛，癫痫喉痹，头目有湿气。时珍。得麝香、细辛，治鼻不闻香臭。好古。

‖发明‖

[张机曰] 病如桂枝证，头不痛，项不强，寸脉微浮，胸中痞硬，气上冲咽喉，不得息者，此为胸中有寒也，当吐之；太阳中暍，身热疼重而脉微弱，此夏月伤冷水，水行皮中也，宜吐之；少阳病，头痛发寒热，脉紧不大，是膈上有痰也，宜吐之；病胸上诸实，郁郁而痛，不能食，

△瓜蒂药材

欲人按之，而反有浊唾，下利日十余行，寸口脉微弦者，当吐之；懊恢烦躁不得眠，未经汗下者，谓之实烦，当吐之；宿食在上管者，当吐之，并宜以瓜蒂散主之。惟诸亡血虚家，不可与瓜蒂散也。[成无己曰]高者越之，在上者涌之。故越以瓜蒂、香豉之苦，涌以赤小豆之酸，酸苦涌泄为阴也。[杲曰]难经云：上部有脉，下部无脉，其人当吐不吐者，死。此饮食内伤，填塞胸中，食伤太阴，风木生发之气伏于下，宜瓜蒂散吐之，素问所谓木郁则达之也。吐去上焦有形之物，则木得舒畅，天地交而万物通矣。若尺脉绝者，不宜用此，恐损真元，令人胃气不复也。[宗奭曰]此物吐涎，甚不损人，全胜石绿、硇砂辈也。[震亨曰]瓜蒂性急，能损胃气，胃弱者宜以他药代之。病后、产后，尤宜深戒。[时珍曰]瓜蒂乃阳明经除湿热之药，故能引去胸脘痰涎，头目湿气，皮肤水气，黄疸湿热诸证。凡胃弱人及病后、产后用吐药，皆宜加慎，何独瓜蒂为然？

‖附方‖

旧七，新十四。**瓜蒂散**治证见上。其方用瓜蒂二钱半，熬黄，赤小豆二钱半，为末。每用一钱，以香豉一合，热汤七合，煮糜去滓，和服。少少加之，快吐乃止。仲景伤寒论。**太阳中暍**身热头痛而脉微弱，此夏月伤冷水，水行皮中所致。瓜蒂二七个，水一升，煮五合，顿服取吐。金匮要略。**风涎暴作**气塞倒仆。用瓜蒂为末。每用一二钱，腻粉一钱匕，以水半合调灌，良久涎自出。不出，含沙糖一块，下咽即涎出也。寇氏衍义。**诸风诸痫**诸风膈痰，诸痫涎涌。用瓜蒂炒黄为末，量人以酸齑水一盏，调下取吐。风涎，加蝎梢半钱。湿气肿满，加赤小豆末一钱。有虫，加狗油五七点，雄黄一钱；甚则加芫花半钱，立吐虫出。东垣活法机要。**风痫喉风**咳嗽，及遍身风疹，急中涎潮等证，不拘大人、小儿。此药不大吐逆，只出涎水。瓜蒂为末，壮年服一字，老少半字，早晨井华水下。一食顷，含沙糖一块。良久涎如水出，年深者出墨涎，有块布水上也。涎尽食粥一两日。如吐多，人困甚，即以麝香泡汤一盏饮之，即止。经验后方。**急黄喘息**心上坚硬，欲得水吃者。瓜蒂二小合，赤小豆一合，研末。暖浆水五合，服方寸匕。一炊久当吐，不吐再服。吹鼻取水亦可。伤寒类要。**遍身如金**瓜蒂四十九枚，丁香四十九枚，甘锅内烧存性，为末。每用一字，吹鼻取出黄水。亦可揩牙追涎。经验方。**热病发黄**瓜蒂为末，以大豆许吹鼻中。轻则半日，重则一日，流取黄水乃愈。千金翼。**黄疸痫黄**并取瓜蒂、丁香、赤小豆各七枚，为末。吹豆许入鼻，少时黄水流出。隔日一用，瘥乃止。孟诜食疗。**身面浮肿**方同上。**十种蛊气**苦丁香为末，枣肉和，丸梧子大。每服三十丸，枣汤下，甚效。瑞竹堂方。**湿家头痛**瓜蒂末一字，嗜入鼻中，口含冷水，取出黄水愈。活人书。**疟疾寒热**瓜蒂二枚，水半盏，浸一宿，顿服，取吐愈。千金。**发狂欲走**瓜蒂末，井水服一钱，取吐即愈。圣惠方。**大便不通**瓜蒂七枚，研末，绵裹，塞入下部即通。必效方。**鼻中息肉**圣惠用陈瓜蒂末，吹之，日三次，瘥乃已。又方：瓜蒂末、白矾末各半钱，绵裹塞之，或以猪脂和挺子塞之。日一换。又方：青甜瓜蒂二枚，雄黄、麝香半分，为末。先抓破，后贴之，日三次。汤液用瓜蒂十四个，丁香一个，黍米四十九粒，研末。口中含水，嗜鼻，取下乃止。**风热牙痛**瓜蒂七枚炒研，麝香少许和之，绵裹咬定，流涎。圣济总录。**鸡屎白秃**甜瓜蔓连蒂不拘多少，以水浸一夜，砂锅熬取苦汁，去滓再熬如饧盛收。每剃去痂疕洗净，以膏一盏，加半夏末二钱，姜汁一匙，狗胆汁一枚，和匀涂之，不过三上。忌食动风之物。儒门事亲。**齁喘痰气**苦丁香三个，为末。水调服，吐痰即止。朱氏集验方。

蔓 阴干。

‖**主治**‖

女人月经断绝，同使君子各半两，甘草六钱，为末，每酒服二钱。

花

‖**主治**‖

心痛咳逆。别录。

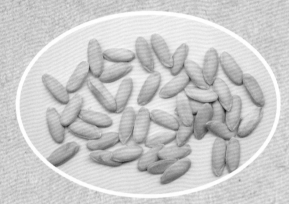

△甜瓜子药材

叶

‖**主治**‖

人无发，捣汁涂之即生。嘉祐。补中，治小儿疳，及打伤损折，为末酒服，去瘀血。孟诜。

‖**附方**‖

新一。**面上皯子**七月七日午时，取瓜叶七枚，直入北堂中，向南立，逐枚拭皯，即灭去也。淮南万毕术。

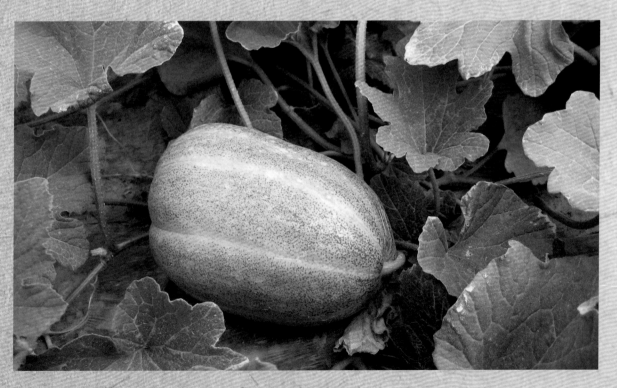

‖ 基原 ‖

　　据《纲目彩图》《纲目图鉴》《大辞典》《中华本草》等综合分析考证，本品为葫芦科植物西瓜 *Citrullus lanatus* (Thunb.) Matsum. et Nakai。全国各地均有栽培。《药典》收载西瓜霜药材为葫芦科植物西瓜的成熟新鲜果实与皮硝经加工制成。

西瓜
《日用》

本草纲目

全本图典

[第十五册]

△西瓜（*Citrullus lanatus*）

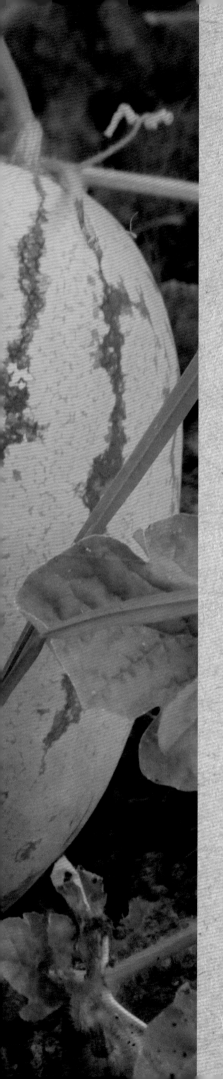

‖释名‖
寒瓜见下。

‖集解‖
[瑞曰] 契丹破回纥，始得此种，以牛粪覆而种之。结实如斗大，而圆如匏，色如青玉，子如金色，或黑麻色。北地多有之。[时珍曰] 按胡峤陷虏记言：峤征回纥，得此种归，名曰西瓜。则西瓜自五代时始入中国，今则南北皆有，而南方者味稍不及，亦甜瓜之类也。二月下种，蔓生，花、叶皆如甜瓜。七八月实熟，有围及径尺者，长至二尺者。其棱或有或无，其色或青或绿，其瓤或白或红，红者味尤胜。其子或黄或红，或黑或白，白者味更劣。其味有甘、有淡、有酸，酸者为下。陶弘景注瓜蒂言，永嘉有寒瓜甚大，可藏至春者，即此也。盖五代之先，瓜种已入浙东，但无西瓜之名，未遍中国尔。其瓜子曝裂取仁，生食、炒熟俱佳。皮不堪啖，亦可蜜煎、酱藏。[颂曰] 一种杨溪瓜，秋生冬熟，形略长扁而大，瓤色如胭脂，味胜。可留至次年，云是异人所遗之种也。

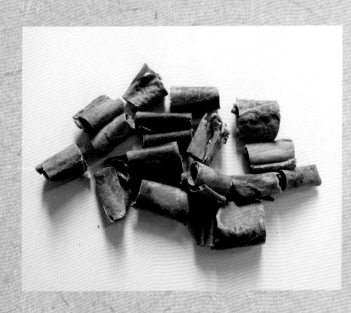

瓜瓤

‖气味‖

甘、淡，寒，无毒。[瑞曰] 有小毒。多食作吐利，胃弱者不可食。同油饼食，损脾。[时珍曰] 按延寿书云：北人禀厚，食之犹惯；南人禀薄，多食易至霍乱。冷病终身也。又按相感志云：食西瓜后食其子，即不噫瓜气。以瓜划破，曝日中，少顷食，即冷如水也。得酒气，近糯米，即易烂。猫踏之，即易沙。

‖主治‖

消烦止渴，解暑热。吴瑞。疗喉痹。汪颖。宽中下气，利小水，治血痢，解酒毒。宁原。含汁，治口疮。震亨。

‖发明‖

[颖曰] 西瓜性寒解热，有天生白虎汤之号。然亦不宜多食。[时珍曰] 西瓜、甜瓜皆属生冷。世俗以为醍醐灌顶，甘露洒心，取其一时之快，不知其伤脾助湿之害也。真西山卫生歌云："瓜桃生冷宜少飧，免致秋来成疟疾。"是矣。又李廷飞延寿书云：防州太守陈逢原，避暑食瓜过多，至秋忽腰腿痛，不能举动。遇商助教疗之，乃愈。此皆食瓜之患也，故集书于此，以为鉴戒云。又洪忠宣松漠纪闻言：有人苦目病。或令以西瓜切片曝干，日日服之，遂愈。由其性冷降火故也。

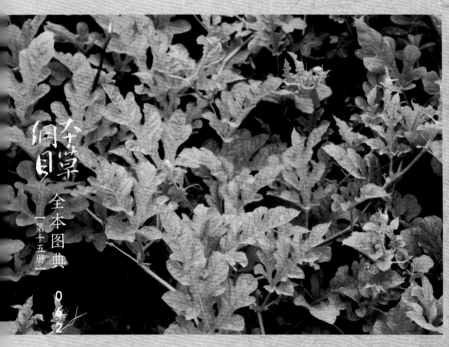
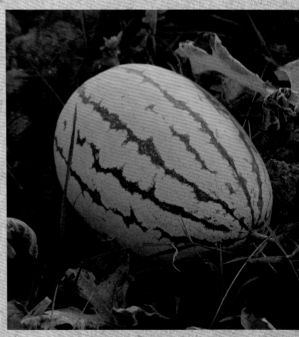

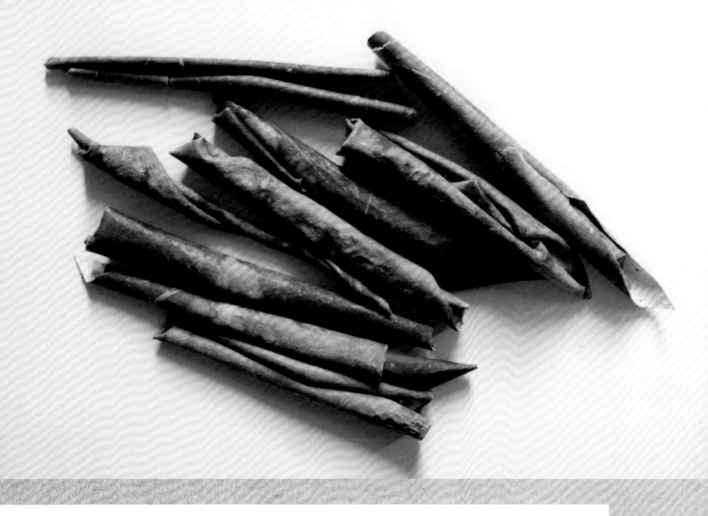

皮

‖**气味**‖
甘，凉，无毒。

‖**主治**‖
口、舌、唇内生疮，烧研噙之。震亨。

‖**附方**‖
新二。**闪挫腰痛**西瓜青皮，阴干为末，盐酒调服三钱。摄生众妙方。**食瓜过伤**瓜皮煎汤解之。诸瓜皆同。事林广记。

瓜子仁

‖气味‖
甘，寒，无毒。

‖主治‖
与甜瓜仁同。时珍。

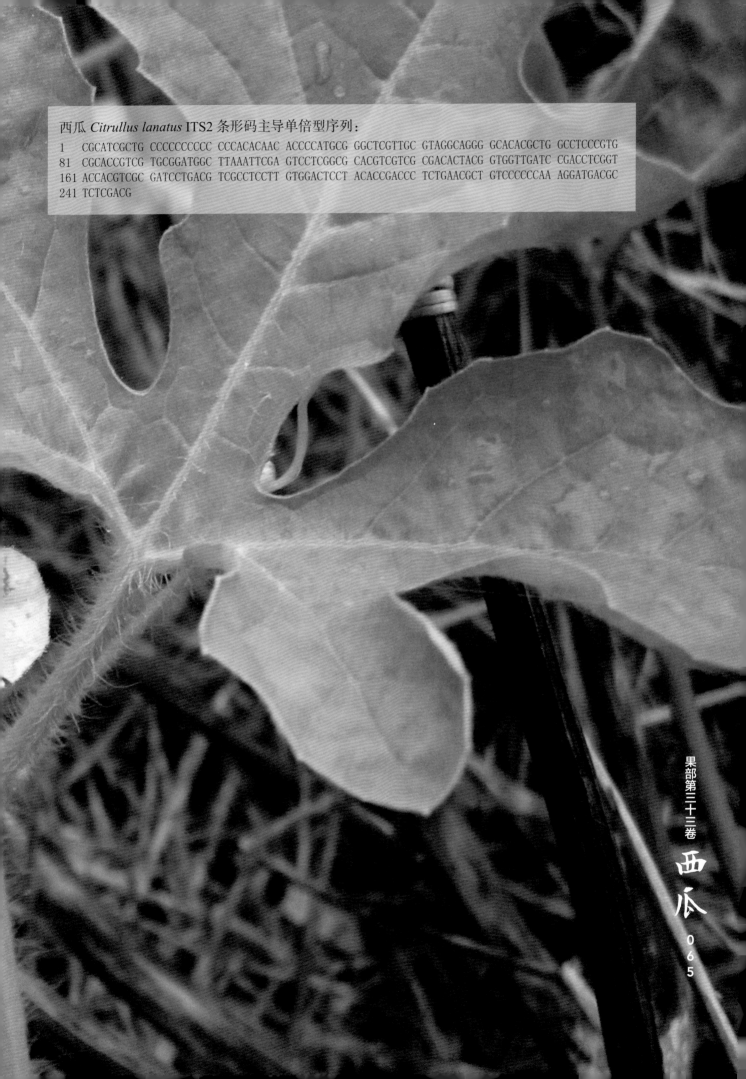

西瓜 *Citrullus lanatus* ITS2 条形码主导单倍型序列：

1   CGCATCGCTG CCCCCCCCCC CCCACACAAC ACCCCATGCG GGCTCGTTGC GTAGGCAGGG GCACACGCTG GCCTCCCGTG
81   CGCACCGTCG TGCGGATGGC TTAAATTCGA GTCCTCGGCG CACGTCGTCG CGACACTACG GTGGTTGATC CGACCTCGGT
161 ACCACGTCGC GATCCTGACG TCGCCTCCTT GTGGACTCCT ACACCGACCC TCTGAACGCT GTCCCCCCAA AGGATGACGC
241 TCTCGACG

据《纲目彩图》《纲目图鉴》《汇编》等综合分析考证，本品为葡萄科植物葡萄 *Vitis vinifera* L。全国各地均有栽培。《药典》四部收载白葡萄干为葡萄科植物葡萄的干燥果实。

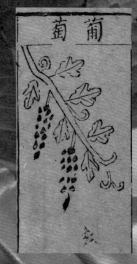

葡萄

《本经》上品

本草纲目

全本图典

[第十五册]

066

△葡萄（*Vitis vinifera*）

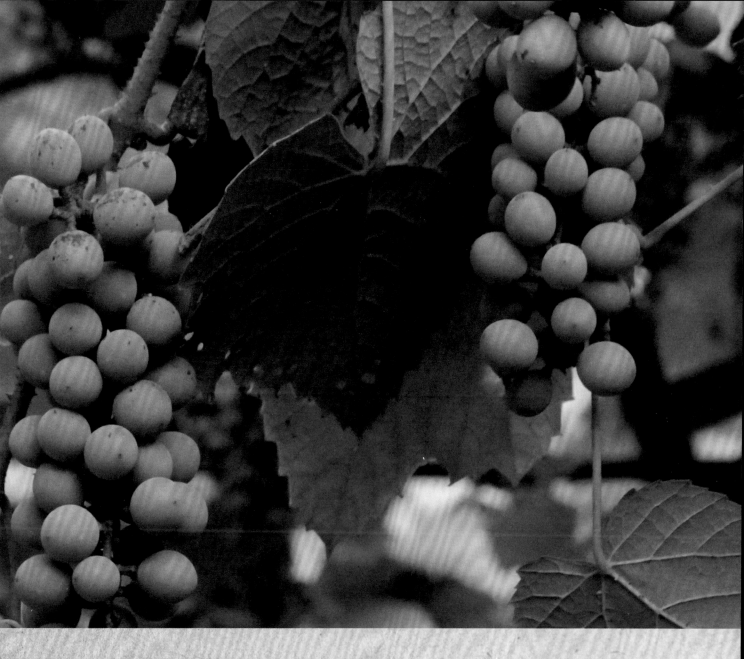

‖ 释名 ‖

蒲桃古字**草龙珠**。[时珍曰] 葡萄汉书作蒲桃,可以造酒,人醣饮之,则醄然而醉,故有是名。其圆者名草龙珠,长者名马乳葡萄,白者名水晶葡萄,黑者名紫葡萄。汉书言张骞使西域还,始得此种,而神农本草已有葡萄,则汉前陇西旧有,但未入关耳。

‖ 集解 ‖

[别录曰] 葡萄生陇西、五原、敦煌山谷。[弘景曰] 魏国使人多赍来南方。状如五味子而甘美,可作酒,云用藤汁殊美。北人多肥健耐寒,盖食斯乎?不植淮南,亦如橘之变于河北也。人说即是此间蘡薁,恐亦如枳之与橘耶?[恭曰] 蘡薁即山葡萄,苗、叶相似,亦堪作酒。葡萄取子汁酿酒,陶云用藤汁,谬矣。[颂曰] 今河东及近汴州郡皆有之。苗作藤蔓而极长,太盛者一二本绵被山谷间。花极细而黄白色。其

实有紫、白二色，有圆如珠者，有长似马乳者，有无核者，皆七月、八月熟，取汁可酿酒。按史记云：大宛以葡萄酿酒，富人藏酒万余石，久者十数年不败。张骞使西域，得其种还，中国始有。盖北果之最珍者，今太原尚作此酒寄远也。其根、茎中空相通，暮溉其根，而晨朝水浸子中矣。故俗呼其苗为木通，以利小肠。江东出一种，实细而酸者，名蘡薁子。[宗奭曰] 段成式言：葡萄有黄、白、黑三种。唐书言：波斯所出者，大如鸡卵。此物最难干，不干不可收。不问土地，但收皆可酿酒。[时珍曰] 葡萄，折藤压之最易生。春月萌苞生叶，颇似栝楼叶而有五尖。生须延蔓，引数十丈。三月开小花成穗，黄白色。仍连着实，星编珠聚，七八月熟，有紫、白二色。西人及太原、平阳皆作葡萄干，货之四方。蜀中有绿葡萄，熟时色绿。云南所出者，大如枣，味尤长。西边有琐琐葡萄，大如五味子而无核。按物类相感志云：甘草作钉，针葡萄，立死。以麝香入葡萄皮内，则葡萄尽作香气。其爱憎异于他草如此。又言：其藤穿过枣树，则实味更美也。三元延寿书言葡萄架下不可饮酒，恐虫屎伤人。

实

‖气味‖

甘，平，涩，无毒。[诜曰] 甘，酸，温。多食，令人卒烦闷、眼暗。

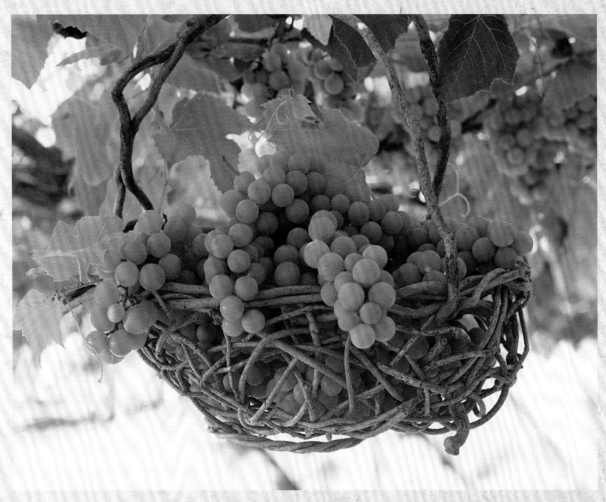

‖主治‖

筋骨湿痹，益气倍力强志，令人肥健，耐饥忍风寒。久食，轻身不老延年。可作酒。本经。逐水，利小便。别录。除肠间水，调中治淋。甄权。时气痘疮不出，食之，或研酒饮，甚效。苏颂。

‖发明‖

[颂曰] 按魏文帝诏群臣曰：蒲桃当夏末涉秋，尚有余暑，醉酒宿醒，掩露而食。甘而不饴，酸而不酢，冷而不寒，味长汁多，除烦解渴。又酿为酒，甘于曲蘗，善醉而易醒。他方之果，宁有匹之者乎？[震亨曰] 葡萄属土，有水与木火。东南人食之多病热，西北人食之无恙。盖能下走渗道，西北人禀气厚故耳。

‖附方‖

新三。**除烦止渴**生葡萄捣滤取汁，以瓦器熬稠，入熟蜜少许同收。点汤饮甚良。居家必用。**热淋涩痛**葡萄捣取自然汁、生藕捣取自然汁、生地黄捣取自然汁、白沙蜜各五合。每服一盏，石器温服。圣惠方。**胎上冲心**葡萄煎汤饮之，即下。圣惠方。

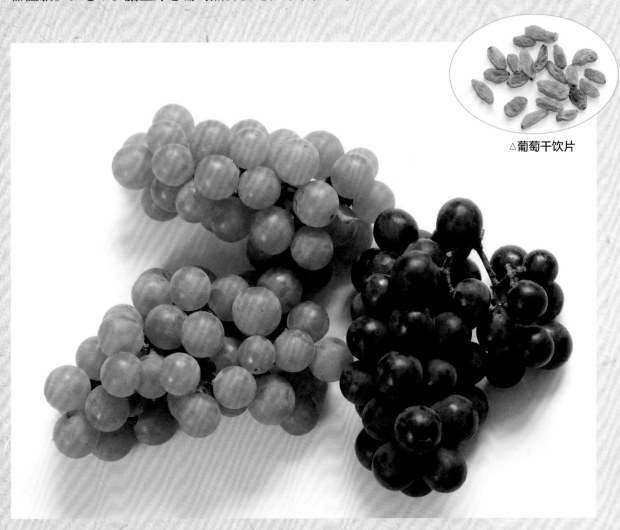

△葡萄干饮片

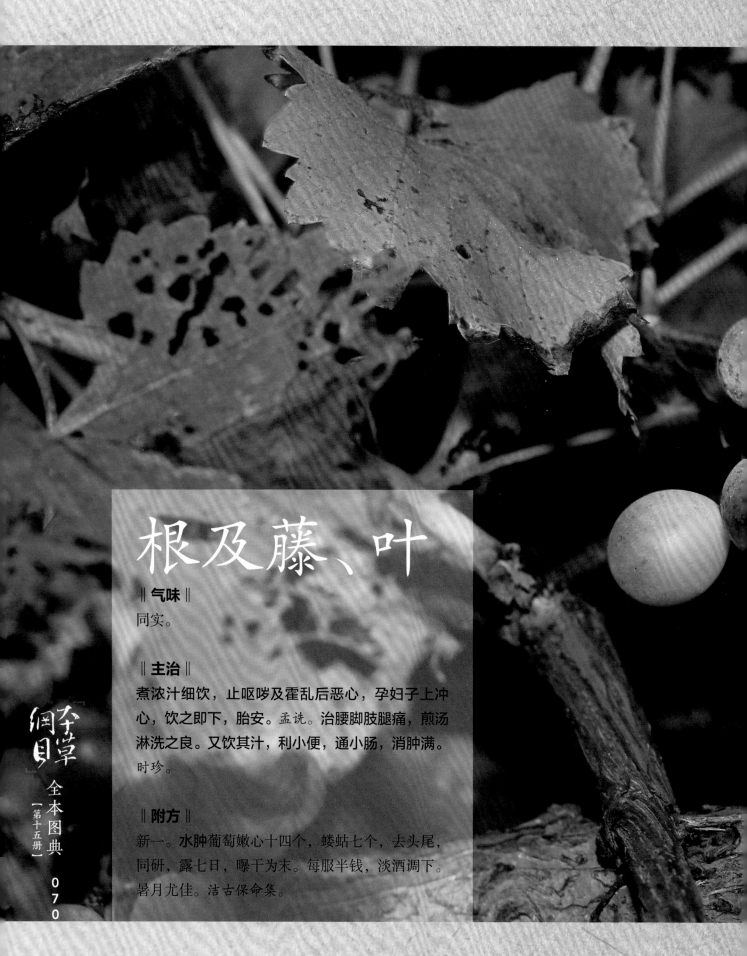

根及藤、叶

‖气味‖

同实。

‖主治‖

煮浓汁细饮，止呕哕及霍乱后恶心，孕妇子上冲心，饮之即下，胎安。孟诜。治腰脚肢腿痛，煎汤淋洗之良。又饮其汁，利小便，通小肠，消肿满。时珍。

‖附方‖

新一。水肿葡萄嫩心十四个，蝼蛄七个，去头尾，同研，露七日，曝干为末。每服半钱，淡酒调下。暑月尤佳。洁古保命集。

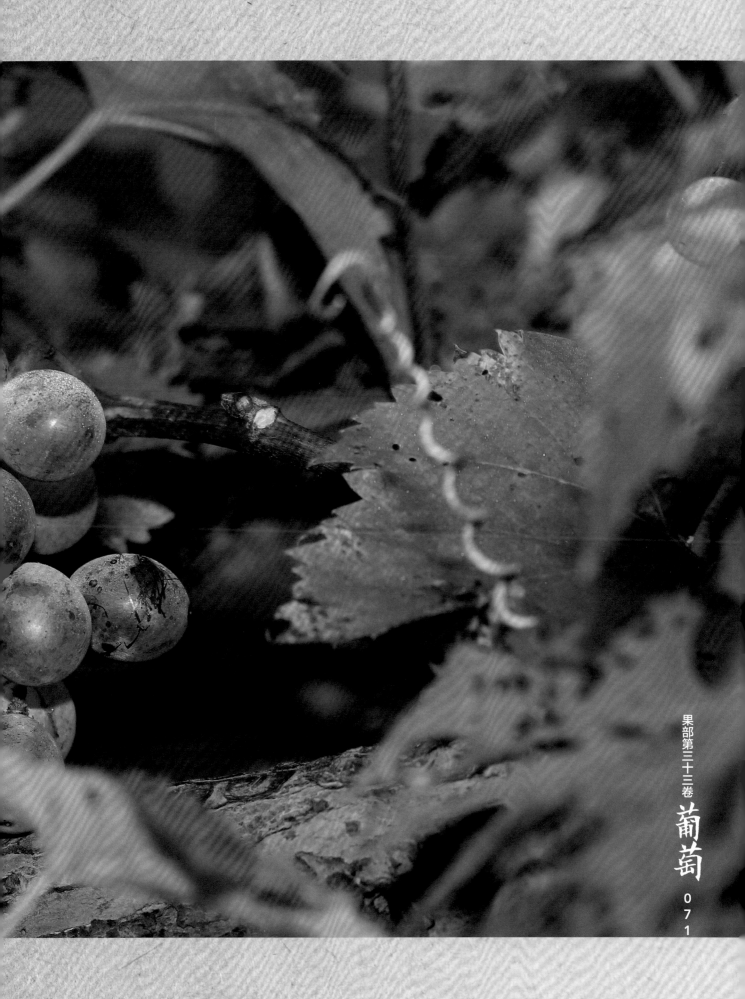

据《中华本草》《纲目图鉴》《大辞典》等综合分
析考证，本品为葡萄科植物蘡薁 *Vitis adstricta* Hance。
分布于江苏、浙江、山东、安徽、江西、福建等地。

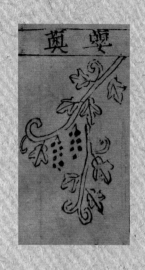

校正：原附葡萄下，今分出。

|| 释名 ||

燕薁 毛诗 婴舌 广雅 山葡萄 唐注 野葡萄 俗名 藤名木龙。
[时珍曰] 名义未详。

|| 集解 ||

[恭曰] 蘡薁蔓生。苗、叶与葡萄相似而小，亦有茎大
如碗者。冬月惟叶凋而藤不死。藤汁味甘，子味甘
酸，即千岁藟也。[颂曰] 蘡薁子生江东，实似葡萄，
细而味酸，亦堪为酒。[时珍曰] 蘡薁野生林墅间，亦
可插植。蔓、叶、花、实，与葡萄无异。其实小而
圆，色不甚紫也。诗云"六月食薁"即此。其茎吹
之，气出有汁，如通草也。

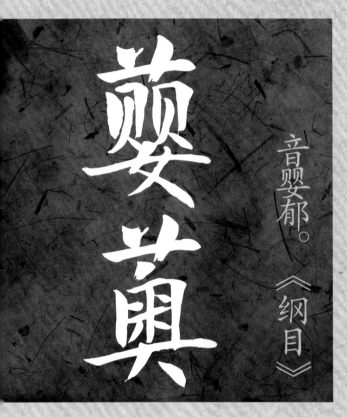

蘡薁

音婴郁。《纲目》

|| 正误 ||

[藏器曰] 苏恭注千岁藟，即是蘡薁，妄言也。千岁藟藤如葛，而叶背白，子赤可食。蘡薁藤斫
断通气，更无甘汁。详见草部千岁藟下。[时珍曰] 苏恭所说蘡薁形状甚是，但以为千岁藟则
非矣。

实

|| 气味 ||

甘、酸，平，无毒。

|| 主治 ||

止渴，悦色益气。苏恭。

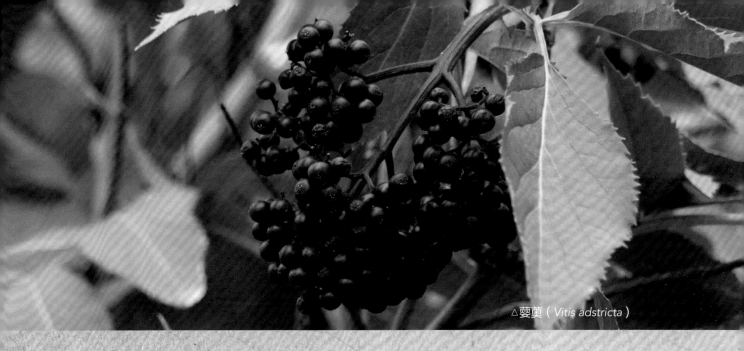

△蘡薁（*Vitis adstricta*）

藤

‖气味‖

甘，平，无毒。

‖主治‖

哕逆，伤寒后呕哕，捣汁饮之良。苏恭。止渴，利小便。时珍。

‖附方‖

新三。**呕哕厥逆**蘡薁藤煎汁，呷之。肘后方。**目中障翳**蘡薁藤，以水浸过，吹气取汁，滴入目中，去热翳，赤、白障。拾遗本草。**五淋血淋**木龙汤：用木龙即野葡萄藤也、竹园荽、淡竹叶、麦门冬连根苗、红枣肉、灯心草、乌梅、当归各等分，煎汤代茶饮。百一选方。

根

‖气味‖

同藤。

‖主治‖

下焦热痛淋闷，消肿毒。时珍。

‖附方‖

新四。**男妇热淋**野葡萄根七钱，葛根三钱，水一钟，煎七分，入童子小便三分，空心温服。乾坤秘韫。**女人腹痛**方同上。**一切肿毒**赤龙散：用野葡萄根，晒研为末，水调涂之，即消也。儒门事亲方。**赤游风肿**忽然肿痒，不治则杀人。用野葡萄根捣如泥，涂之即消。通变要法。

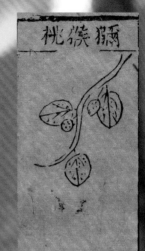

‖ 基原 ‖

据《纲目彩图》《纲目图鉴》《中华本草》等综合分析考证，本品为猕猴桃科植物猕猴桃 *Actinidia chinensis* Planch. 及其栽培变种。分布于长江流域及以南各地。

猕猴桃

宋《开宝》

本草纲目

全本图典
【第十五册】

074

△猕猴桃（*Actinidia chinensis*）

‖释名‖

猕猴梨开宝**藤梨**同上**阳桃**日用**木子**。[时珍曰] 其形如梨，其色如桃，而猕猴喜食，故有诸名。闽人呼为阳桃。

‖集解‖

[志曰] 生山谷中。藤着树生，叶圆有毛。其实形似鸡卵大，其皮褐色，经霜始甘美可食。皮堪作纸。[宗奭曰] 今陕西永兴军南山甚多。枝条柔弱，高二三丈，多附木而生。其子十月烂熟，色淡绿，生则极酸。子繁细，其色如芥子。浅山傍道则有子者，深山则多为猴所食矣。

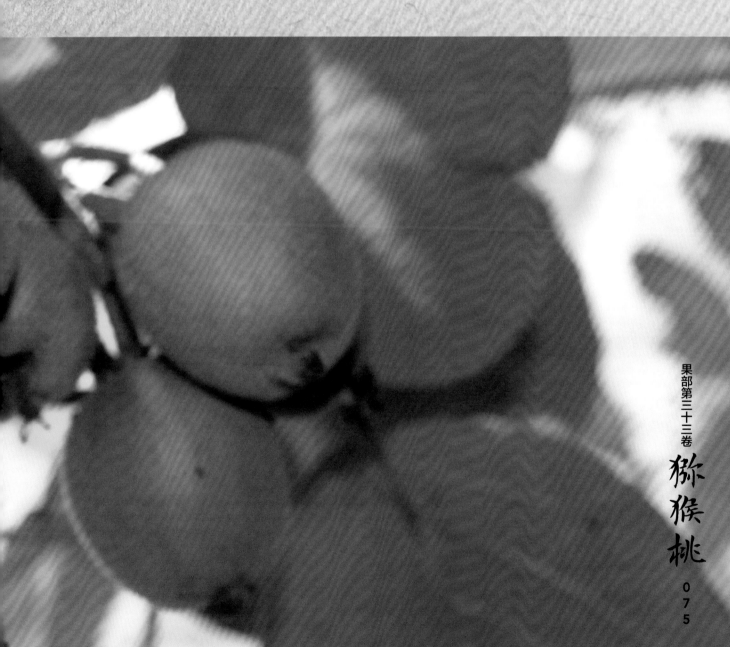

实

气味

酸、甘，寒，无毒。[藏器曰] 咸、酸，无毒。多食冷脾胃，动泄澼。[宗奭曰] 有实热者宜食之。太过，则令人脏寒作泄。

主治

止暴渴，解烦热，压丹石，下石淋热壅。开宝。[诜曰] 并宜取瓤和蜜作煎食。调中下气，主骨节风，瘫缓不随，长年白发，野鸡内痔病。藏器。

藤中汁

气味

甘，滑，寒，无毒。

主治

热壅反胃，和生姜汁服之。又下石淋。藏器。

枝、叶

主治

杀虫。煮汁饲狗，疗痫疥。开宝。

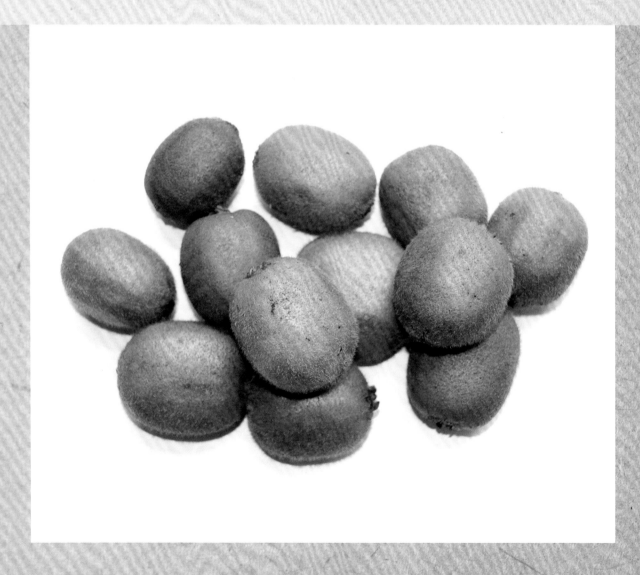

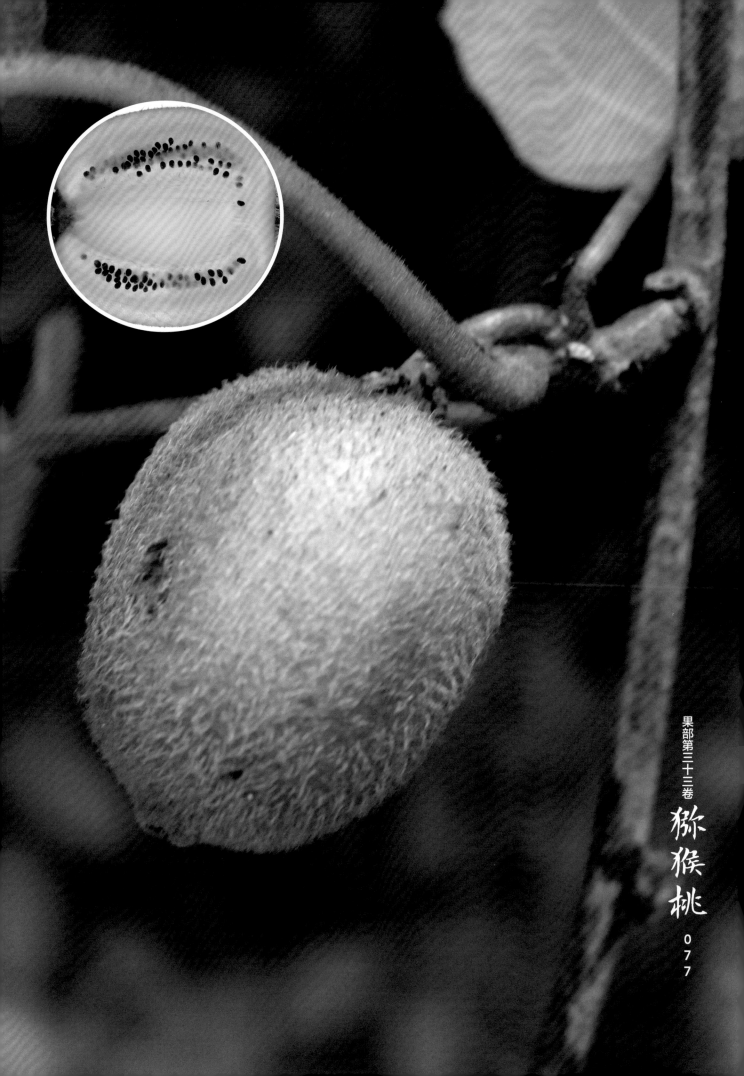

‖ 基原 ‖

据《纲目图鉴》《汇编》《中华本草》等综合分析考证，本品为禾本科植物甘蔗 *Saccharum sinensis* Roxb.。分布于华中、华东及西南等地。

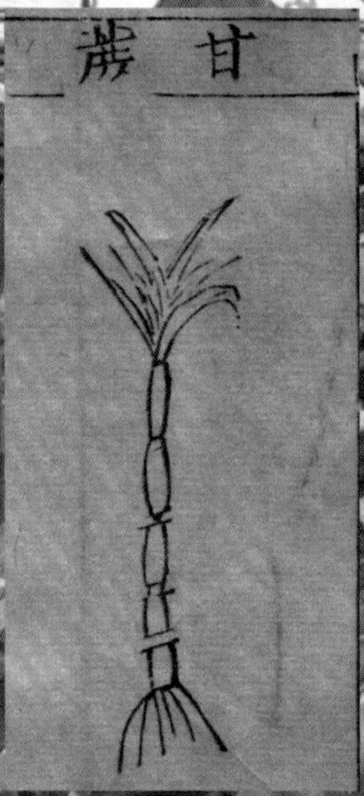

甘蔗

音柘。《别录》中品

△甘蔗（*Saccharum sinensis*）

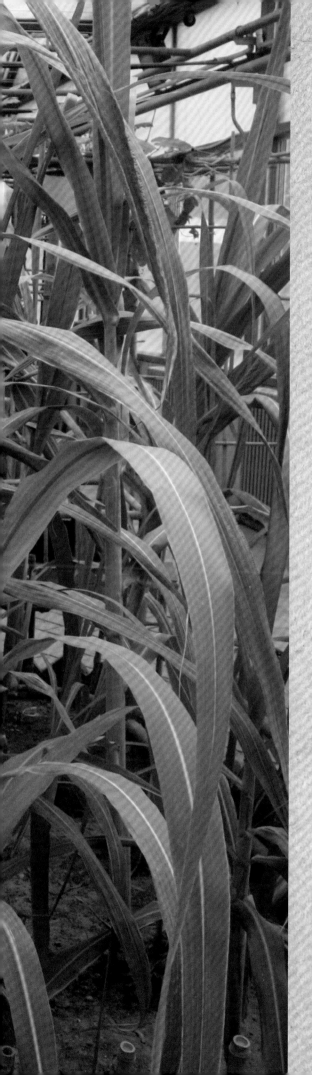

释名

竿蔗草木状蔗音遮。[时珍曰] 按野史云：吕惠卿言：凡草皆正生嫡出，惟蔗侧种，根上庶出，故字从庶也。嵇含作竿蔗，谓其茎如竹竿也。离骚、汉书皆作柘，字通用也。蔗字出许慎说文，盖蔗音之转也。

集解

[弘景曰] 蔗出江东为胜，庐陵亦有好者。广州一种，数年生皆大如竹，长丈余，取汁为沙糖，甚益人。又有荻蔗，节疏而细，亦可啖也。[颂曰] 今江浙、闽广、湖南、蜀川所生，大者亦高丈许。其叶似荻，有二种：荻蔗茎细短而节疏，但堪生啖，亦可煎稀糖；竹蔗茎粗而长，可笮汁为沙糖，泉、福、吉、广诸州多作之。炼沙糖和牛乳为乳糖，惟蜀川作之。南人贩至北地者，荻蔗多而竹蔗少也。[诜曰] 蔗有赤色者名昆仑蔗，白色者名荻蔗。竹蔗以蜀及岭南者为胜，江东虽有而劣于蜀产。会稽所作乳糖，殆胜于蜀。[时珍曰] 蔗皆畦种，丛生，最困地力。茎似竹而内实，大者围数寸，长六七尺，根下节密，以渐而疏。抽叶如芦叶而大，长三四尺，扶疏四垂。八九月收茎，可留过春充果食。按王灼糖霜谱云：蔗有四色：曰杜蔗，即竹蔗也，绿嫩薄皮，味极醇厚，专用作霜；曰西蔗，作霜色浅；曰芳蔗，亦名蜡蔗，即荻蔗也，亦可作沙糖；曰红蔗，亦名紫蔗，即昆仑蔗也，止可生啖，不堪作糖。凡蔗榨浆饮固佳，又不若咀嚼之，味隽永也。

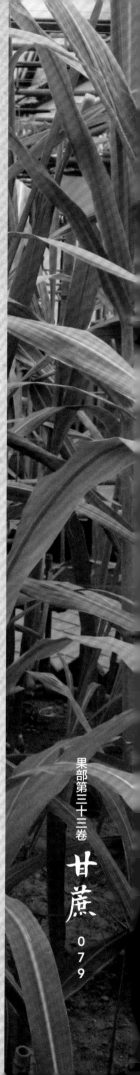

蔗

‖气味‖

甘，平，涩，无毒。[大明曰] 冷。[诜曰] 共酒食，发痰。[瑞曰] 多食，发虚热，动衄血。相感志云：同榧子食，则渣软。

‖主治‖

下气和中，助脾气，利大肠。别录。利大小肠，消痰止渴，除心胸烦热，解酒毒。大明。止呕哕反胃，宽胸膈。时珍。

‖发明‖

[时珍曰] 蔗，脾之果也。其浆甘寒，能泻火热，素问所谓甘温除大热之意。煎炼成糖，则甘温而助湿热，所谓积温成热也。蔗浆消渴解酒，自古称之。故汉书·郊祀歌云：百味旨酒布兰生，泰尊柘浆析朝酲。唐王维樱桃诗云：饱食不须愁内热，大官还有蔗浆寒。是矣。而孟诜乃谓共酒食发痰者，岂不知其有解酒除热之功耶？日华子大明又谓沙糖能解酒毒，则不知既经煎炼，便能助酒为热，与生浆之性异矣。按晁氏客话云：甘草遇火则热，麻油遇火则冷，甘蔗煎

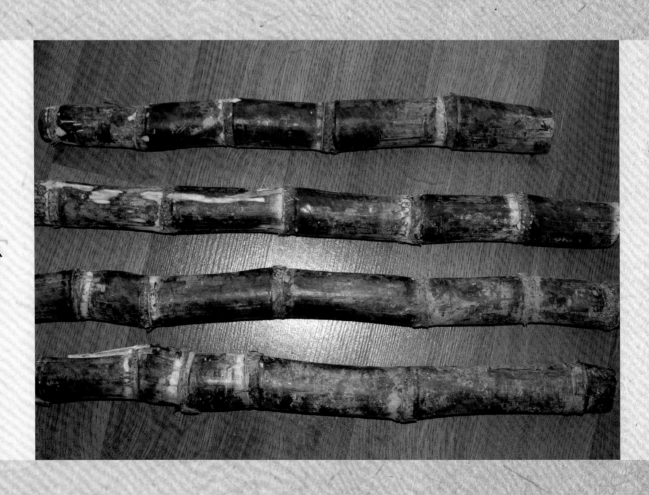

饴则热，水成汤则冷。此物性之异，医者可不知乎。又野史云：卢绛中病痁疾疲瘵，忽梦白衣妇人云：食蔗可愈。及旦买蔗数挺食之，翌日疾愈。此亦助脾和中之验欤？

‖**附方**‖

旧三，新五。**发热口干**小便赤涩。取甘蔗去皮，嚼汁咽之。饮浆亦可。外台秘要。**痰喘气急**方见山药。**反胃吐食**朝食暮吐，暮食朝吐，旋旋吐者。用甘蔗汁七升，生姜汁一升，和匀，日日细呷之。梅师方。**干呕不息**蔗汁温服半升，日三次。入姜汁更佳。肘后方。**痁疟疲瘵**见前。**眼暴赤肿**碜涩疼痛。甘蔗汁二合，黄连半两，入铜器内慢火养浓，去滓，点之。普济。**虚热咳嗽**口干涕唾。用甘蔗汁一升半，青粱米四合，煮粥。日食二次，极润心肺。董氏方。**小儿口疳**蔗皮烧研，掺之。简便方。

滓

‖**主治**‖

烧存性，研末，乌桕油调，涂小儿头疮白秃，频涂取瘥。烧烟勿令入人目，能使暗明。时珍。

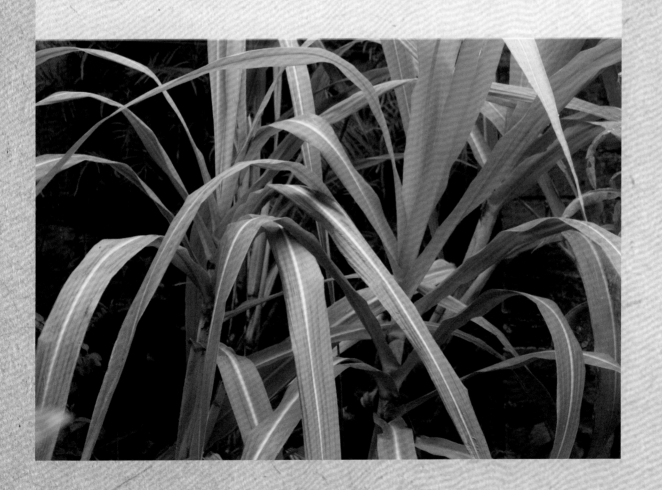

据《纲目图鉴》《中华本草》《大辞典》等综合分析考证，本品为禾本科植物甘蔗 *Saccharum sinensis* Roxb. 的茎汁，经炼制而成的赤色结晶体，即"赤沙糖"。分布于广东、广西、福建、台湾、安徽、江西等地。

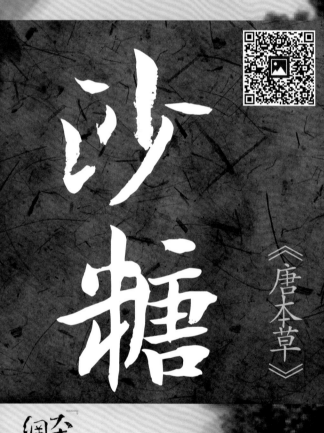

沙糖

《唐本草》

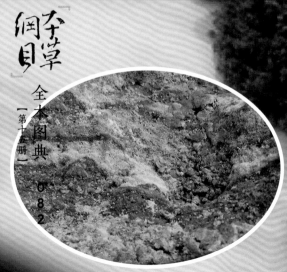

‖集解‖

[恭曰]沙糖出蜀地，西戎、江东并有之。笮甘蔗汁煎成，紫色。[瑞曰]稀者为蔗糖，干者为沙糖，球者为球糖，饼者为糖饼。沙糖中凝结如石，破之如沙，透明白者，为糖霜。[时珍曰]此紫砂糖也。法出西域，唐太宗始遣人传其法入中国。以蔗汁过樟木槽，取而煎成。清者为蔗饧，凝结有沙者为沙糖。漆瓮造成，如石、如霜、如冰者，为石蜜、为糖霜、为冰糖也。紫糖亦可煎化，印成鸟兽果物之状，以充席献。今之货者，又多杂以米饧诸物，不可不知。

‖气味‖

甘，寒，无毒。[恭曰]冷利过于石蜜。[诜曰]性温不冷。多食令人心痛，生长虫，消肌肉，损齿，发疳𧏾。与鲫鱼同食，成疳虫；与葵同食，生流澼；与笋同食，不消成癥，身重不能行。

‖主治‖

心腹热胀，口干渴。唐本。润心肺大小肠热，解酒毒。腊月瓶封窨粪坑中，患天行热狂者，绞汁服，甚良。大明。和中助脾，缓肝气。时珍。

‖发明‖

[宗奭曰]蔗汁清，故费煎炼致紫黑色。今医家治暴热，多用为先导；兼啖驼、马，解热。小儿多食则损齿生虫者，土制水，倮虫属土，得甘即生也。[震亨曰]糖生胃火，乃湿土生热，故能损齿生虫，与食枣病齲同意，非土制水也。[时珍曰]沙糖性温，殊于蔗浆，故不宜多食。与鱼、笋之类同食，皆不益人。今人每用为调和，徒取其适口，而不知阴受其害也。但其性能和脾缓肝，故治脾胃及泻肝药用为先导。本草言其性寒，苏恭谓其冷利，皆昧此理。

‖附方‖

旧一，新五。**下痢禁口**沙糖半斤，乌梅一个，水二碗，煎一碗，时时饮之。摘玄方。**腹中紧胀**白糖以酒三升，煮服之。不过再服。子母秘录。**痘不落痂**沙糖，调新汲水一杯服之，白汤调亦可，日二服。刘提点方。**虎伤人疮**水化沙糖一碗服，并涂之。摘玄方。**上气喘嗽**烦热，食即吐逆。用沙糖、姜汁等分，相和，慢煎二十沸。每咽半匙，取效。**食韭口臭**沙糖解之。摘要方。

△红糖

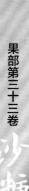

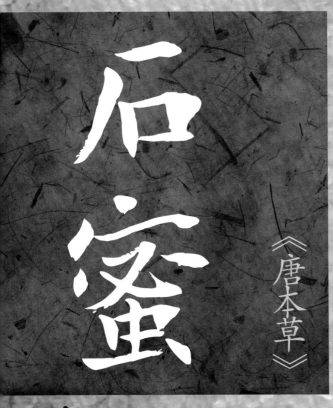

‖ **基原** ‖
　　据《中华本草》《纲目图鉴》等综合分析考证，本品为禾本科植物甘蔗 *Saccharum sinensis* Roxb. 的茎汁，经精制而成的乳白色结晶体，称为"白沙糖"。参见本卷"沙塘"项下。

石蜜

《唐本草》

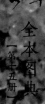

△白沙糖

‖ 释名 ‖

白沙糖。[恭曰] 石蜜即乳糖也，与虫部石蜜同名。[时珍曰] 按万震凉州异物志云：石蜜非石类，假石之名也。实乃甘蔗汁煎而曝之，则凝如石而体甚轻，故谓之石蜜也。

‖ 集解 ‖

[志约曰] 石蜜出益州及西戎，煎炼沙糖为之，可作饼块，黄白色。[恭曰] 石蜜用水、牛乳、米粉和煎成块，作饼坚重。西戎来者佳，江左亦有，殆胜于蜀。[诜曰] 自蜀中、波斯来者良。东吴亦有，不及两处者。皆煎蔗汁、牛乳，则易细白耳。[宗奭曰] 石蜜，川、浙者最佳，其味厚，他处皆次之，煎炼以型象物，达京师。至夏月及久阴雨，多自消化。土人先以竹叶及纸裹包，外用石夹埋之，不得见风，遂可免。今人谓之乳糖。其作饼黄白色者，谓之捻糖，易消化，入药至少。[时珍曰] 石蜜，即白沙糖也。凝结作饼块如石者为石蜜，轻白如霜者为糖霜，坚白如冰者为冰糖，皆一物有精粗之异也。以白糖煎化，模印成人物狮象之形者为飨糖，后汉书注所谓猊糖是也。以石蜜和诸果仁，及橙橘皮、缩砂、薄荷之类，作成饼块者，为糖缠。以石蜜和牛乳、酥酪作成饼块者，为乳糖。皆一物数变也。唐本草明言石蜜煎沙糖为之，而诸注皆以乳糖即为石蜜，殊欠分明。按王灼糖霜谱云：古者惟饮蔗浆，其后煎为蔗饧，又曝为石蜜，唐初以蔗为酒。而糖霜则自大历间有邹和尚者，来往蜀之遂宁伞山，始传造法。故甘蔗所在植之，独有福建、四明、番禺、广汉、遂宁有冰糖，他处皆颗碎、色浅、味薄。惟竹蔗绿嫩味厚，作霜最佳，西蔗次之。凡霜一瓮，其中品色亦自不同。惟叠如假山者为上，团枝次之，瓮鉴次之，小颗块又次之，沙脚为下；紫色及如水晶色者为上，深琥珀色次之，浅黄又次之，浅白为下。

‖ 气味 ‖

甘，寒，冷利，无毒。

‖ 主治 ‖

心腹热胀，口干渴。唐本。治目中热膜，明目。和枣肉、巨胜末为丸噙之，润肺气，助五脏，生津。孟诜。润心肺燥热，治嗽消痰，解酒和中，助脾气，缓肝气。时珍。

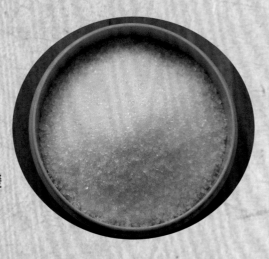

‖ 发明 ‖

[震亨曰] 石蜜甘喜入脾，食多则害必生于脾。西北地高多燥，得之有益；东北地下多湿，得之未有不病者，亦兼气之厚薄不同耳。[时珍曰] 石蜜、糖霜、冰糖，比之紫沙糖性稍平，功用相同，入药胜之。然不冷利，若久食则助热，损齿、生虫之害同也。

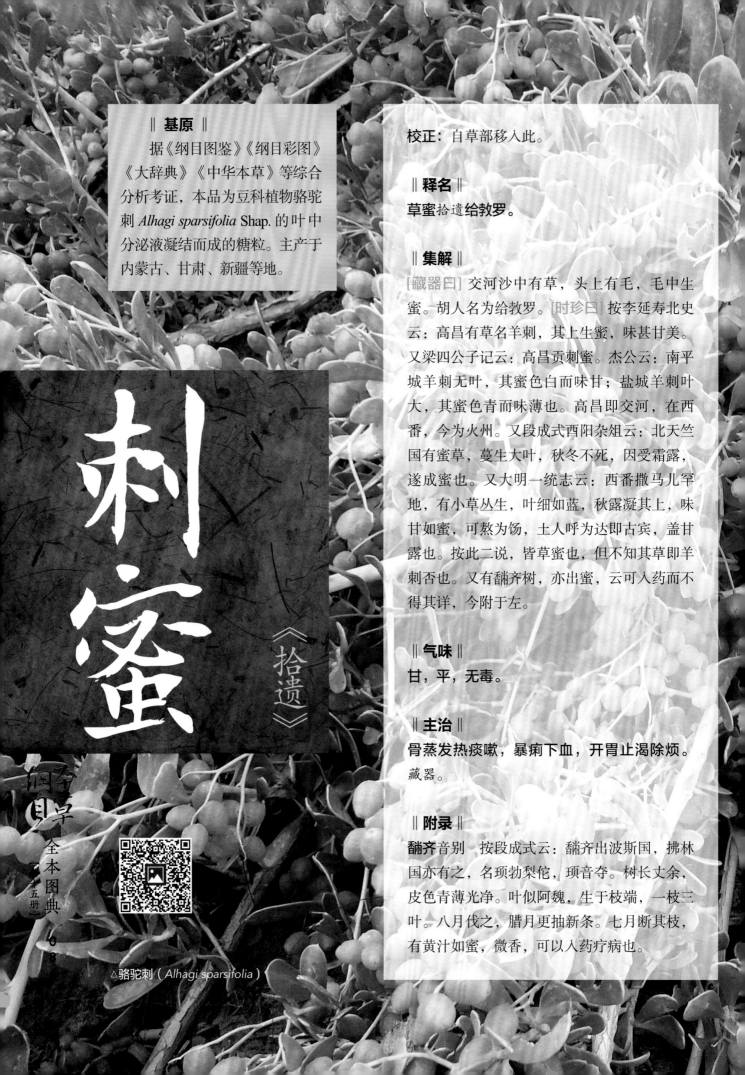

‖ 基原 ‖
据《纲目图鉴》《纲目彩图》《大辞典》《中华本草》等综合分析考证，本品为豆科植物骆驼刺 *Alhagi sparsifolia* Shap. 的叶中分泌液凝结而成的糖粒。主产于内蒙古、甘肃、新疆等地。

刺蜜

《拾遗》

△骆驼刺（*Alhagi sparsifolia*）

校正：自草部移入此。

‖ 释名 ‖
草蜜拾遗给敦罗。

‖ 集解 ‖
[藏器曰] 交河沙中有草，头上有毛，毛中生蜜。胡人名为给敦罗。[时珍曰] 按李延寿北史云：高昌有草名羊刺，其上生蜜，味甚甘美。又梁四公子记云：高昌贡刺蜜。杰公云：南平城羊刺无叶，其蜜色白而味甘；盐城羊刺叶大，其蜜色青而味薄也。高昌即交河，在西番，今为火州。又段成式西阳杂俎云：北天竺国有蜜草，蔓生大叶，秋冬不死，因受霜露，遂成蜜也。又大明一统志云：西番撒马儿罕地，有小草丛生，叶细如蓝，秋露凝其上，味甘如蜜，可熬为饧，土人呼为达即古宾，盖甘露也。按此二说，皆草蜜也，但不知其草即羊刺否也。又有酺齐树，亦出蜜，云可入药而不得其详，今附于左。

‖ 气味 ‖
甘，平，无毒。

‖ 主治 ‖
骨蒸发热痰嗽，暴痢下血，开胃止渴除烦。藏器。

‖ 附录 ‖
酺齐音别　按段成式云：酺齐出波斯国，拂林国亦有之，名项勃梨佗，项音夺。树长丈余，皮色青薄光净。叶似阿魏，生于枝端，一枝三叶。八月伐之，腊月更抽新条。七月断其枝，有黄汁如蜜，微香，可以入药疗病也。

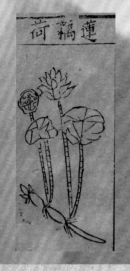

荷藕莲

‖ 基原 ‖

据《纲目图鉴》《纲目彩图》等综合分析考证，本品为睡莲科植物莲 Nelumbo nucifera Gaertn.。分布于我国大部分地区。《药典》收载莲子药材为睡莲科植物莲的干燥成熟种子；秋季果实成熟时采割莲房，取出果实，除去果皮，干燥。收载莲子心药材为莲的成熟种子中的干燥幼叶及胚根；取出，晒干。收载莲房药材为莲的干燥花托；秋季果实成熟时采收，除去果实，晒干。收载莲心药材为莲的干燥雄蕊；夏季花开时选晴天采收，盖纸晒干或阴干。收载藕节药材为莲的干燥根茎节部；秋、冬二季采挖根茎（藕），切取节部，洗净，晒干，除去须根。

‖ 释名 ‖

其根藕尔雅**其实莲**同上**其茎叶荷。**[韩保升曰] 藕生水中，其叶名荷。按尔雅云：荷，芙蕖。其茎茄，其叶蕸，其本蔤，其华菡萏，其实莲，其根藕，其中菂，菂中薏。邢昺注云：芙蕖，总名也，别名芙蓉，江东人呼为荷。菡萏，莲花也。菂，莲实也。薏，菂中青心也。郭璞注云：蔤乃茎下白蒻在泥中者。莲乃房也。菂乃子也。薏乃中心苦薏也。江东人呼荷花为芙蓉，北人以藕为荷，亦以莲为荷，蜀人以藕为茄，此皆习俗传误也。陆玑诗疏云：其茎为荷。其花未发为菡萏，已发为芙蕖。其实莲，莲之皮青里白。其子菂，菂之壳青肉白。菂内青心二三分，为苦薏也。[时珍曰] 尔雅以荷为根名，韩氏以荷为叶名，陆玑以荷为茎名。按茎乃负叶者也，有负荷之义，当从陆说。蔤乃嫩蒻，如竹之行鞭者。节生二茎，一为叶，一为花，尽处乃生藕，为花、叶、根、实之本。显仁藏用，功成不居，可谓退藏于密矣，故谓之蔤。花叶常偶生，不偶不生，故根曰藕。或云藕善耕泥，故字从耦，耦者耕也。茄音加，加于蔤上也。蕸音遐，远于蔤也。菡萏，函合未发之意。芙蓉，敷布容艳之意。莲者连也，花实相连而出也。菂者的也，子在房中点点如的也。的乃凡物点注之名。薏犹意也，含苦在内也。古诗云：食子心无弃，苦心生意存。是矣。

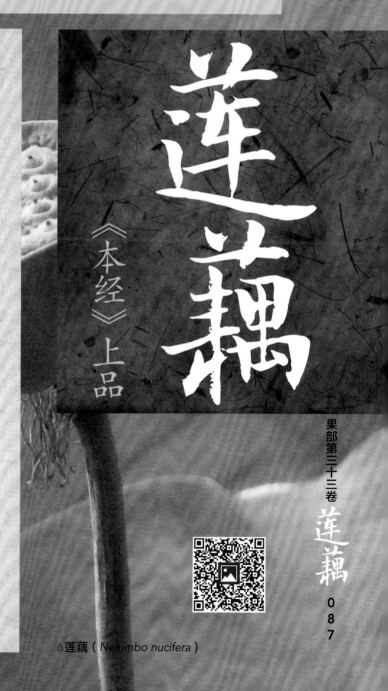

莲藕

《本经》上品

△莲藕（*Nelumbo nucifera*）

‖ 集解 ‖

[别录曰] 藕实茎生汝南池泽。八月采。[当之曰] 所在池泽皆有，豫章、汝南者良。苗高五六尺，叶团青大如扇，其花赤，子黑如羊矢。[时珍曰] 莲藕，荆、扬、豫、益诸处湖泽陂池皆有之。以莲子种者生迟，藕芽种者最易发。其芽穿泥成白蒻，即蒻也。长者至丈余，五六月嫩时，没水取之，可作蔬茹，俗呼藕丝菜。节生二茎：一为藕荷，其叶贴水，其下旁行生藕也；一为芰荷，其叶出水，其旁茎生花也。其叶清明后生。六七月开花，花有红、白、粉红三色。花心有黄须，蕊长寸余，须内即莲也。花褪莲房成菂，菂在房如蜂子在窠之状。六七月采嫩者，生食脆美。至秋房枯子黑，其坚如石，谓之石莲子。八九月收之，斫去黑壳，货之四方，谓之莲肉。冬月至春掘藕食之，藕白有孔有丝，大者如肱臂，长六七尺，凡五六节。大抵野生及红花者，莲多藕劣；种植及白花者，莲少藕佳也。其花白者香，红者艳，千叶者不结实。别有合欢，并头者，有夜舒荷夜布昼卷、睡莲花夜入水、金莲花黄、碧莲花碧、绣莲花如绣，皆

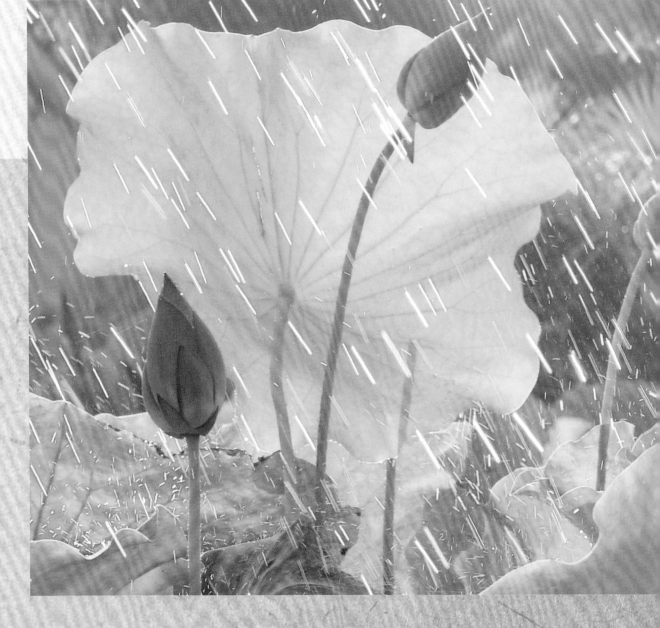

是异种，故不述。相感志云：荷梗塞穴鼠自去，煎汤洗镴垢自新。物性然也。

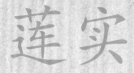

莲实

‖ 释名 ‖

藕实本经蓲尔雅菂音的。同上石莲子别录水芝本经泽芝古今注。

‖ 修治 ‖

[弘景曰] 藕实即莲子，八九月采黑坚如石者，干抟破之。[颂曰] 其菂至秋黑而沉水，为石莲子，可磨为饭食。[时珍曰] 石莲剉去黑壳，谓之莲肉。以水浸去赤皮、青心，生食甚佳。入药须蒸熟去心，或晒或焙干用。亦有每一斤，用獖猪肚一个盛贮，煮熟捣焙用者。今药肆一种石莲子，状

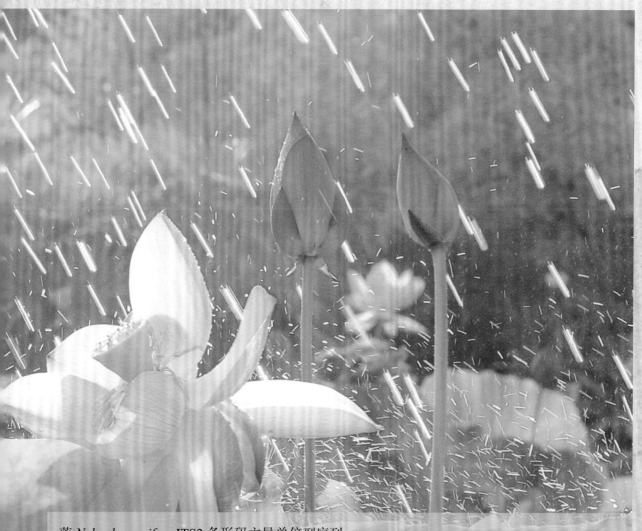

莲 *Nelumbo nucifera* ITS2 条形码主导单倍型序列：

```
1    CGCATCGTTG CCCTTCCCTC CCTTTCCCCA TTAGGTGTTG GAGAGTTGGT GCAGATGTTG GCCTCTCGTT CCGTTTTGGT
81   GCGGTTGGCC CAAATGATGG CCCCCGACAA CAAAGTGCCA CGACGGTTGG TGGTTCAATC TTAGGTGGTG GAATGCTGGA
161  CGTTGTGCAC GTTGTGTTGT CATTGGGGTG TCGAGTGTGT GACCCGATTA GGGATCCGTT GTTGACGGAG CCTGCCTTG
```

如土石而味苦，不知何物也。

‖气味‖

甘，平，涩，无毒。[别录曰] 寒。[大明曰] 莲子、石莲性俱温。[时珍曰] 嫩苡性平，石莲性温。得茯苓、山药、白术、枸杞子良。[诜曰] 生食过多，微动冷气胀人。蒸食甚良。大便燥涩者。不可食。

‖主治‖

补中养神，益气力，除百疾。久服，轻身耐老，不饥延年。本经。主五脏不足，伤中，益十二经脉血气。孟诜。止渴去热，安心止痢，治腰痛及泄精。多食令人欢喜。大明。交心肾，厚肠胃，固精气，强筋骨，补虚损，利耳目，除寒湿，止脾泄久痢，赤白浊，女人带下崩中诸血病。时珍。捣碎和米作粥饭食，轻身益气，令人强健。苏颂。出诗疏。安靖上下君相火邪。嘉谟。

‖发明‖

[时珍曰] 莲产于淤泥，而不为泥染；居于水中，而不为水没。根茎花实，凡品难同；清净济用，群美兼得。自藕密而节节生茎，生叶，生花，生藕；由菡萏而生蕊，生莲，生苡，生薏。其莲苡则始而黄，黄而青，青而绿，绿而黑，中含白肉，内隐青心。石莲坚刚，可历永久。薏藏生意，藕复萌芽，展转生生，造化不息。故释氏用为引譬，妙理具存；医家取为服食，百病可却。盖莲之味甘气温而性啬，禀清芳之气，得稼穑之味，乃脾之果也。脾者黄宫，所以交媾水、火，会合木、金者也。土为元气之母，母气既和，津液相成，神乃自生，久视耐老，此其

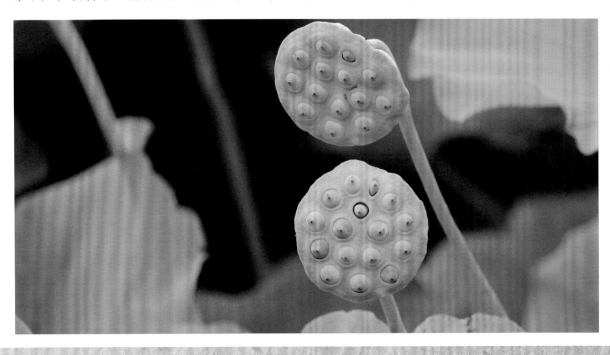

权舆也。昔人治心肾不交，劳伤白浊，有清心莲子饮；补心肾，益精血，有瑞莲丸，皆得此理。[藏器曰] 经秋正黑，石莲子。入水必沉，惟煎盐卤能浮之。此物居山海间，经百年不坏，人得食之，令发黑不老。[诜曰] 诸鸟、猿猴取得不食，藏之石室内，人得三百年者，食之永不老也，又雁食之，粪于田野山岩之中，不逢阴雨，经久不坏。人得之，每旦空腹食十枚，身轻能登高涉远也。

‖ 附方 ‖

旧四，新十。**服食不饥**[诜曰] 石莲肉蒸熟去心，为末，炼蜜丸梧子大。日服三十丸。此仙家方也。**清心宁神**[宗奭曰] 用莲蓬中干石莲子肉，于砂盆中擦去赤皮，留心，同为末，入龙脑，点汤服之。**补中强志**益耳目聪明。用莲实半两去皮心，研末，水煮熟，以粳米三合作粥，入末搅匀食。圣惠方。**补虚益损**水芝丹：用莲实半升，酒浸二宿，以牙猪肚一个洗净，入莲在内，缝定煮熟，取出晒干为末，酒煮米糊丸梧子大。每服五十丸，食前温酒送下。医学发明。**小便频数**下焦真气虚弱者。用上方，醋糊丸，服。**白浊遗精**石莲肉、龙骨、益智仁等分，为末。每服二钱，空心米饮下。普济用莲肉、白伏苓等分，为末。白汤调服。**心虚赤浊**莲子六一汤：用石莲肉六两，炙甘草一两，为末。每服一钱，灯心汤下。直指方。**久痢禁口**石莲肉炒，为末。每服二钱，陈仓米调下，便觉思食，甚妙。加入香连丸，尤妙。丹溪心法。**脾泄肠滑**方同上。**哕逆不止**石莲肉六枚，炒赤黄色，研末。冷熟水半盏和服，便止。苏颂图经。**产后咳逆呕吐**，心忡目运。用石莲子两半，白伏苓一两，丁香五钱，为末。每米饮服二钱。良方补遗。**眼赤作痛**莲实去皮研末一盏，粳米半升，以水煮粥，常食。普济方。**小儿热渴**莲实二十枚炒，浮萍二钱半，生姜少许，水煎，分三服。圣济总录。**反胃吐食**石莲肉为末。入少肉豆蔻末，米汤调服之。直指方。

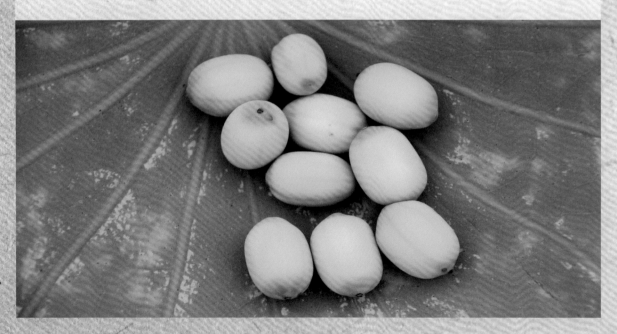

藕

‖气味‖

甘，平，无毒。[大明曰] 温。[时珍曰] 相感志
云：藕以盐水共食，则不损口；同油炸面米果
食，则无渣。煮忌铁器。

‖主治‖

热渴，散留血，生肌。久服令人心欢。别录。
止怒止泄，消食解酒毒，及病后干渴。藏器。
捣汁服，止闷除烦开胃，治霍乱，破产后血
闷，捣膏，罨金疮并伤折，止暴痛。蒸煮食
之，大能开胃。大明。生食，治霍乱后虚渴。
蒸食，甚补五脏，实下焦。同蜜食，令人腹脏
肥，不生诸虫，亦可休粮。孟诜。汁：解射罔
毒、蟹毒。徐之才。捣浸澄粉服食，轻身益
年。瞿仙。

‖发明‖

[弘景曰] 根入神仙家。宋时太官作血𦞦，音
勘，庖人削藕皮误落血中，遂散涣不凝。故医
家用以破血多效也。𦞦者，血羹也。[诜曰] 产
后忌生冷物，独藕不同生冷者，为能破血也。
[时珍曰] 白花藕大而孔扁者，生食味甘，煮食
不美；红花及野藕，生食味涩，煮蒸则佳。夫
藕生于卑污，而洁白自若。质柔而穿坚，居下
而有节。孔窍玲珑，丝纶内隐。生于嫩荷，而
发为茎、叶、花、实，又复生芽，以续生生之
脉。四时可食，令人心欢，可谓灵根矣。故其
所主者，皆心脾血分之疾，与莲之功稍不同云。

‖附方‖

旧四，新六。**时气烦渴**生藕汁一盏，生蜜一
合，和匀，细服。圣惠。**伤寒口干**生藕汁、生
地黄汁、童子小便各半盏，煎温，服之。庞安

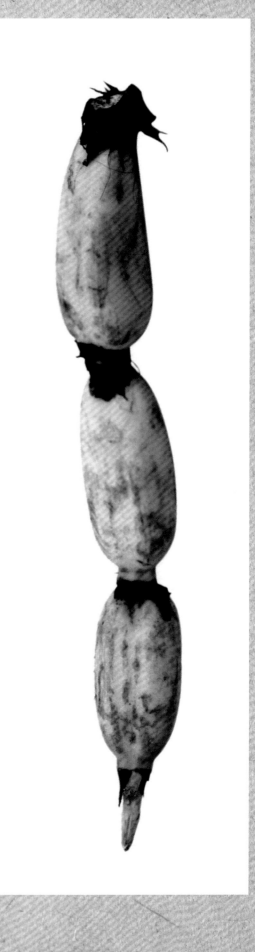

时伤寒论。**霍乱烦渴**生藕汁一钟，姜汁半钟，和匀饮。圣济总录。**霍乱吐利**生藕捣汁服。圣惠。**上焦痰热**藕汁、梨汁各半盏，和服。简便。**产后闷乱**血气上冲，口干腹痛。梅师方用生藕汁三升，饮之。庞安时：用藕汁、生地黄汁、童子小便等分，煎服。**小便热淋**生藕汁、生地黄汁、蒲萄汁各等分，每服一盏，入蜜温服。**坠马血瘀**积在胸腹，唾血无数者。干藕根为末，酒服方寸匕，日二次。千金方。**食蟹中毒**生藕汁饮之。圣惠。**冻脚裂坼**蒸熟藕捣烂涂之。**尘芒入目**大藕洗捣，绵裹，滴汁入目中，即出也。普济方。

藕蔤

‖**释名**‖

藕丝菜。五六月嫩时，采为蔬茹，老则为藕梢，味不堪矣。

‖**气味**‖

甘，平，无毒。

‖**主治**‖

生食，主霍乱后虚渴烦闷不能食，解酒食毒。苏颂。功与藕同。时珍。解烦毒，下瘀血。汪颖。

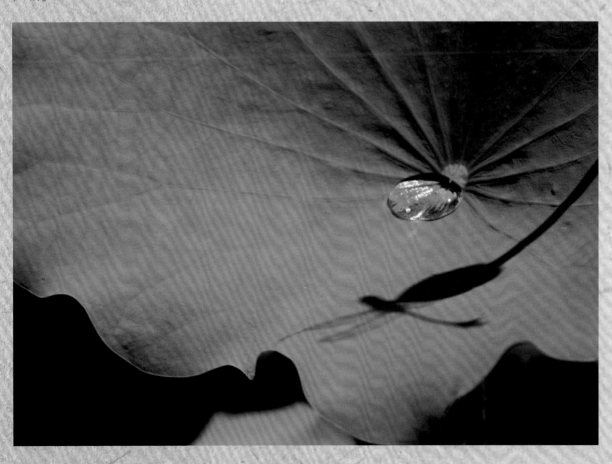

藕节

‖气味‖

涩，平，无毒。[大明曰]冷。伏硫黄。

‖主治‖

捣汁饮，主吐血不止，及口鼻出血。甄权。消瘀血，解热毒。产后血闷，和地黄研汁，入热酒、小便饮。大明。能止咳血唾血，血淋溺血，下血血痢血崩。时珍。

‖发明‖

[时珍曰]一男子病血淋，痛胀祈死。予以藕汁调发灰，每服二钱，服三日而血止痛除。按赵溍养疴漫笔云：宋孝宗患痢，众医不效。高宗偶见一小药肆，召而问之。其人问得病之由，乃食湖蟹所致。遂诊脉，曰：此冷痢也。乃用新采藕节捣烂，热酒调下，数服即愈。高宗大喜，就以捣药金杵臼赐之，人遂称为金杵臼严防御家，可谓不世之遇也。大抵藕能消瘀血，解热开胃，而又解蟹毒故也。

‖附方‖

新五。**鼻衄不止**藕节捣汁饮，并滴鼻中。**卒暴吐血**双荷散：用藕节、荷蒂各七个，以蜜少许擂

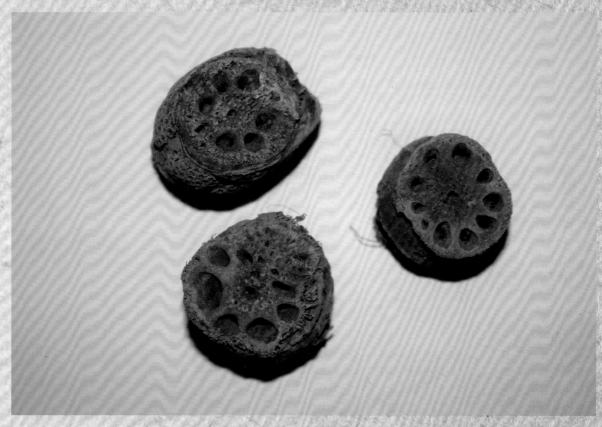

烂，用水二钟，煎八分，去滓，温服。或为末丸服亦可。圣惠。**大便下血**藕节晒干研末，人参、白蜜煎汤，调服二钱，日二服。全幼心鉴。**遗精白浊**心虚不宁。金锁玉关丸：用藕节、莲花须、莲子肉、芡实肉、山药、白茯苓、白茯神各二两，为末。用金樱子二斤捶碎，以水一斗，熬八分，去滓，再熬成膏，入少面和药，丸梧子大。每服七十丸，米饮下。**鼻渊脑泻**藕节、芎䓖焙研，为末。每服二钱，米饮下。普济。

莲薏 即莲子中青心也。

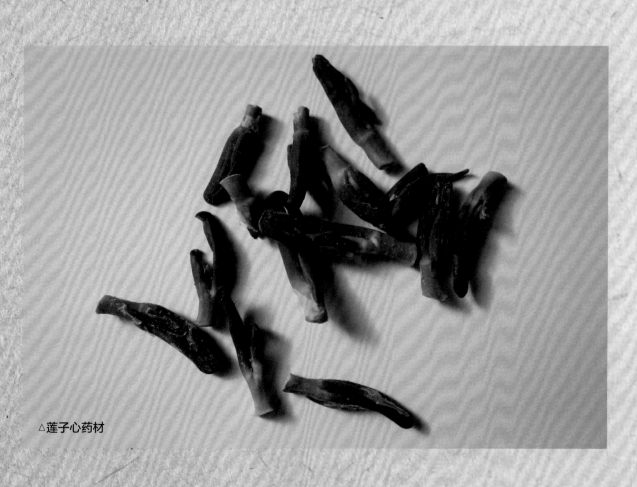

‖**释名**‖
苦薏。

‖**气味**‖
苦，寒，无毒。[藏器曰]食莲子不去心，令人作吐。

‖**主治**‖
血渴，产后渴，生研末，米饮服二钱，立愈。士良。**止霍乱**。大明。**清心去热**。时珍。出统旨。

△莲子心药材

新二。**劳心吐血**莲子心七个，糯米二十一粒，为末，酒服。此临安张上舍方也。是斋百一方。

小便遗精莲子心一撮，为末，入辰砂一分。每服一钱，白汤下，日二。医林集要。

莲蕊须

‖释名‖

佛座须。花开时采取，阴干。亦可充果食。

‖气味‖

甘，涩，温，无毒。[大明曰]忌地黄、葱、蒜。

‖主治‖

清心通肾，固精气，乌须发，悦颜色，益血，止血崩、吐血。时珍。

‖发明‖

[时珍曰]莲须本草不收，而三因诸方、固真丸、巨胜子丸各补益方中，往往用之。其功大抵与莲子同也。

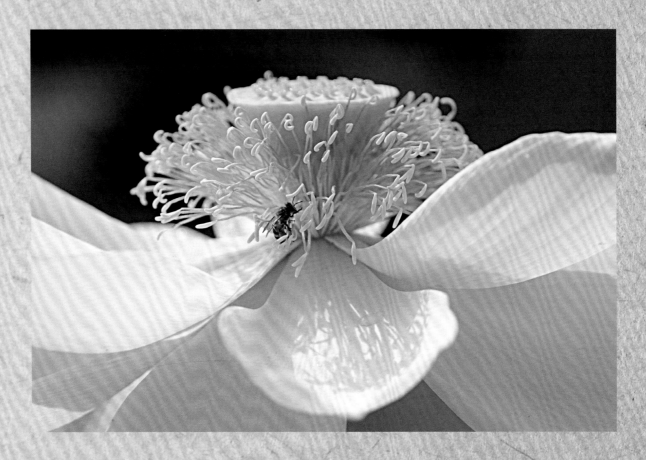

新一。**久近痔漏**三十年者，三服除根。用莲花蕊、黑牵牛头末各一两半，当归五钱，为末。每空心酒服二钱。忌热物。五日见效。孙氏集效方。

莲花

‖释名‖

芙蓉古今注芙蕖同上水华。

‖气味‖

苦，甘，温，无毒。忌地黄、葱、蒜。

‖主治‖

镇心益色。驻颜身轻。大明。[弘景曰] 花入神仙家用，入香尤妙。

‖附方‖

旧二，新二。**服食驻颜**七月七日采莲花七分，八月八日采根八分，九月九日采实九分，阴干捣筛。每服方寸匕，温酒调服。太清草木方。**天泡湿疮**荷花贴之。简便方。**难产催生**莲花一瓣，书人字，吞之，即易产。肘后方。**坠损呕血**。坠跌积血心胃，呕血不止。用干荷花为末，每酒服方寸匕，其效如神。杨拱医方摘要。

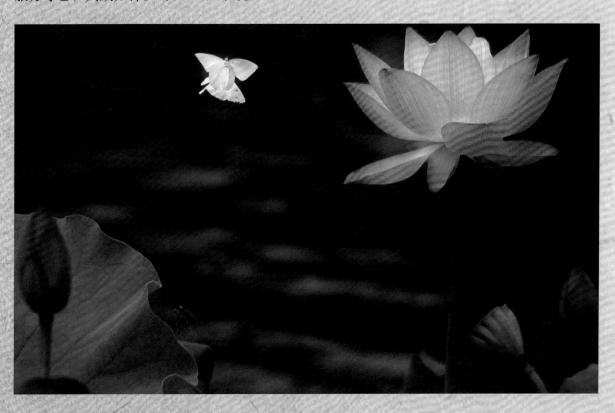

莲房

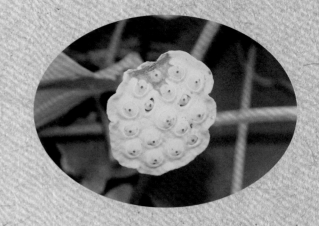

‖释名‖

莲蓬壳陈久者良。

‖气味‖

苦，涩，温，无毒。

‖主治‖

破血。孟诜。治血胀腹痛，及产后胎衣不下，酒煮服之。水煮服之，解野菌毒。藏器。止血崩、下血、溺血。时珍。

‖发明‖

时珍曰 莲房入厥阴血分，消瘀散血，与荷叶同功，亦急则治标之意也。

‖附方‖

新六。**经血不止瑞莲散**：用陈莲蓬壳烧存性，研末。每服二钱，热酒下。妇人经验方。**血崩不止不拘冷热。**用莲蓬壳、荆芥穗各烧存性，等分为末。每服二钱，米饮下。圣惠方。**产后血崩**莲蓬壳五个，香附二两，各烧存性，为末。每服二钱，米饮下，日二。妇人良方。**漏胎下血**莲房烧研，面糊丸梧子大。每服百丸，汤、酒任下，日二。朱氏集验方。**小便血淋**莲房烧存性，为末，入麝香少许。每服二钱半，米饮调下，日二。经验方。**天泡湿疮**莲蓬壳烧存性，研末，井泥调涂，神效。海上方。

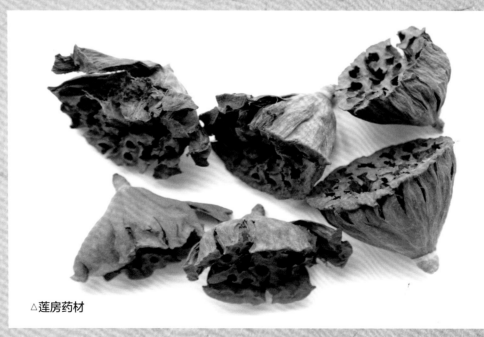

△莲房药材

荷叶

‖释名‖

嫩者荷钱象形。贴水者藕荷生藕者。出水者芰荷生花者。蒂名荷鼻。

‖修治‖

[大明曰] 入药并炙用。

‖气味‖

苦，平，无毒。[时珍曰] 畏桐油。伏白银，伏硫黄。

‖主治‖

止渴，落胞破血，治产后口干，心肺躁烦。大明。治血胀腹痛，产后胎衣不下，酒煮服之。荷鼻：安胎，去恶血，留好血，止血痢，杀菌蕈毒，并煮水服。藏器。生发元气，裨助脾胃，涩精滑，散瘀血，消水肿痈肿，发痘疮，治吐血咯血衄血，下血溺血血淋，崩中，产后恶血，损伤败血。时珍。

‖发明‖

[果曰] 洁古张先生口授枳术丸方，用荷叶烧饭为丸。当时未悟其理，老年味之始得。夫震者动也，人感之生足少阳甲胆，是属风木，为生化万物之根蒂。人之饮食入胃，营气上行，即少阳

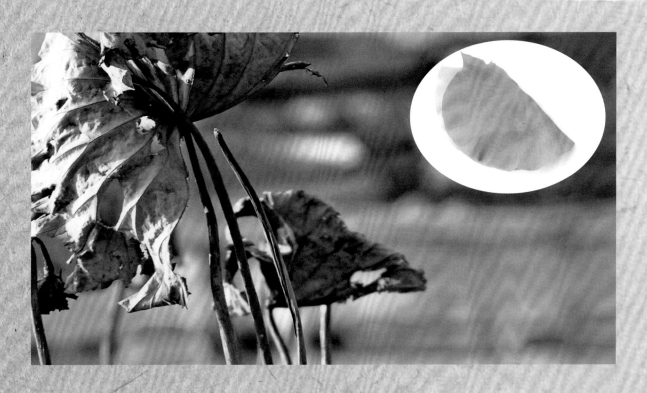

甲胆之气，与手少阳三焦元气，同为生发之气。素问云：履端于始，序则不愆。荷叶生于水土之下，污秽之中，挺然独立。其色青，其形仰，其中空，象震卦之体，食药感此气之化，胃气何由不升乎？用此为引，可谓远识合道矣。更以烧饭和药，与白术协力滋养，补令胃厚，不致内伤，其利广矣大矣。世之用巴豆、牵牛者，岂足语此。[时珍曰]烧饭见谷部饭下。按东垣试效方云：雷头风证，头面疙瘩肿痛，憎寒发热，状如伤寒，病在三阳，不可过用寒药重剂，诛伐无过。一人病此，诸药不效，余处清震汤治之而愈。用荷叶一枚，升麻五钱，苍术五钱，水煎温服。盖震为雷，而荷叶之形象震体，其色又青，乃涉类象形之义也。又案闻人规痘疹八十一论云：痘疮已出，复为风寒外袭，则窍闭血凝，其点不长，或变黑色，此为倒黡，必身痛，四肢微厥。但温肌散邪，则热气复行，而斑自出也。宜紫背荷叶散治之。盖荷叶能升发阳气，散瘀血，留好血，僵蚕能解结滞之气故也。此药易得，而活人甚多，胜于人牙、龙脑也。又戴原礼证治要诀云：荷叶服之，令人瘦劣，故单服可以消阳水浮肿之气。

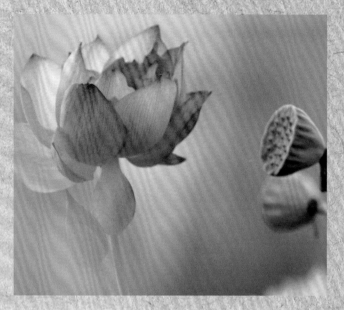

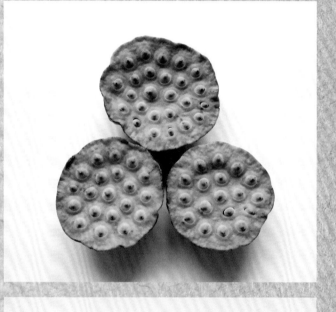

‖附方‖

旧四，新二十二。**阳水浮肿**败荷叶烧存性，研末。每服二钱，米饮调下，日三服。证治要诀。**脚膝浮肿**荷叶心、藁本等分，煎汤，淋洗之。永类方。**痘疮倒黡**紫背荷叶散，又名南金散：治风寒外袭倒黡势危者，万无一失。用霜后荷叶贴水紫背者炙干，白僵蚕直者炒去丝，等分为末。每服半钱，用胡荽汤或温酒调下。闻人规痘疹论。**诸般痈肿**拔毒止痛。荷叶中心蒂

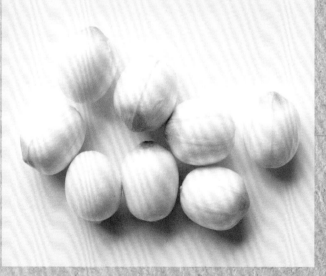

如钱者，不拘多少，煎汤淋洗，拭干，以飞过寒水石，同腊猪脂涂之。又治痈肿，柞木饮方中亦用之。本事方。**打扑损伤**恶血攻心，闷乱疼痛者。以干荷叶五片烧存性，为末。每服三钱，童子热尿一盏，食前调下，日三服，利下恶物为度。圣惠方。**产后心痛**恶血不尽也。荷叶炒香为末。每服方寸匕，沸汤或童子小便调下。或烧灰、或煎汁皆可。救急方。**胎衣不下**方同上。**伤寒产后**血运欲死。用荷叶、红花、姜黄等分，炒研末。童子小便调服二钱。庞安常伤寒论。**孕妇伤寒**大热烦渴，恐伤胎气。用嫩卷荷叶焙半两，蚌粉二钱半，为末。每服三钱，新汲水入蜜调服，并涂腹上。名罩胎散。郑氏方。**妊娠胎动**已见黄水者。干荷蒂一枚炙，研为末。糯米淘汁一钟，调服即安。唐氏经验方。**吐血不止**嫩荷叶七个，擂水服之，甚佳。又方：干荷叶、生蒲黄等分，为末。每服三钱，桑白皮煎汤调下。肘后方用经霜败荷烧存性，研末。新水服二钱。**吐血咯血**荷叶焙干，为末。米汤调服二钱，一日二服，以知为度。圣济总录用败荷叶、蒲黄各一两，为末。每服二钱，麦门冬汤下。**吐血衄血**阳乘于阴，血热妄行，宜服四生丸。陈日华云：屡用得效。用生荷叶、生艾叶、生柏叶、生地黄等分，捣烂，丸鸡子大。每服一丸，水三盏，煎一盏，去滓服。济生方。**崩中下血**荷叶烧研半两，蒲黄、黄芩各一两，为末。每空心酒服三钱。**血痢不止**荷叶蒂，水煮汁，服之。普济方。**下痢赤白**荷叶烧研。每服二钱，红痢蜜、白痢沙糖汤下。**脱肛不收**贴水荷叶焙研，酒服二钱，仍以荷叶盛末坐之。经验良方。**牙齿疼痛**青荷叶剪取钱蒂七个，以浓米醋一盏，煎半盏，去滓，熬成膏，时时抹之妙。唐氏经验方。**赤游火丹**新生荷叶捣烂，入盐涂之。摘玄方。**漆疮作痒**干荷叶煎汤，洗之良。集验方。**遍身风疠**荷叶三十枚，石灰一斗，淋汁合煮。渍之，半日乃出。数日一作，良。圣惠方。**偏头风痛**升麻、苍术各一两，荷叶一个，水二钟，煎一钟，食后温服。或烧荷叶一个，为末，以煎汁调服。简便方。**刀斧伤疮**荷叶烧研，搽之。集简方。**阴肿痛痒**荷叶、浮萍、蛇床等分煎水，日洗之。医垒元戎。

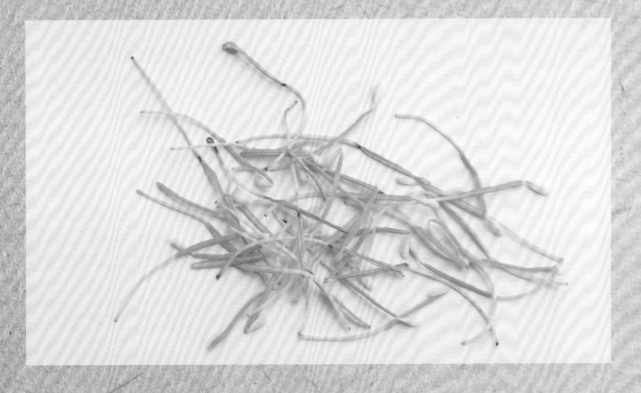

红白莲花

《拾遗》

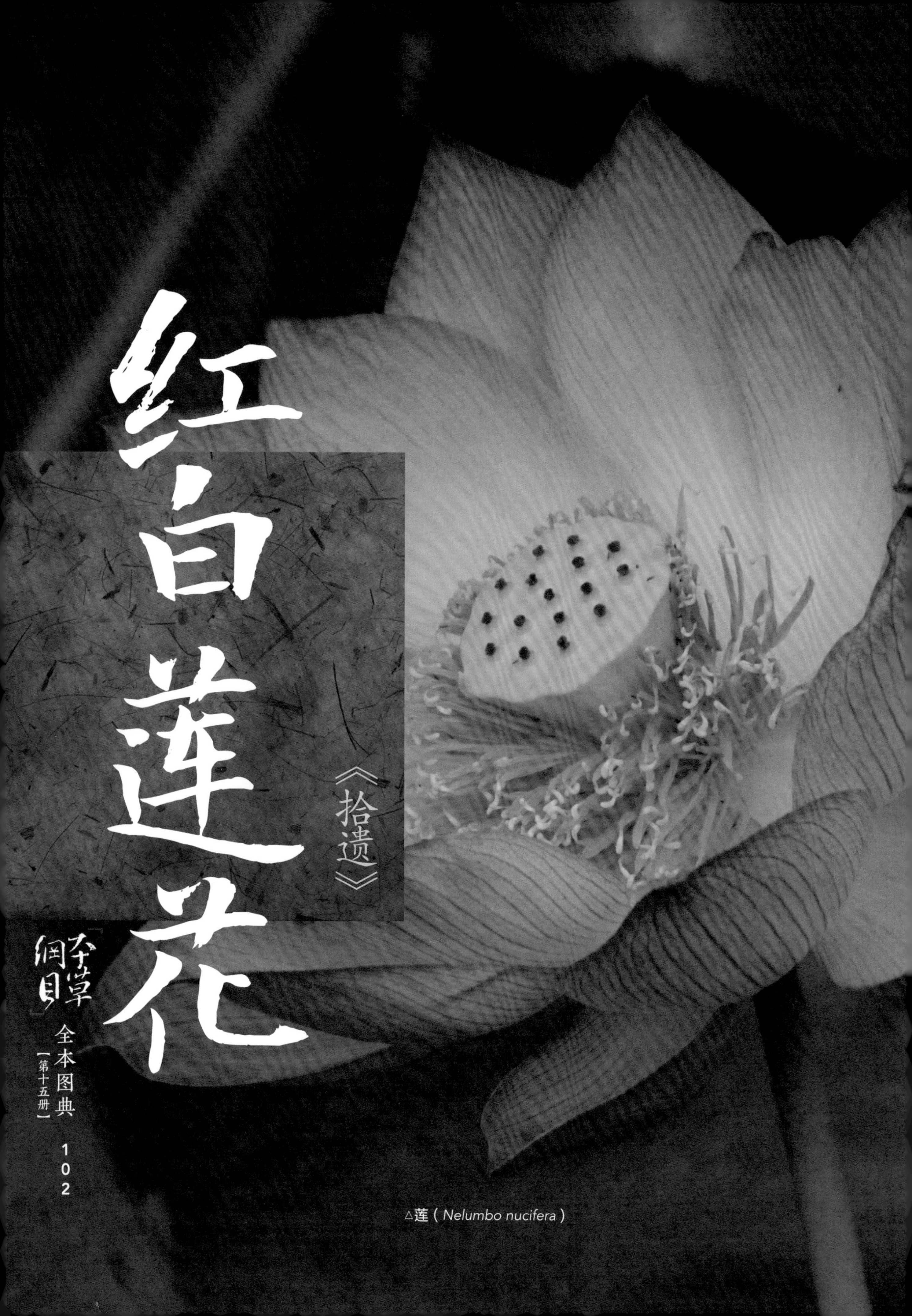

本草纲目全本图典 [第十五册]

102

△莲（*Nelumbo nucifera*）

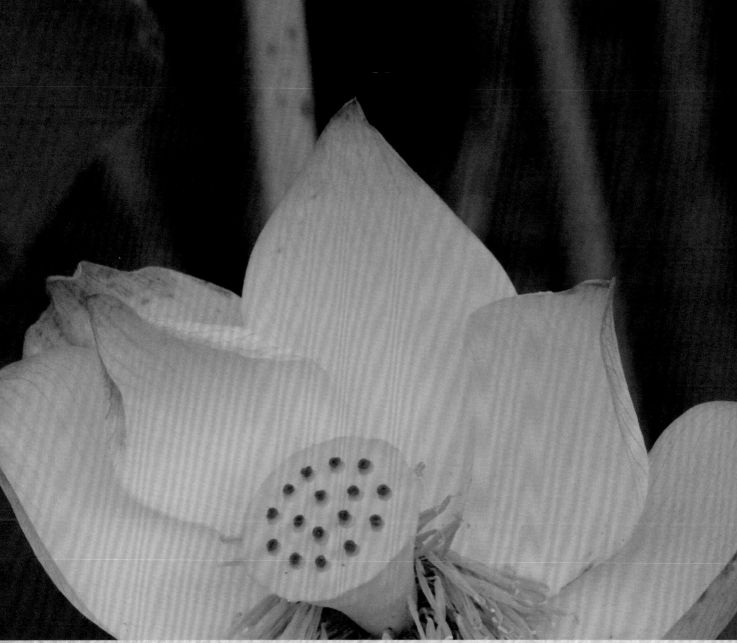

校正：自草部移入此。

‖**集解**‖

[藏器曰] 红莲花、白莲花，生西国，胡人将来也。[时珍曰] 此不知即莲花否？而功与莲同，以类相从，姑移入此。

‖**气味**‖

甘，平，无毒。

‖**主治**‖

久服，令人好颜色，变白却老。藏器。

据《大辞典》《中华本草》《纲目彩图》等综合分析考证，本品为菱科植物菱 *Trapa bispinosa* Roxb.。分布于我国大部分地区。《纲目图鉴》认为还包括同属植物四角菱 *T. quadrispinosa* Roxb.。《中华本草》还收载有乌菱 *T. bicornis* Osbeck、无冠菱 *T. japonica* Flerow 及格菱 *T. pseudoincisa* Nakai 等。《药典》四部收载菱角药材为菱科植物菱或细果野菱 *T. maximowiczii* Korsch. 的干燥果实。

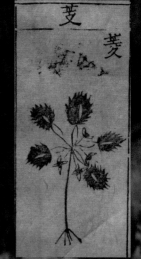

芰

菱

芰实

音妓。《别录》上品

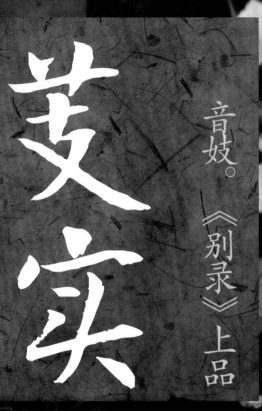

△菱（*Trapa bispinosa*）

释名

菱 别录 水栗 风俗通 沙角。 [时珍曰] 其叶支散，故字从支。其角棱峭，故谓之菱，而俗呼为菱角也。昔人多不分别，惟王安贫武陵记，以三角、四角者为芰，两角者为菱。左传：屈到嗜芰，即此物也。尔雅谓之厥攓，音眉。又许慎说文云：菱，楚谓之芰，秦谓之薢茩。杨氏丹铅录以芰为鸡头，引离骚缉芰荷以为衣，言菱叶不可缉衣，皆误矣。案尔雅薢茩乃决明之名，非厥攓也。又埤雅芰荷乃藕上出水生花之茎，非鸡头也。与菱同名异物。许、杨二氏失于详考，故正之。

‖集解‖

[弘景曰] 芰实，庐、江间最多，皆取火燔以为米充粮，今多蒸暴食之。[颂曰] 菱，处处有之。叶浮水上，花黄白色，花落而实生，渐向水中乃熟。实有二种：一种四角，一种两角。两角中又有嫩皮而紫色者，谓之浮菱，食之尤美。江淮及山东人暴其实以为米，代粮。[时珍曰] 芰菱有湖泺处则有之。菱落泥中，最易生发。有野菱、家菱，皆三月生蔓延引。叶浮水上，扁而有尖，光面如镜。叶下之茎有股如虾股，一茎一叶，两两相差，如蝶翅状。五六月开小白花，背日而生，昼合宵炕，随月转移。其实有数种：或三角、四角，或两角、无角。野菱自生湖中，叶、实俱小。其角硬直刺人，其色嫩青老黑。嫩时剥食甘美，老则蒸煮食之。野人暴干，剁米为饭为粥，为糕为果，皆可代粮。其茎亦可暴收，和米作饭，以度荒歉，盖泽农有利之物也。家菱种于陂塘，叶、实俱大，角软而脆，亦有两角弯卷如弓形者，其色有青、有红、有紫，嫩时剥食，皮脆肉美，盖佳果也。老则壳黑而硬，坠入江中，谓之乌菱。冬月取之，风干为果，生、熟皆佳。夏月以粪水浇其叶，则实更肥美。按段成式西阳杂俎云：苏州折腰菱，多两角。荆州郢城菱，三角无刺。可以按莎。汉武帝昆明池有浮根菱，亦曰青水菱，叶没水下，菱出水上。或云：玄都有鸡翔菱，碧色，状如鸡飞，仙人凫伯子常食之。

‖气味‖

甘，平，无毒。[诜曰] 生食，性冷利。多食，伤人脏腑，损阳气，痿茎，生蛲虫。水族中此物最不治病。若过食腹胀者，可暖姜酒服之即消，亦可含吴茱萸咽津。[时珍曰] 仇池笔记言：菱花开背日，芡花开向日，故菱寒而芡暖。别录言芰实性平，岂生者性冷，而干者则性平欤？

‖主治‖

安中补五脏，不饥轻身。别录。蒸暴，和蜜饵之，断谷长生。弘景。解丹石毒。苏颂。鲜者解伤寒积热，止消渴，解酒毒、射罔毒。时珍。捣烂澄粉食，补中延年。瞿仙。

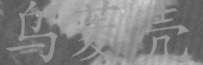

芰花

‖气味‖

涩。

‖主治‖

入染须发方。时珍。

乌菱壳

‖主治‖

入染须发方，亦止泄痢。时珍。

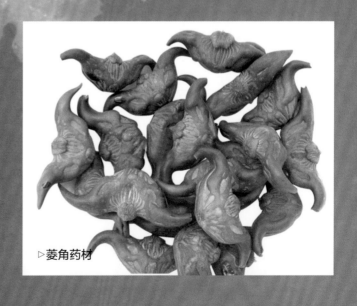

▷菱角药材

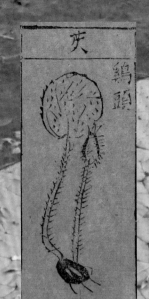

芡实

音俭。《本经》上品

‖ 基原 ‖

据《纲目图鉴》《纲目彩图》《大辞典》《中华本草》等综合分析考证，本品为睡莲科植物芡 *Euryale ferox* Salisb.。分布于东北及河北、山东、江苏、湖南、贵州等地。《药典》收载芡实药材为睡莲科植物芡的干燥成熟种仁；秋末冬初采收成熟果实，除去果皮，取出种子，洗净，再除去硬壳（外种皮），晒干。

△芡（*Euryale ferox*）

‖ 释名 ‖

鸡头本经 雁喙同 雁头古今注 鸿头韩退之 鸡雍庄子 卵菱管子 芡子音唯 水流黄。[弘景曰]
此即今芡子也。茎上花似鸡冠，故名鸡头。[颂曰] 其苞形类鸡、雁头，故有诸名。
[时珍曰] 芡可济俭歉，故谓之芡。鸡雍见庄子·徐无鬼篇。卵菱见管子·五行篇。
扬雄方言云：南楚谓之鸡头，幽燕谓之雁头，徐、青、淮、泗谓之芡子。其茎谓之
芰，亦曰葰。郑樵通志以钩芡为芡，误矣。钩芡，陆生草也。其茎可食。水流黄
见下。

‖ 集解 ‖

[别录曰] 鸡头实生雷池池泽。八月采之。[保升曰] 苗生水中，叶大如荷，皱而有刺。
花子若拳大，形似鸡头。实若石榴，其皮青黑，肉白如菱米也。[颂曰] 处处有之，
生水泽中。其叶俗名鸡头盘，花下结实。其茎嫩者名芡蒩，亦名葰菜，人采为蔬
茹。[宗奭曰] 天下皆有之。临水居人，采子去皮，捣仁为粉，蒸煤作饼，可以代

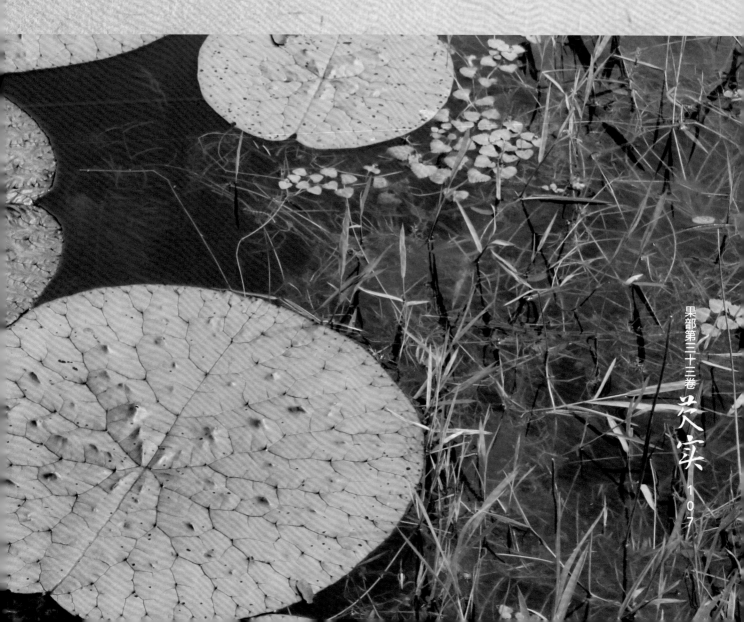

粮。[时珍曰] 芡茎三月生叶贴水，大于荷叶，皱文如縠，蹙衂如沸，面青背紫，茎、叶皆有刺。其茎长至丈余，中亦有孔有丝，嫩者剥皮可食。五六月生紫花，花开向日结苞，外有青刺，如猬刺及栗球之形。花在苞顶，亦如鸡喙及猬喙。剥开内有斑驳软肉裹子，累累如珠玑。壳内白米，状如鱼目。深秋老时，泽农广收，烂取芡子，藏至囷石，以备歉荒。其根状如三棱，煮食如芋。

‖修治‖

[诜曰] 凡用蒸熟，烈日晒裂取仁，亦可舂取粉用。[时珍曰] 新者煮食良。入涩精药，连壳用亦可。案陈彦和暇日记云：芡实一斗，以防风四两煎汤浸过用，且经久不坏。

‖气味‖

甘，平，涩，无毒。[弘景曰] 小儿多食，令不长。[诜曰] 生食多，动风冷气。[宗奭曰] 食多，不益脾胃，兼难消化。

‖主治‖

湿痹，腰脊膝痛，补中，除暴疾，益精气，强志，令耳目聪明。久服，轻身不饥，耐老神仙。**本经**。开胃助气。**日华**。止渴益肾，治小便不禁，遗精白浊带下。**时珍**。

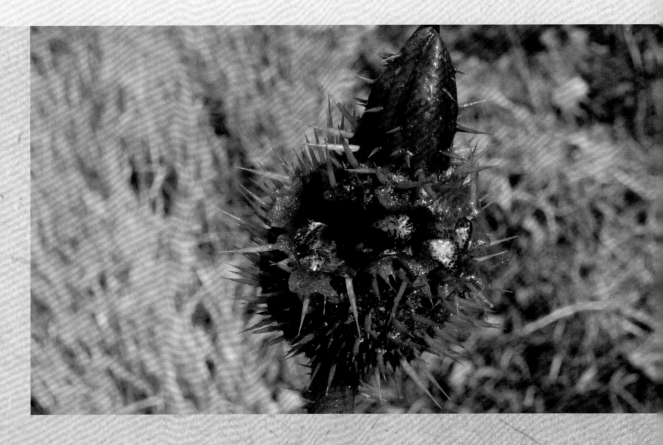

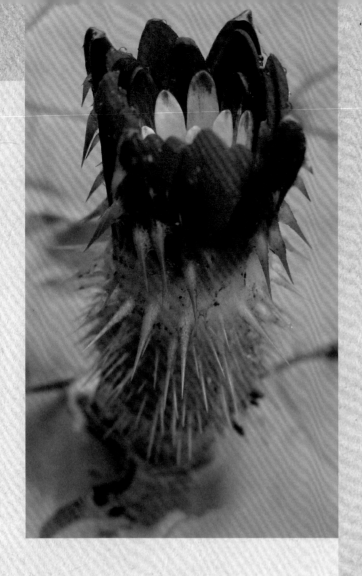

‖ 发明 ‖

[弘景曰] 仙方取此合莲实饵之，甚益人。[恭曰] 作粉食，益人胜于菱也。[颂曰] 取其实及中子，捣烂暴干，再捣筛末，熬金樱子煎和丸服之，云补下益人，谓之水陆丹。[时珍曰] 案孙升谈圃云：芡本不益人，而俗谓之水流黄河也。盖人之食芡，必咀嚼之，终日嗫嗫。而芡味甘平，腴而不腻。食之者能使华液流通，转相灌溉，其功胜于乳石也。淮南子云：狸头愈鼠，鸡头已瘘。注者云，即芡实也。

‖ 附方 ‖

旧一，新三。**鸡头粥**益精气，强志意，利耳目。鸡头实三合，煮熟去壳，粳米一合煮粥，日日空心食。经验。**玉锁丹**治精气虚滑。用芡实、莲蕊。方见藕节下。**四精丸**治思虑、色欲过度，损伤心气，小便数，遗精。用秋石、白茯苓、芡实、莲肉各二两，为末，蒸枣和，丸梧子大。每服三十丸，空心盐汤送下。永类方。**分清丸**治浊病。用芡实粉、白茯苓粉，黄蜡化蜜和，丸梧桐子大。每服百丸，盐汤下。摘玄方。

鸡头菜 即葰菜芡茎也。

‖ 气味 ‖

咸、甘，平，无毒。

‖ 主治 ‖

止烦渴，除虚热，生熟皆宜。时珍。

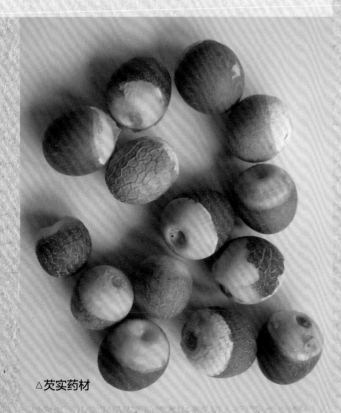

△芡实药材

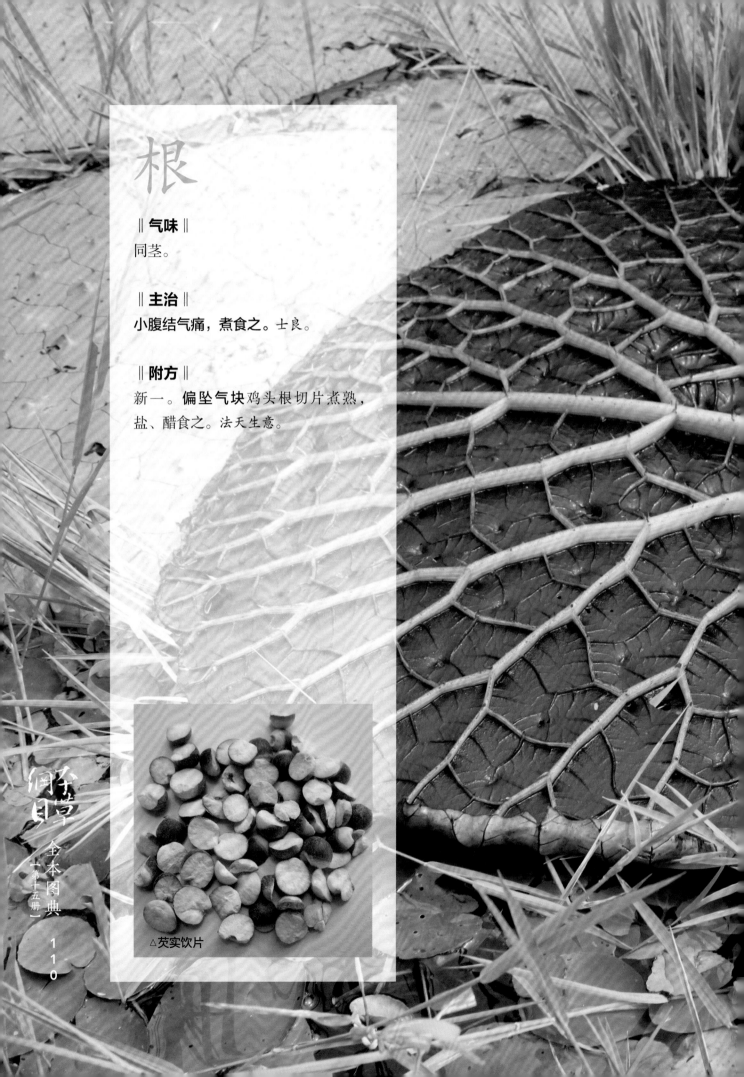

根

‖**气味**‖

同茎。

‖**主治**‖

小腹结气痛，煮食之。士良。

‖**附方**‖

新一。**偏坠气块**鸡头根切片煮熟，
盐、醋食之。法天生意。

△芡实饮片

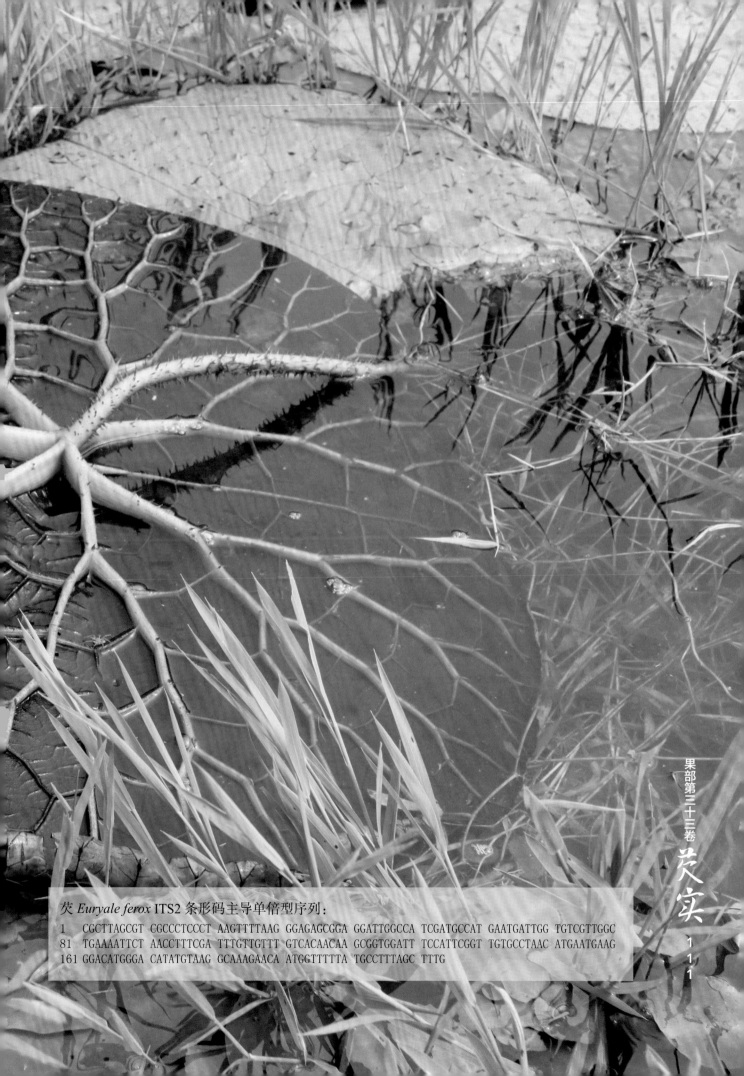

芡 *Euryale ferox* ITS2 条形码主导单倍型序列：

1　CGCTTAGCGT CGCCCTCCCT AAGTTTTAAG GGAGAGCGGA GGATTGGCCA TCGATGCCAT GAATGATTGG TGTCGTTGGC
81　TGAAAATTCT AACCTTTCGA TTTGTTGTTT GTCACAACAA GCGGTGGATT TCCATTCGGT TGTGCCTAAC ATGAATGAAG
161　GGACATGGGA CATATGTAAG GCAAAGAACA ATGGTTTTTA TGCCTTTAGC TTTG

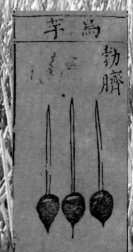

‖ 基原 ‖

据《纲目图鉴》《纲目彩图》《汇编》《中华本草》
等综合分析考证，本品为莎草科植物荸荠 *Heleocharis dulcis*
(Burm. f.) Trin.。我国大部分地区均有栽培。《药典》四部收
载荸荠粉药材为莎草科植物荸荠的干燥球茎淀粉。

乌芋

《别录》中品

△荸荠（ *Heleocharis dulcis* ）

‖释名‖

凫茈音疵凫茨音瓷荸荠衍义黑三棱博济方芍音晓
地栗郑樵通志。[时珍曰] 乌芋，其根如芋而色乌
也。凫喜食之，故尔雅名凫茈，后遂讹为凫茨，又
讹为荸荠。盖切韵凫、荸同一字母，音相近也。三
棱、地栗，皆形似也。[瑞曰] 小者名凫茈，大者名
地栗。

‖集解‖

[颂曰] 乌芋，今凫茨也。苗似龙须而细，色正青。
根如指头大，黑色，皮厚有毛。又有一种皮薄无毛
者亦同。田中人并食之。[宗奭曰] 皮厚色黑，肉硬
而白者，谓之猪荸脐。皮薄泽，色淡紫，肉软而脆
者，谓之羊荸脐。正二月，人采食之。此二等药中
罕用，荒岁人多采以充粮。[时珍曰] 凫茈生浅水田
中。其苗三四月出土，一茎直上，无枝叶，状如龙
须。肥田栽者，粗近葱、蒲，高二三尺。其根白
蒻，秋后结颗，大如山楂、栗子，而脐有聚毛，累
累下生入泥底。野生者，黑而小，食之多滓。种出
者，紫而大，食之多毛。吴人以沃田种之，三月下
种，霜后苗枯，冬春掘收为果，生食、煮食皆良。

‖正误‖

[别录曰] 乌芋一名借姑。二月生叶如芋。三月三日
采根，暴干。[弘景曰] 借姑生水田中。叶有桠，状
如泽泻，不正似芋。其根黄，似芋子而小，疑有乌
者，根极相似，细而美。叶状如苋，草呼为凫茨，
恐即此也。[恭曰] 乌芋一名槎丫，一名茨菰。[时珍
曰] 乌芋、慈姑原是二物。慈姑有叶，其根散生。乌
芋有茎无叶，其根下生。气味不同，主治亦异。而
别录误以借姑为乌芋，谓其叶如芋。陶、苏二氏因
凫茨、慈姑字音相近，遂致混注，而诸家说者因之
不明。今正其误。

根

‖气味‖

甘，微寒，滑，无毒。[诜曰] 性冷。先有冷气人不可食，令人腹胀气满。小儿秋月食多，脐下结痛也。

‖主治‖

消渴痹热，温中益气。别录。下丹石，消风毒，除胸中实热气。可作粉食，明耳目，消黄疸。孟诜。开胃下食。大明。作粉食，厚人肠胃，不饥，能解毒，服金石人宜之。苏颂。疗五种膈气，消宿食，饭后宜食之。治误吞铜物。汪机。主血痢下血血崩，辟蛊毒。时珍。

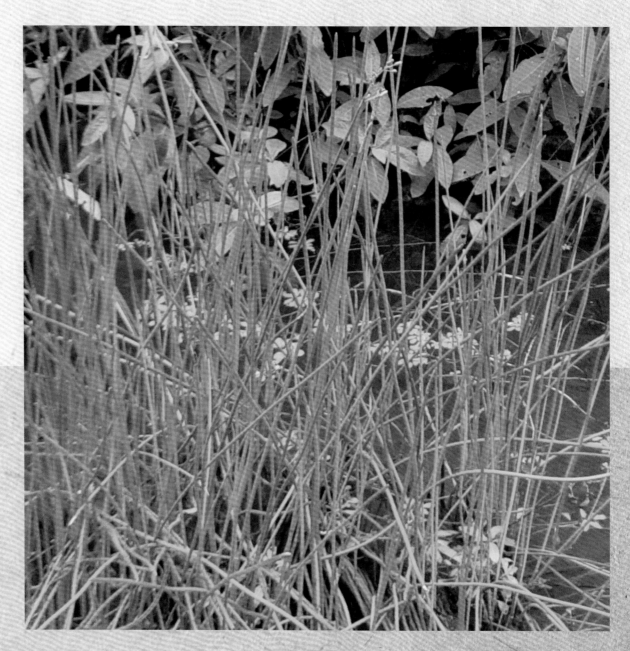

‖发明‖

[机曰] 乌芋善毁铜，合铜钱嚼之，则钱化，可见其为消坚削积之物。故能化五种膈疾，而消宿食，治误吞铜也，[时珍曰] 按王氏博济方，治五积、冷气攻心，变为五膈诸病，金锁丸中用黑三棱。注云：即凫茈干者。则汪氏所谓消坚之说，盖本于此。又董炳集验方云：地栗晒干为末，白汤每服二钱，能辟蛊毒。传闻下蛊之家，知有此物，便不敢下。此亦前人所未知者。

‖附方‖

新五。**大便下血** 荸荠捣汁大半钟，好酒半钟，空心温服。三日见效。神秘方。**下痢赤白** 午日午时取完好荸荠，洗净拭干，勿令损破，于瓶内入好烧酒浸之，黄泥密封收贮。遇有患者，取二枚细嚼，空心用原酒送下。唐瑶经验方。**女人血崩** 凫茈一岁一个，烧存性，研末，酒服之。李氏方。**小儿口疮** 用荸荠烧存性，研末，掺之。杨起简便方。**误吞铜钱** 生凫茈研汁，细细呷之，自然消化成水。王璆百一选方。

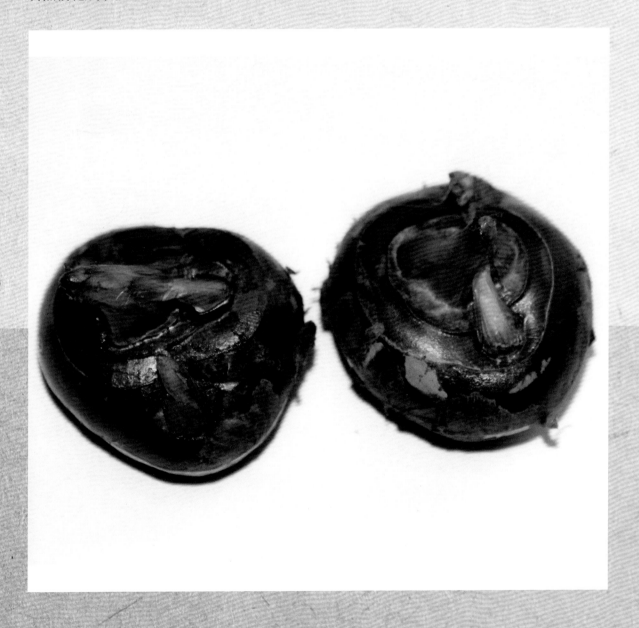

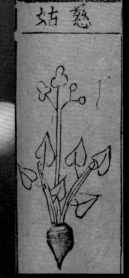

‖ **基原** ‖
　据《纲目图鉴》《纲目彩图》《汇编》等综合分析考证，本品为泽泻科植物慈姑 *Sagittaria trifolia* L. var. *sinensis* (Sims.) Makino。分布于全国大部分地区。

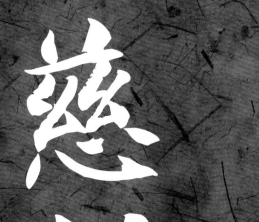

慈姑

《日华》

纲目
李时珍
草

全本图典

［第十五册］

校正：原混乌芋下，今分出。仍并入图经外类剪刀草。

‖释名‖

借姑别录 **水萍**别录 **河凫茈**图经 **白地栗**同上 苗名**剪刀草**图经 **箭搭草**救荒 **槎丫草**苏恭 **燕尾草**大明。[时珍曰] 慈姑，一根岁生十二子，如慈姑之乳诸子，故以名之。作茨菰者非矣。河凫茈、白地栗，所以别乌芋之凫茈、地栗也。剪刀、箭搭、槎丫、燕尾，并象叶形也。

‖集解‖

[别录曰] 借姑，三月三日采根，暴干。[弘景曰] 借姑生水田中。叶有桠，状如泽泻。其根黄，似芋子而小，煮之可啖。[恭曰] 慈姑生水中。叶似锝箭之镞，泽泻之类也。[颂曰] 剪刀草，生江湖及汴洛近水河沟沙碛中。叶如剪刀形。茎干似嫩蒲，又似三棱。苗甚软，其色深青绿。每丛十余茎，内抽出一两茎，上分枝，开小白花，四瓣，蕊深黄色，根大者如杏，小者如栗，色白而莹滑。五六七月采叶，正二月采根，即慈姑也。煮熟味甘甜，时人以作果子。福州别有一种，小异，三月开花，四时采根，功亦相似。[时珍曰] 慈姑生浅水中，人亦种之。三月生苗，青茎中空，其外有棱。叶如燕尾，前尖后歧。霜后叶枯，根乃练结，冬及春初，掘以为果。须灰汤煮熟，去皮食，乃不麻涩戟人咽也。嫩茎亦可煤食。又取汁，可制粉霜、雌黄。又有山慈姑，名同实异，见草部。

根

‖气味‖

苦、甘，微寒，无毒。[大明曰] 冷，有毒。多食，发虚热，及肠风痔漏，崩中带下，疮疖。以生姜同煮佳。怀孕人不可食。[诜曰] 吴人常食之，令人发脚气瘫缓风，损齿失颜色，皮肉干燥。卒食之，使人干呕也。

‖主治‖

百毒，产后血闷，攻心欲死，产难胞衣不出，捣汁服一升。又下石淋。大明。

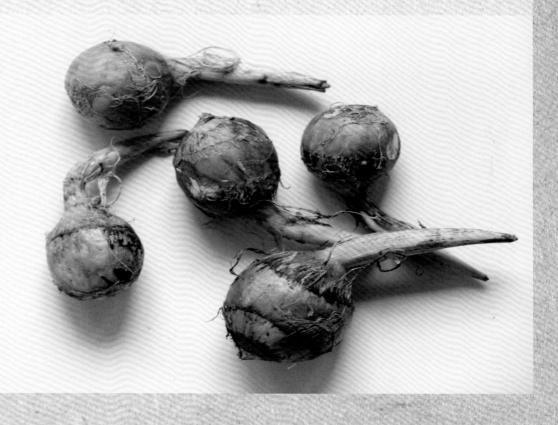

叶

‖主治‖

诸恶疮肿，小儿游瘤丹毒，捣烂涂之，即便消退，甚佳。苏颂。治蛇、虫咬，捣烂封之。大明。调蚌粉，涂瘑痱。时珍。

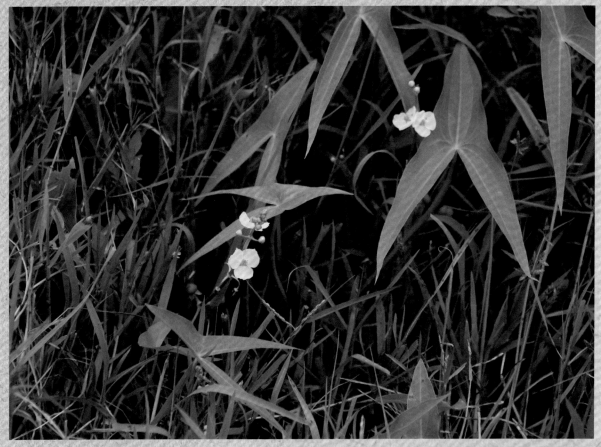

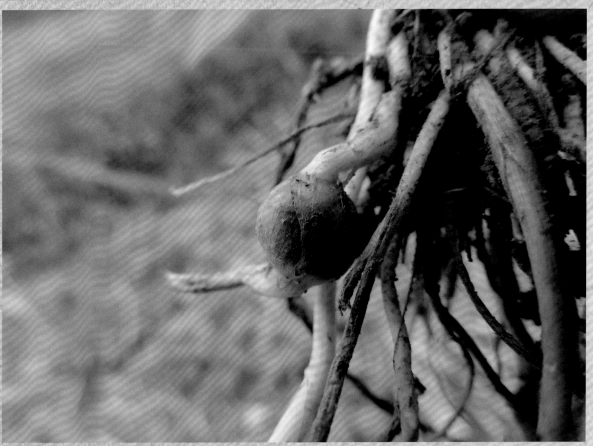

附录

诸果《纲目》二十一种，《拾遗》一种

[时珍曰] 方册所记诸果，名品甚多，不能详其性、味、状。既列于果，则养生者不可不知，因略采附以俟。

津符子[时珍曰] 孙真人千金方云：味苦，平，滑。多食令人口爽，不知五味。

必思苔[又曰] 忽思慧饮膳正要云：味甘，无毒。调中顺气。出回回田地。

甘剑子[又曰] 范成大桂海志云：状似巴榄子，仁附肉，有白靥，不可食，发人病。北人呼为海胡桃是也。

杨摇子[又曰] 沈莹临海异物志云：生闽越。其子生树皮中，其体有脊，形甚异而味甘无奇，色青黄，长四五寸。

海梧子[又曰] 嵇含南方草木状云：出林邑。树似梧桐，色白。叶似青桐。其子如大栗，肥甘可食。

木竹子[又曰] 桂海志云：皮色形状全似大枇杷，肉味甘美，秋冬实熟。出广西。

櫓罟子[又曰] 桂海志云：大如半升碗，数十房攒聚成球，每房有缝。冬生青，至夏红。破其瓣食之，微甘。出广西。

罗晃子[又曰] 桂海志云：状如橄榄，其皮七重。出广西。顾玠海槎录云：横州出九层皮果，至九层方见肉也。夏熟，味如栗。

柠子[又曰] 徐表南州记云：出九真、交趾。树生子如桃实，长寸余。二月开花，连着子，五月熟，色黄。盐藏食之，味酸似梅。

夫编子[又曰] 南州记云：树生交趾山谷。三月开花，仍连着子，五六月熟。入鸡、鱼、猪、鸭羹中，味美，亦可盐藏。

白缘子[又曰] 刘欣期交州记云：出交趾。树高丈余，实味甘美如胡桃。

系弥子[又曰] 郭义恭广志云：状圆而细，赤如软枣。其味初苦后甘，可食。

人面子[又曰] 草木状云：出南海。树似含桃。子如桃实，无味，以蜜渍之可食。其核正如人

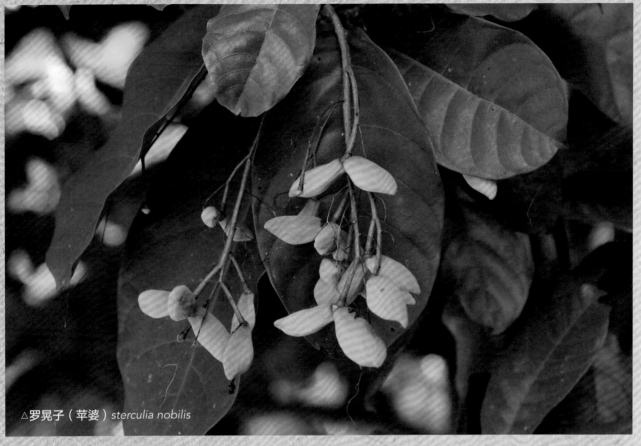

△罗晃子（苹婆）*sterculia nobilis*

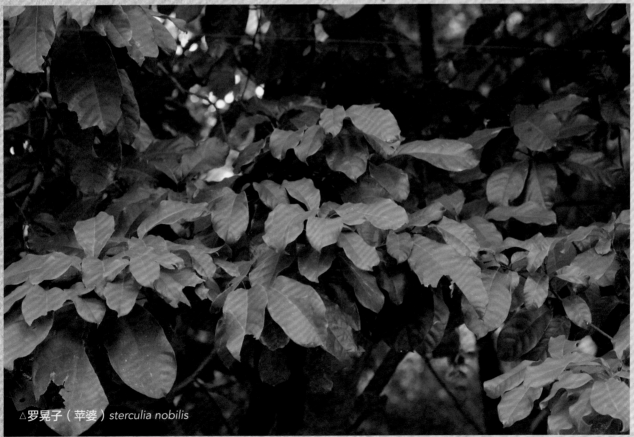

△罗晃子（苹婆）*sterculia nobilis*

面，可玩。祝穆方舆胜览云：出广中。大如梅李。春花、夏实、秋熟，蜜煎甘酸可食。其核两边似人面，口、目、鼻皆具。

黄皮果[又曰]海槎录云：出广西横州。状如楝子及小枣而味酸。

四味果[又曰]段成式西阳杂俎云：出祁连山。木生如枣。剖以竹刀则甘，铁刀则苦，木刀则酸，芦刀则辛。行旅得之，能止饥渴。

千岁子[又曰]草木状云：出交趾。蔓生。子在根下，须绿色，交加如织。一苞恒二百余颗，皮壳青黄色。壳中有肉如栗，味亦如之。干则壳肉相离，撼之有声。桂海志云：状似青黄李，味甘。

侯骚子[又曰]西阳杂俎云：蔓生。子大如鸡卵，既甘且冷，消酒轻身。王太仆曾献之。

酒杯藤子[又曰]崔豹古今注云：出西域。藤大如臂。花坚硬，可以酌酒，文章映澈。实大如指，味如豆蔻，食之消酒。张骞得其种于大宛。

蔄音间子[又曰]贾思勰齐民要术云：藤，生交趾、合浦。缘树木，正二月花，四五月熟，如梨，赤如鸡冠。核如鱼鳞。生食，味淡泊。

山枣[又曰]寰宇志云：出广西肇庆府。叶似梅，果似荔枝，九月熟，可食。

隈支[又曰]宋祁益州方物图云：生邛州山谷中。树高丈余，枝修而弱。开白花。实大若雀卵，状似荔枝，肉黄肤甘。

灵床上果子拾遗 藏器云：人夜谵语，食之即止。

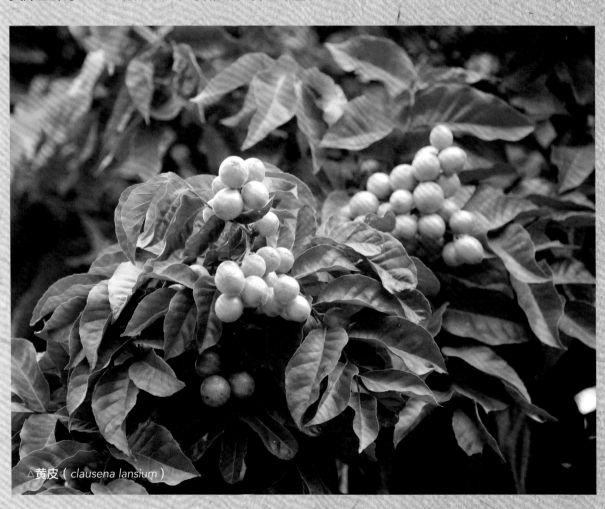

△黄皮（*clausena lansium*）

凡果未成核者，食之令人发痈疖及寒热。
凡果落地有恶虫缘过者，食之令人患九漏。
凡果双仁者，有毒杀人。
凡瓜双蒂者，有毒杀人。沉水者，杀人。
凡果忽有异常者，根下必有毒蛇，食之杀人。

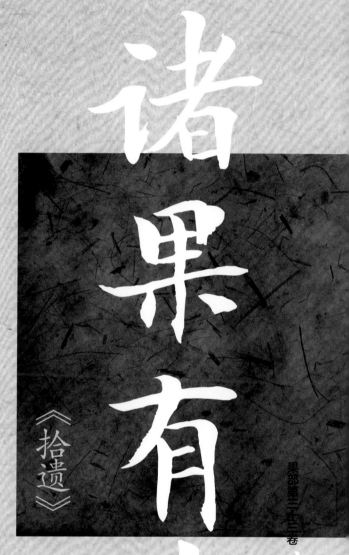

诸果有毒

《拾遗》

本草纲目

木部第三十四卷

木之一香木类三十五种

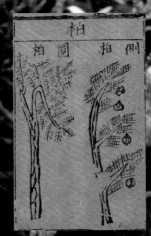

据《纲目彩图》《纲目图鉴》《草药大典》《药典图鉴》等综合分析考证，本品为柏科植物侧柏 *Platycladus orientalis* (L.) Franco。我国大部分地区有分布。《药典》收载侧柏叶药材为柏科植物侧柏的干燥枝梢和叶；多在夏、秋二季采收，阴干。收载柏子仁药材为柏科植物侧柏的干燥成熟种仁；秋、冬二季采收成熟种子，晒干，除去种皮，收集种仁。

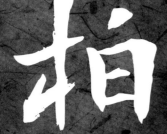

柏

《本经》上品

▷ 侧柏（*Platycladus orientalis*）

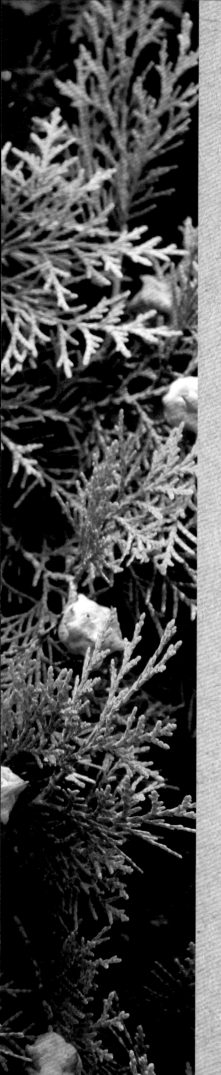

释名

椈音菊侧柏。 [李时珍曰] 按魏子才六书精蕴云：万木皆向阳，而柏独西指，盖阴木而有贞德者，故字从白。白者，西方也。陆佃埤雅云：柏之指西，犹针之指南也。柏有数种，入药惟取叶扁而侧生者，故曰侧柏。[寇宗奭曰] 予官陕西，登高望柏，千万株皆一一西指。盖此木至坚，不畏霜雪，得木之正气，他木不及。所以受金之正气所制，一一西指也。

集解

[别录曰] 柏实生太山山谷，柏叶尤良。四时各依方面采，阴干。[陶弘景曰] 处处有柏，当以太山为佳尔。并忌取冢墓上者。其叶以秋夏采者良。[苏恭曰] 今太山无复采子，惟出陕州、宜州为胜。八月采之。[苏颂曰] 柏实以乾州者为最。三月开花，九月结子成熟，取采蒸曝，春擂取仁用。其叶名侧柏，密州出者尤佳。虽与他柏相类，而其叶皆侧向而生，功效殊别。古柏叶尤奇，益州诸葛孔明庙中有大柏木，相传是蜀世所植，故人多采以作药，其味甘香，异常柏也。[雷敩曰] 柏叶有花柏叶、丛柏叶及有子圆叶。其有子圆叶成片，如大片云母，叶皆侧，叶上有微赤毛者，宜入药用。花柏叶，其树浓叶成朵，无子。丛柏叶，其树绿色，并不入药。[陈承曰] 陶隐居说柏忌冢墓上者，而今乾州者皆是乾陵所出，他处皆无大者，但取其州土所宜，子实气味丰美可也。其柏异于他处，木之文理，大者多为菩萨云气、人物鸟兽，状极分明可观。有盗得一株径尺者，值万钱，宜其子实为贵也。[时珍曰] 史记言：松柏为百木之长。其树耸直，其皮薄，其肌腻。其花细琐，其实成棣，状如小铃，霜后四裂，中有数子，大如麦粒，芬香可爱。柏叶松身者，桧也。其叶尖硬，亦谓之栝。今人名圆柏，以别侧柏。松叶柏身者，枞也。松桧相半者，桧柏也。峨眉山中一种竹叶柏身者，谓之竹柏。

柏实

‖修治‖

[敩曰] 凡使先以酒浸一宿，至明漉出，晒干，用黄精自然汁于日中煎之，缓火煮成煎为度。每煎柏子仁三两，用酒五两浸。[时珍曰] 此法是服食家用者。寻常用，只蒸熟曝烈，舂簸取仁，炒研入药。

‖气味‖

甘，平，无毒。[甄权曰] 甘、辛。畏菊花、羊蹄草。[徐之才曰] 见叶下。

‖主治‖

惊悸益气，除风湿，安五脏。久服，令人润泽美色，耳目聪明，不饥不老，轻身延年。本经。疗恍惚，虚损吸吸，历节腰中重痛，益血止汗。别录。治头风，腰肾中冷，膀胱冷脓宿水，兴阳道，益寿，去百邪鬼魅，小儿惊痫。甄权。润肝。好古。养心气，润肾燥，安魂定魄，益智宁神。烧沥，泽头发，治疥癣。时珍。

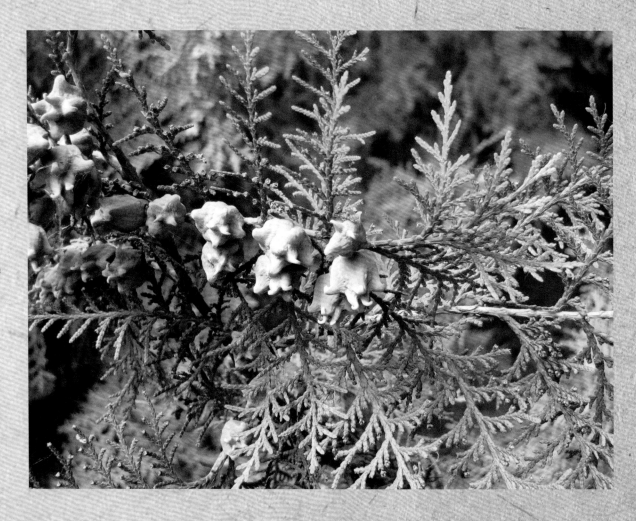

侧柏 *Platycladus orientalis* ITS2 条形码主导单倍型序列：

```
1    CACTCCAAAA TCGCCCTCCT TCGCGAGGAG CGCAGATGGC CGTCCGTGTC CGCAAGTGGG GCGGTCGGCT GAAATGAGCA
81   CGGGGTCCGT CGATCCGTCG CGACGAGCGG TGGCTCCCAA AGGCCGGCGT TGGTTTGTGC GGATCGAGCG ACGCCTCGTG
161  ATGAACTTTG TTTTGGGTGA AGCGGCCCGC CACGGTGCGG GCGTGCCTCA CCTAACATCG
```

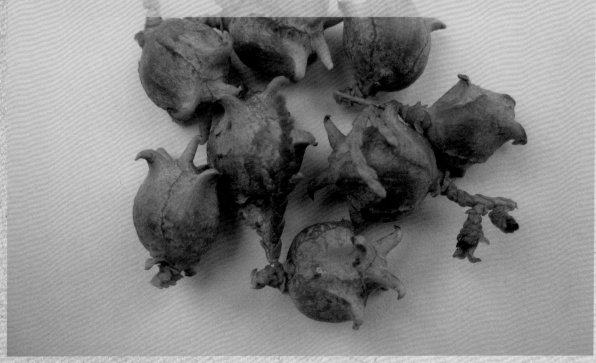

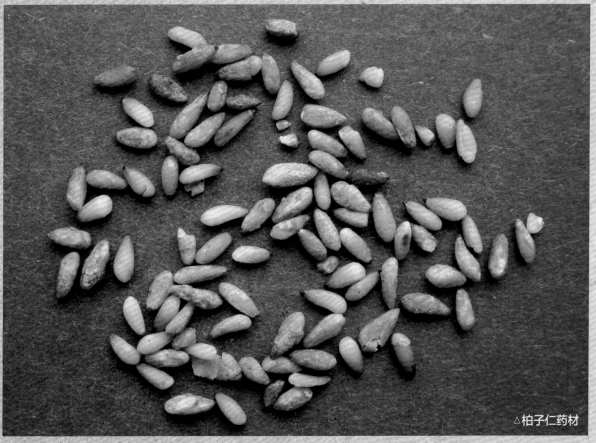

△柏子仁药材

‖发明‖

[王好古曰] 柏子仁，肝经气分药也。又润肾，古方十精丸用之。[时珍曰] 柏子仁性平而不寒不燥，味甘而补，辛而能润，其气清香，能透心肾，益脾胃，盖仙家上品药也，宜乎滋养之剂用之。列仙传云：赤松子食柏实，齿落更生，行及奔马。谅非虚语也。

‖附方‖

旧二，新四。**服柏实法**八月连房取实曝收，去壳研末。每服二钱，温酒下，一日三服。渴即饮水，令人悦泽。一方：加松子仁等分，以松脂和丸。一方：加菊花等分，蜜丸服。奇效方用柏子仁二斤，为末，酒浸为膏，枣肉三斤，白蜜、白术末、地黄末各一斤，捣匀，丸弹子大。每嚼一丸，一日三服。百日，百病愈。久服，延年壮神。**老人虚秘**柏子仁、松子仁、大麻仁等分，同研，溶蜜蜡丸梧子大。以少黄丹汤，食前调服二三十丸，日二服。寇宗奭。**肠风下血**柏子十四个，捶碎，囊贮浸好酒三盏，煎八分服，立止。普济方。**小儿躽啼**惊痫腹满，大便青白色。用柏子仁末，温水调服一钱。圣惠方。**黄水湿疮**真柏油二两，香油二两，熬稠搽之，如神。陆氏积德堂方。

‖修治‖

[雷斅曰] 凡用掠去两畔并心枝了，用糯泔浸七日，以酒拌蒸一伏时。每一斤，用黄精自然汁十二两浸焙，又浸又焙，待汁干用之。[时珍曰] 此服食治法也。常用或生或炒，各从本方。

‖气味‖

苦，微温，无毒。[别录曰] 苦、辛、性涩。与酒相宜。[颂曰] 性寒。[之才曰] 瓜子、牡蛎、桂为之使。畏菊花、羊蹄、诸石及面曲。伏砒、消。[弘景曰] 柏之叶、实，服饵所重。此云恶曲，而人以酿酒无妨，恐酒米相和，异单用也。

‖主治‖

吐血衄血，痢血崩中赤白，轻身益气，令人耐寒暑，去湿痹，止饥。别录。治冷风历节疼痛，止尿血。甄权。炙罨冻疮。烧取汁涂头，黑润鬓发。大明。傅汤火伤，止痛灭瘢。服之，疗蛊痢。作汤常服，杀五脏虫，益人。苏颂。

▷柏

‖发明‖

[震亨曰] 柏属阴与金，善守。故采其叶，随月建方，取其多得月令之气。此补阴之要药，其性多燥，久得之大益脾土，以滋其肺。[时珍曰] 柏性后凋而耐久，禀坚凝之质，乃多寿之木，所以可入服食。道家以之点汤常饮，元旦以之浸酒辟邪，皆有取于此。麇食之而体香，毛女食之而体轻，亦其证验矣。毛女者，秦王宫人。关东贼至，惊走入山，饥无所食。有一老公教吃松柏叶，初时苦涩，久乃相宜，遂不复饥，冬不寒，夏不热。至汉成帝时，猎者于终南山见一人，无衣服，身生黑毛，跳坑越涧如飞，乃密围获之，去秦时二百余载矣。事出葛洪抱朴子书中。

‖附方‖

旧十，新九。**服松柏法**孙真人枕中记云：尝以三月、四月采新生松叶，长三四寸许，并花蕊阴干；又于深山岩谷中，采当年新生柏叶，长二三寸者，阴干，为末，白蜜丸如小豆大。常以日未出时，烧香东向，手持八十一丸，以酒下。服一年，延十年命；服二年，延二十年命。欲得长肌肉，加大麻、巨胜；欲心力壮健者，加茯苓、人参。此药除百病，益元气，滋五脏六腑，清明耳目，强壮不衰老，延年益寿，神验。用七月七日露水丸之，更佳。服时仍祝曰：神仙真药，体合自然。服药入腹，天地同年。祝毕服药，断诸杂肉、五辛。**神仙服饵**五月五日，采五方侧柏叶三斤，远志去心二斤，白茯苓去皮一斤，为末，炼蜜和丸梧子大。每以仙灵脾酒下三十丸，日再服。并无所忌。勿示非人。**中风不省**涎潮口禁，语言不出，手足躯曳。得病之日，便进此药，可使风退气和，不成废人。柏叶一握去枝，葱白一握连根研如泥，无灰酒一升，煎一二十沸，温服。如不饮酒，分作四五服，方进他药。杨氏家藏方。**时气瘴疫**社中西南柏树东南枝，取曝干研末。每服一钱，新水调下，日三四服。圣惠方。**霍乱转筋**柏叶捣烂，裹脚上，及煎汁淋之。圣惠方。**吐血小止**张仲景柏叶汤用青柏叶一把，干姜二片，阿胶一挺炙，三味，以水二升，煮一升，去滓，别绞马通汁一升合煎，取一升，绵滤，一服尽之。圣惠方用柏叶，米饮服二钱。或蜜丸、或水煎服，并良。**忧恚呕血**烦满少气，胸中疼痛。柏叶为散，米饮调服二方寸匕。圣惠方。**衄血不止**柏叶、榴花研末，吹之。普济方。**小便尿血**柏叶、黄连焙研，酒服三钱。济急方。**大肠下血**随四时方向，采侧柏叶烧研。每米饮服二钱。王涣之舒州病此，陈宣父大夫传方，二服愈。百一选方。**酒毒下血**或下痢。嫩柏叶九蒸九晒二两，陈槐花炒焦一两，为末，蜜丸梧子大。每空心温酒下四十丸。普济方。**蛊痢下血**男子、妇人、小儿大腹，下黑血茶脚色，或脓血如淀色。柏叶焙干为末，与黄连同煎为汁，服之。本草图经。**小儿洞痢**柏叶煮汁，代茶饮之。经验方。**月水不断**侧柏叶炙、芍药等分。每用三钱，水、酒各半，煎服。室女用侧柏叶、木贼炒微焦等分，为末。每服二钱，米饮下。圣济总

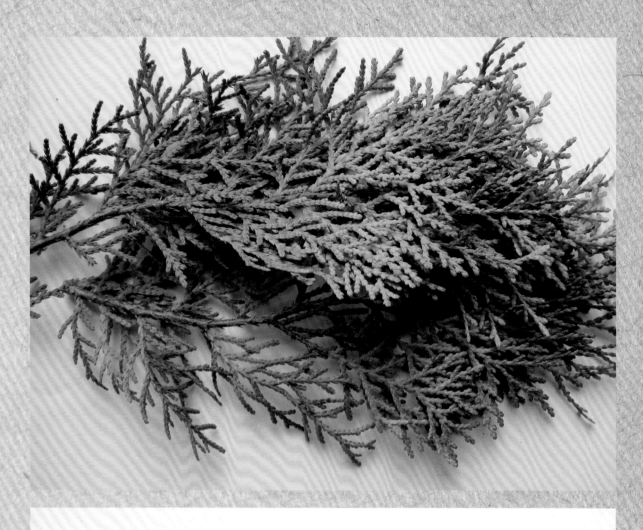

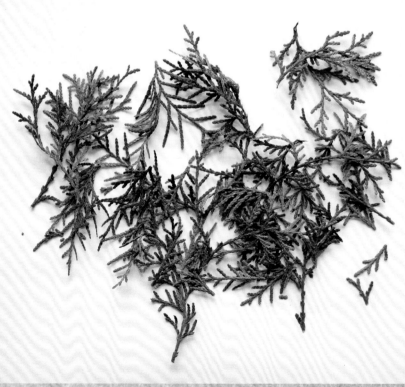

△侧柏叶饮片

录。**汤火烧灼**柏叶生捣涂之，系定二三日，止痛灭瘢。本草图经。**鼠瘘核痛**未成脓。以柏叶捣涂，熬盐熨之，令气下即消。姚僧坦集验方。**大风疠疾**眉发不生。侧柏叶九蒸九晒，为末，炼蜜丸梧子大。每服五丸至十丸，日三、夜一服。百日即生。圣惠方。**头发不生**侧柏叶阴干，作末，和麻油涂之。梅师方。**头发黄赤**生柏叶末一升，猪膏一斤，和丸弹子大，每以布裹一丸，纳泔汁中化开，沐之。一月，色黑而润矣。圣惠方。

枝节

‖ 主治 ‖

煮汁酿酒，去风痹、历节风。烧取沥油，疗病疥及虫癞良。苏恭。

‖ 附方 ‖

旧二，新一。**霍乱转筋**以暖物裹脚，后以柏木片煮汤淋之。经验方。**齿䘌肿痛**柏枝烧热，拄孔中。须臾虫缘枝出。圣惠。**恶疮有虫**久不愈者，以柏枝节烧沥取油傅之。三五次，无不愈。亦治牛马疥。陈承本草别说。

脂

‖ 主治 ‖

身面疣目，同松脂研匀涂之，数夕自失。圣惠。

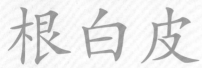 根白皮

‖ 气味 ‖

苦，平，无毒。

‖ 主治 ‖

火灼烂疮，长毛发。别录。

‖ 附方 ‖

旧一。**热油灼伤**柏白皮，以腊猪脂煎油，涂疮上。肘后方。

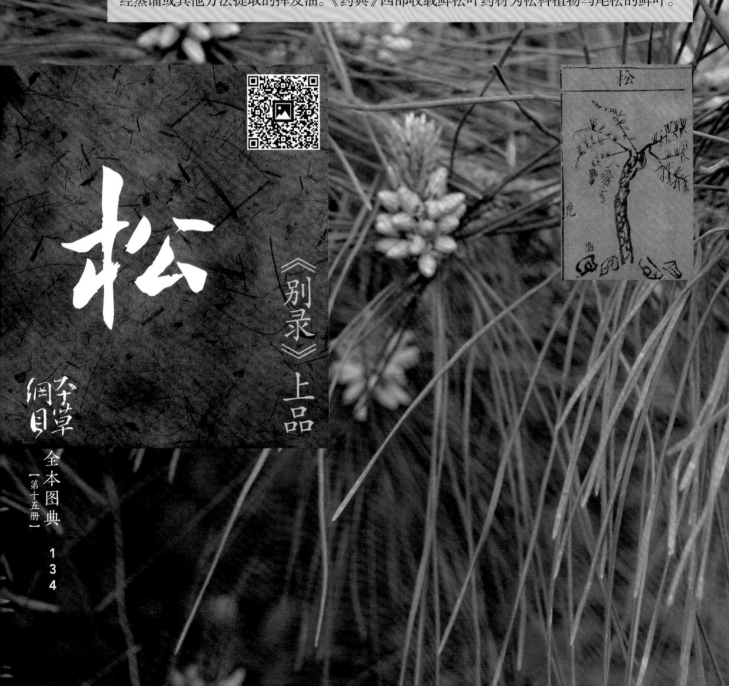

‖ 基原 ‖

据《纲目图鉴》《纲目彩图》等综合分析考证，本品为松科松属（Pinus）植物，包括油松 Pinus tabulaeformis Carr.、马尾松 P. massoniana Lamb.、赤松 P. densiflora Sieb.et Zucc、黑松 P. thunbergii Parl 等。油松分布于东北及山东、山西、河南、河北、甘肃、青海、四川等地，马尾松分布于华东、华中、西南及广东、广西、台湾等地；赤松分布于东北及山东、江苏等地；黑松分布于辽宁、山东、江苏等地，武汉、南京、上海、杭州等地多有栽培。《大辞典》《中华本草》还收载有同属植物高山松 P. densata Mast.、思茅松 P. kesiya Royle ex Gord. Var. langbianensis (A. Chev.) Gaussen、华山松 P. armandii Franch.。《药典》收载松花粉药材为松科植物马尾松、油松或同属数种植物的干燥花粉；春季花刚开时，采摘花穗，晒干，收集花粉，除去杂质。收载油松节药材为松科植物油松或马尾松的干燥瘤状节或分枝节；全年均可采收，锯取后阴干。收载松节油药材为松科松属数种植物中渗出的油树脂，经蒸馏或其他方法提取的挥发油。《药典》四部收载鲜松叶药材为松科植物马尾松的鲜叶。

松

《别录》上品

本草纲目

全本图典

[第十五册]

134

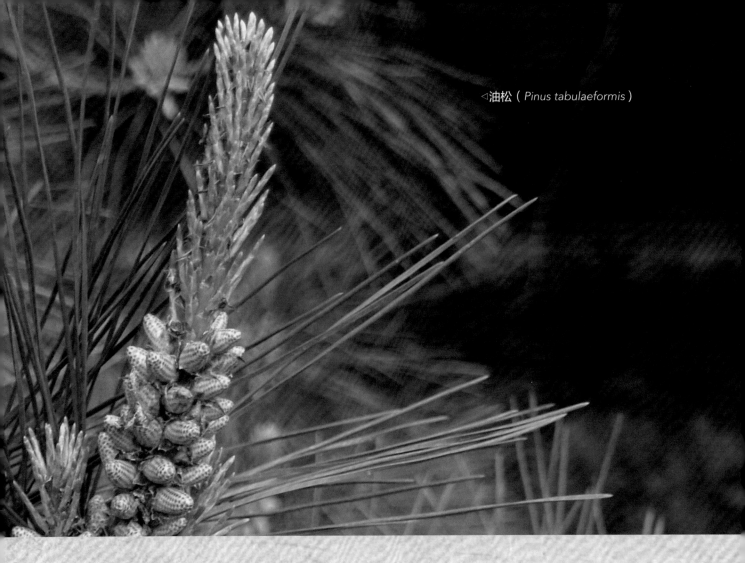

◁油松（*Pinus tabulaeformis*）

‖ 释名 ‖

[时珍曰] 按王安石字说云：松柏为百木之长。松犹公也，柏犹伯也。故松从公，柏从白。

‖ 集解 ‖

[别录曰] 松脂生太山山谷。六月采。[颂曰] 松处处有之。其叶有两鬣、五鬣、七鬣。岁久则实繁。中原虽有，不及塞上者佳好也。松脂以通明如熏陆香颗者为胜。[宗奭曰] 松黄一如蒲黄，但味差淡。松子多海东来，今关右亦有，但细小味薄也。[时珍曰] 松树磥砢修耸多节，其皮粗厚有鳞形，其叶后凋。二三月抽蕤生花，长四五寸，采其花蕊为松黄。结实状如猪心，叠成鳞砌，秋老则子长鳞裂。然叶有二针、三针、五针之别。三针者为栝子松，五针者为松子松。其子大如柏子，惟辽海及云南者，子大如巴豆可食，谓之海松子。详见果部。孙思邈云：松脂以衡山者为良。衡山东五百里，满谷所出者，与天下不同。苏轼云：镇定松脂亦良。抱朴子云：凡老松皮内自然聚脂为第一，胜于凿取及煮成者。其根下有伤处，不见日月者为阴脂，尤佳。老松余气结为茯苓。千年松脂化为琥珀。玉策记云：千年松树四边枝起，上杪不长如偃盖。其精化为青牛、青羊、青犬、青人、伏龟，其寿皆千岁。

松脂

‖**别名**‖

松膏本经松肪同松胶纲目松香同沥青。

‖**修治**‖

[弘景曰] 采炼松脂法，并在服食方中。以桑灰汁或酒煮软，接纳寒水中数十过，白滑则可用。
[颂曰] 凡用松脂，先须炼治。用大釜加水置甑，用白茅藉甑底，又加黄砂于茅上，厚寸许。然后布松脂于上，炊以桑薪，汤减频添热水。候松脂尽入釜中，乃出之，投于冷水，既凝又蒸，如此二过，其白如玉，然后入用。

‖**气味**‖

苦、甘，温，无毒。[权曰] 甘，平。[震亨曰] 松脂属阳金。伏汞。

‖**主治**‖

痈疽恶疮，头疡白秃，疥瘙风气，安五脏，除热。久服，轻身不老延年。本经。除胃中伏热，咽干消渴，风痹死肌。炼之令白。其赤者，主恶痹。别录。煎膏，生肌止痛，排脓抽风。贴诸疮脓血瘘烂。塞牙孔，杀虫。甄权。除邪下气，润心肺，治耳聋。古方多用辟谷。大明。强筋骨，利耳目，治崩带。时珍。

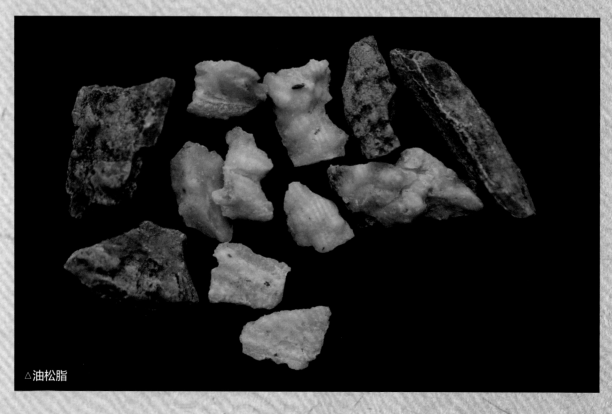

△油松脂

‖发明‖

[弘景曰] 松、柏皆有脂润，凌冬不凋，理为佳物，服食多用，但人多轻忽之尔。[颂曰] 道人服饵，或合茯苓、松柏实、菊花作丸，亦可单服。[时珍曰] 松叶、松实，服饵所须；松节、松心，耐久不朽。松脂则又树之津液精华也。在土不朽，流脂日久，变为琥珀，宜其可以辟谷延龄。葛洪抱朴子云：上党赵瞿病癞历年，垂死，其家弃之，送置山穴中。瞿怨泣经月，有仙人见而哀之，以一囊药与之。瞿服百余日，其疮都愈，颜色丰悦，肌肤玉泽。仙人再过之，瞿谢活命之恩，乞求其方。仙人曰：此是松脂，山中便多。此物汝炼服之，可以长生不死。瞿乃归家长服，身体转轻，气力百倍，登危涉险，终日不困。年百余岁，齿不坠，发不白。夜卧忽见屋间有光，大如镜，久而一室尽明如昼。又见面上有采女一人，戏于口鼻之间。后入抱犊山成地仙。于时人闻瞿服此脂，皆竞服之，车运驴负，积之盈室。不过一月，未觉大益，皆辄止焉。志之不坚如此。张杲医说有服松丹之法。

‖附方‖

旧七，新十七。**服食辟谷**千金方用松脂十斤，以桑薪灰汁一石，煮五七沸，漉出，冷水中凝，复煮之，凡十遍乃白，细研为散。每服一二钱，粥饮调下，日三服。服至十两以上，不饥，饥再服之。一年以后，夜视目明。久服，延年益寿。又法：百炼松脂治下筛，蜜和纳筒中，勿见风日。每服一团，一日三服。服至百日，耐寒暑；二百日，五脏补益；五年，即见西王母。伏虎禅师服法：用松脂十斤，炼之五度，令苦味尽。每一斤，入茯苓四两。每旦水服一刀圭，能令不食，而复延龄，身轻清爽。**强筋补益**四圣不老丹：用明松脂一斤，以无灰酒沙锅内桑柴火煮数沸，竹枝搅稠，乃住火，倾入水内结块，复以酒煮九遍，其脂如玉，不苦不涩乃止，为细

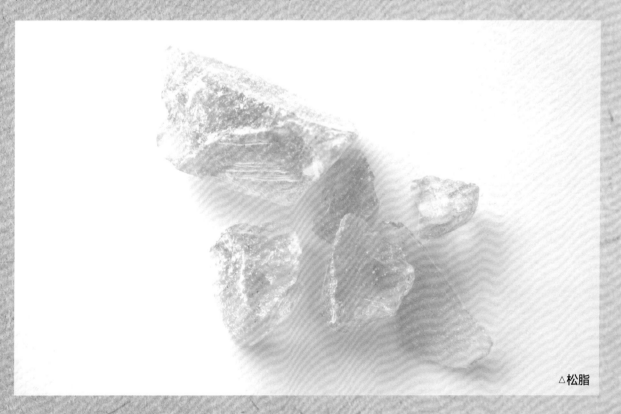

△松脂

末。用十二两，入白茯苓末半斤，黄菊花末半斤，柏子仁去油取霜半斤，炼蜜丸如梧子大。每空心好酒送下七十二丸。须择吉日修合，勿令妇人、鸡、犬见之。**松梅丸**：用松脂以长流水桑柴煮拔三次，再以桑灰滴汁煮七次扯拔，更以好酒煮二次，仍以长流水煮二次，色白不苦为度。每一斤，入九蒸地黄末十两，乌梅末六两，炼蜜丸梧子大。每服七十丸，空心盐、米汤下。健阳补中，强筋润肌，大能益人。白飞霞方外奇方。**揩齿固牙**松脂出镇定者佳，稀布盛，入沸汤煮，取浮水面者投冷水中，不出者不用，研末，入白茯苓末和匀。日用揩齿漱口，亦可咽之，固牙驻颜。苏东坡仇池笔记。**历节诸风**百节酸痛不可忍。松脂三十斤，炼五十遍。以炼酥三升，和松脂三升，搅令极稠。每旦空心酒服方寸匕，日三服。数食面粥为佳，慎血腥、生冷、酢物、果子，一百日瘥。外台秘要。**肝虚目泪**炼成松脂一斤，酿米二斗，水七斗，曲二斗，造酒，频饮之。**妇人白带**松香五两，酒二升煮干，木臼杵细，酒糊丸如梧子大。每服百丸，温酒下。摘玄方。**小儿秃疮**简便方用松香五钱，猪油一两熬，搽，一日数次，数日即愈。卫生宝鉴用沥青二两，黄蜡一两半，铜绿一钱半，麻油一两半，文武熬收。每摊贴之，神效。**小儿紧唇**松脂炙化，贴之。圣惠方。**风虫牙痛**刮松上脂，滚水泡化，一漱即止，已试验。集简方。**龋齿有孔**松脂纤塞，须臾虫从脂出也。梅师方。**久聋不听**炼松脂三两，巴豆一两，和捣成丸。薄绵裹塞，一日二度。梅师方。**一切瘘疮**炼成松脂末，填令满，日三四度。圣惠方。**一切肿毒**松香八两，铜青二钱，蓖麻仁五钱，同捣作膏，摊贴甚妙。李楼奇方。**软疖频发翠玉膏**：用通明沥青八两，铜绿二两，麻油三钱，雄猪胆汁三个。先溶沥青，乃下油、胆，倾入水中扯拔，器盛。每用绯帛摊贴，不须再换。**小金丝膏**治一切疮疖肿毒。沥青、白胶香各二两，乳香二钱，没药一两，黄蜡三钱，又以香油三钱，同熬至滴下不散，倾入水中，扯千遍收贮。每捻作饼，贴之。**疥癣湿疮**松胶香研细，少入轻粉。先以油涂疮，糁末在上，一日便干。顽者三二度愈。刘涓子鬼遗方。**阴囊湿痒**欲溃者。用板儿松香为末，纸卷作筒。每根入花椒三粒，浸灯盏内三宿，取出点烧，淋下油搽之。先以米泔洗过。简便方。**金疮出血**沥青末，少加生铜屑末，糁之，立愈。唐瑶经验方。**猪啮成疮**松脂炼作饼，贴之。千金。**刺入肉中**百理不瘥。松脂流出如乳头香者，傅上以帛裹。三五日当有根出，不痛不痒，不觉自安。兵部手集。

松节

气味

苦，温，无毒。

主治

百邪久风，风虚脚痹疼痛。别录。酿酒，主脚弱，骨节风。弘景。炒焦，治筋骨间病，能燥血中之湿。震亨。治风蛀牙痛，煎水含漱，或烧灰日揩，有效。时珍。

发明

[时珍曰] 松节，松之骨也。质坚气劲，久亦不朽，故筋骨间风湿诸病宜之。

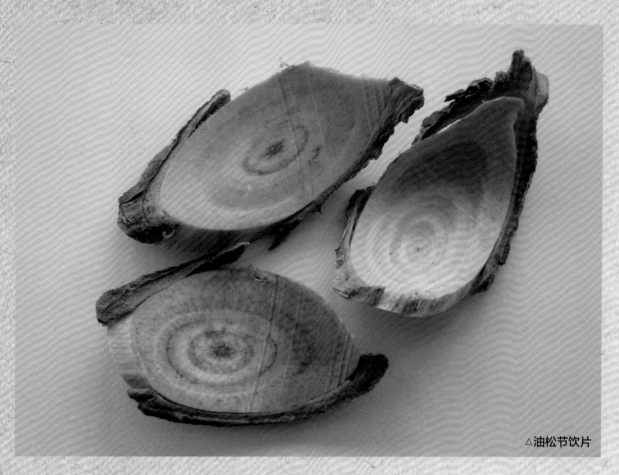

△油松节饮片

‖附方‖

旧三，新四。**历节风痛**四肢如解脱。松节酒：用二十斤，酒五斗，浸三七日。每服一合，日五六服。外台。**转筋挛急**松节一两，剉如米大，乳香一钱，银石器慢火炒焦，存一二分性，出火毒，研末。每服一二钱，热木瓜酒调下。一应筋病皆治之。孙用和秘宝方。**风热牙病**圣惠方用油松节如枣大一块，碎切，胡椒七颗，入烧酒，须二三盏，乘热入飞过白矾少许。噙嗽三五口，立瘥。又用松节二两，槐白皮、地骨皮各一两，浆水煎汤。热漱冷吐，瘥乃止。**反胃吐食**松节煎酒，细饮之。百一方。**阴毒腹痛**油松木七块，炒焦，冲酒二钟，热服。集简方。**颠扑伤损**松节煎酒服。谈野翁方。

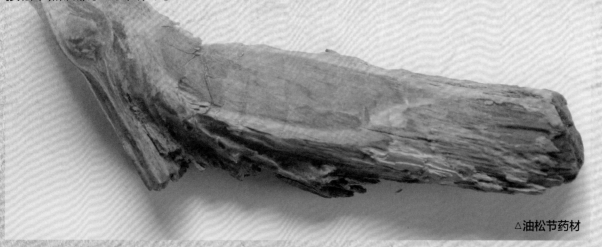

△油松节药材

松湆

音诣。火烧松枝取液也。

‖主治‖

疮疥及马牛疮。苏恭。

松叶

‖别名‖

松毛。

‖气味‖

苦，温，无毒。

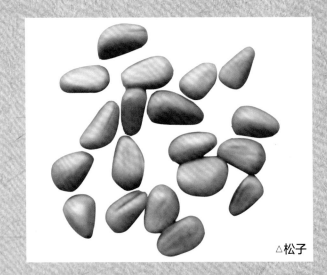

△松子

‖主治‖

风湿疮，生毛发，安五脏，守中，不饥延年。别录。细切，以水及面饮服之，或捣屑丸服，可断谷及治恶疾。弘景。炙罯冻疮风湿疮，佳。大明。去风痛脚痹，杀米虫。时珍。

‖附方‖

旧六，新三。**服食松叶**松叶细切更研，每日食前，以酒调下二钱，亦可煮汁作粥食。初服稍难，久则自便矣。令人不老，身生绿毛，轻身益气。久服不已，绝谷不饥不渴。圣惠方。**天行温疫**松叶细切，酒服方寸匕，日三服。能辟五年瘟。伤寒类要。**中风口㖞**青松叶一斤，捣汁，

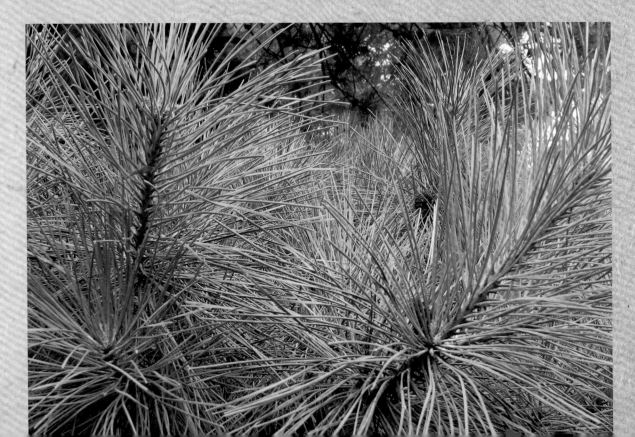

清酒一升，浸二宿，近火一宿。初服半升，渐至一升，头面汗出即止。千金方。**三年中风**松叶一斤，细切，以酒一斗，煮取三升。顿服，汗出立瘥。千金方。**历节风痛**松叶捣汁一升，以酒三升，浸七日。服一合，日三服。千金方。**脚气风痹**松叶酒：治十二风痹不能行，服更生散四剂，及众疗不得力，服此一剂，便能行远，不过两剂。松叶六十斤，细剉，以水四石，煮取四斗九升，以米五斗，酿如常法。别煮松叶汁，以渍米并馈饭，泥酿封头，七日发，澄饮之取醉。得此酒力者甚众。千金方。**风牙肿痛**松叶一握，盐一合，酒二升煎，漱。圣惠方。**大风恶疮猪鬃**松叶二斤，麻黄去节五两，剉，以生绢袋盛，清酒二斗浸之，春夏五日，秋冬七日。每温服一小盏，常令醺醺，以效为度。圣惠方。**阴囊湿痒**松毛煎汤，频洗。简便方。

松花

‖别名‖
松黄。

‖气味‖
甘，温，无毒。[震亨曰] 多食，发上焦热病。

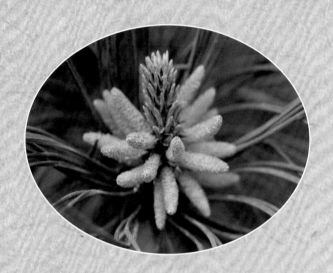

‖主治‖
润心肺，益气，除风止血。亦可酿酒。时珍。

‖发明‖
[恭曰] 松花即松黄，拂取正似蒲黄，酒服令轻身，疗病胜似皮、叶及脂也。[颂曰] 花上黄粉，

▽马尾松（*Pinus massoniana*）

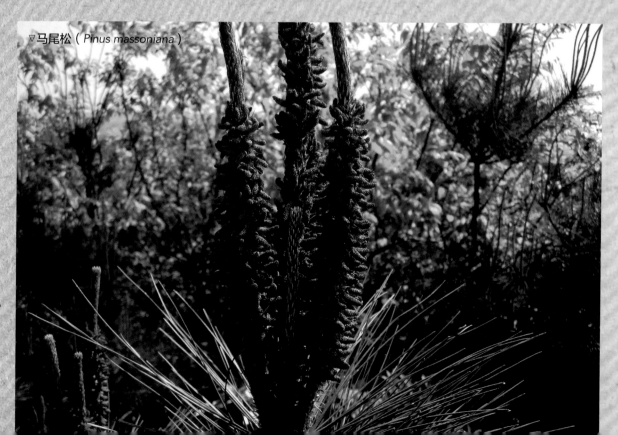

山人及时拂取，作汤点之甚佳。但不堪停久，故鲜用寄远。[时珍曰] 今人收黄和白沙糖印为饼膏，充果饼食之，且难久收。恐轻身疗病之功，未必胜脂、叶也。

‖附方‖
旧一，新一。**头旋脑肿**三月收松花并蕤五六寸如鼠尾者，蒸切一升，以生绢囊贮，浸三升酒中五日。空心暖饮五合。普济方。**产后壮热头痛颊赤**，口干唇焦，烦渴昏闷。用松花、蒲黄、川芎、当归、石膏等分，为末。每服二钱，水二合，红花二捻，同煎七分，细呷。本草衍义。

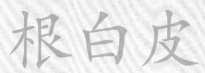

根白皮

‖气味‖
苦，温，无毒。

‖主治‖
辟谷不饥。别录。补五劳，益气。大明。

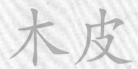

木皮

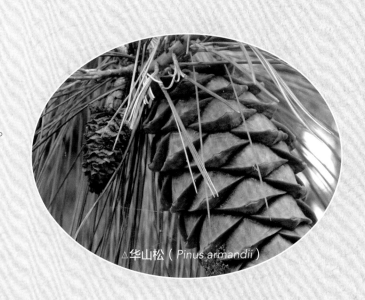

△华山松（ *Pinus armandii* ）

‖别名‖
赤龙皮。

‖主治‖
痈疽疮口不合，生肌止血，治白秃、杖疮、汤火疮。时珍。

‖附方‖
新四。**肠风下血**松木皮，去粗皮，取里白者，切晒焙研为末。每服一钱，腊茶汤下。杨氏家藏方。**三十年痢**赤松上苍皮一斗，为末。面粥和服一升，日三。不过一斗，救人。圣惠方。**金疮杖疮**赤龙鳞即古松皮，煅存性，研末。搽之，最止痛。永类钤方。**小儿头疮**浸湿，名胎风疮。古松上自有赤厚皮，入豆豉少许，瓦上炒存性，研末，入轻粉，香油调，涂之。经验良方。

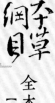
松实　　见果部。

艾纳　　见草部苔类桑花下。

松蕈　　见菜部香蕈下。

马尾松 *Pinus massoniana* ITS2 条形码主导单倍型序列:

```
1   CATCCCATTC AAACGCGCTC CCTGCAATGT GCTAGGGAGC AGCGGAGCTG GTCGTCCGTG CCCCGTGCGG TGCGGTCGGC
81  TGAAATACCT CAAGCGATGT TTCGTGGCGC GCGTCGGCGA GCGGTGATCT TGTCCCCTTG GATGGGCAGT CGGCGTTAGC
161 CGATGCGGGC TTTGTGTGGC ATCGCTCGAA CTTGCTTTGC TCTCTCTTGT CCTCCCATGG GGTAGGGCGG ATTTAGCTCC
241 AACTTTG
```

油松 *Pinus tabuliformis* ITS2 条形码主导单倍型序列:

```
1   CATCCCATTC AAACGCGCTC CCTGCAATGT GCTAGGGAGC AGCGGAGCTG GTCGTCCGTG CCCCGTGCGG TGCGGTTGGC
81  TGAAATACCT CAAGCGATGT TTCGTGGCGC GCGTCGGCGA GCGGTGATCT TGTCCCCTTG GATGGGCAGT CGGCGTTAGC
161 CGATGCGGGC TTTGTGTGGC ATCGCTCGAA CTTGCTTTGC TCTCTCTTGT CCTCCCATGG GGTAGGGCGG ATTTAGCTCC
241 AACTTTG
```

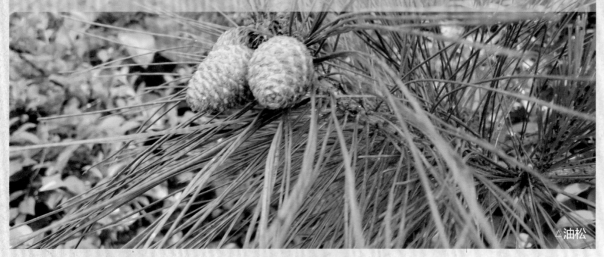

△油松

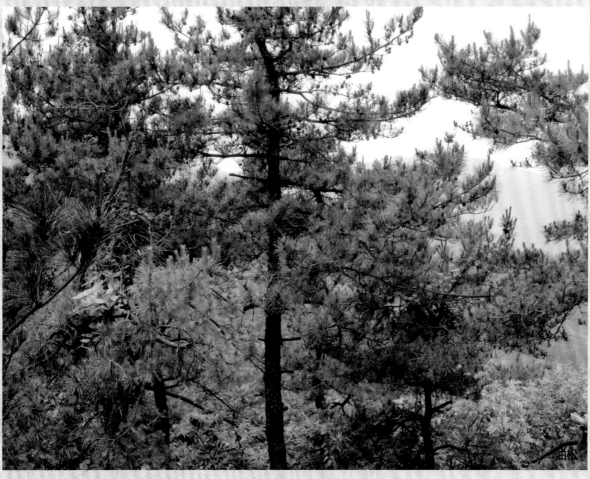

油松

杉

杉

《别录》中品

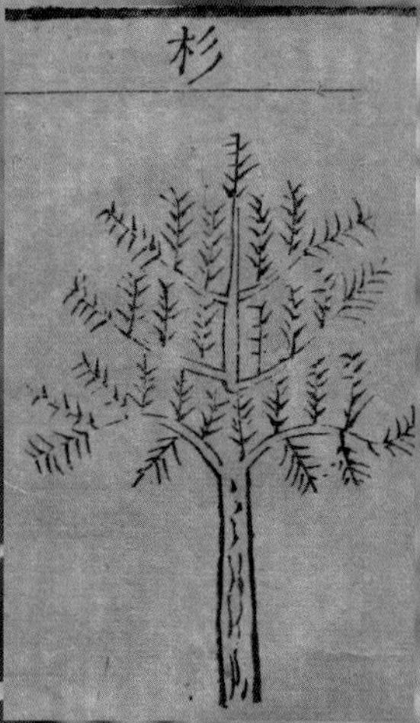

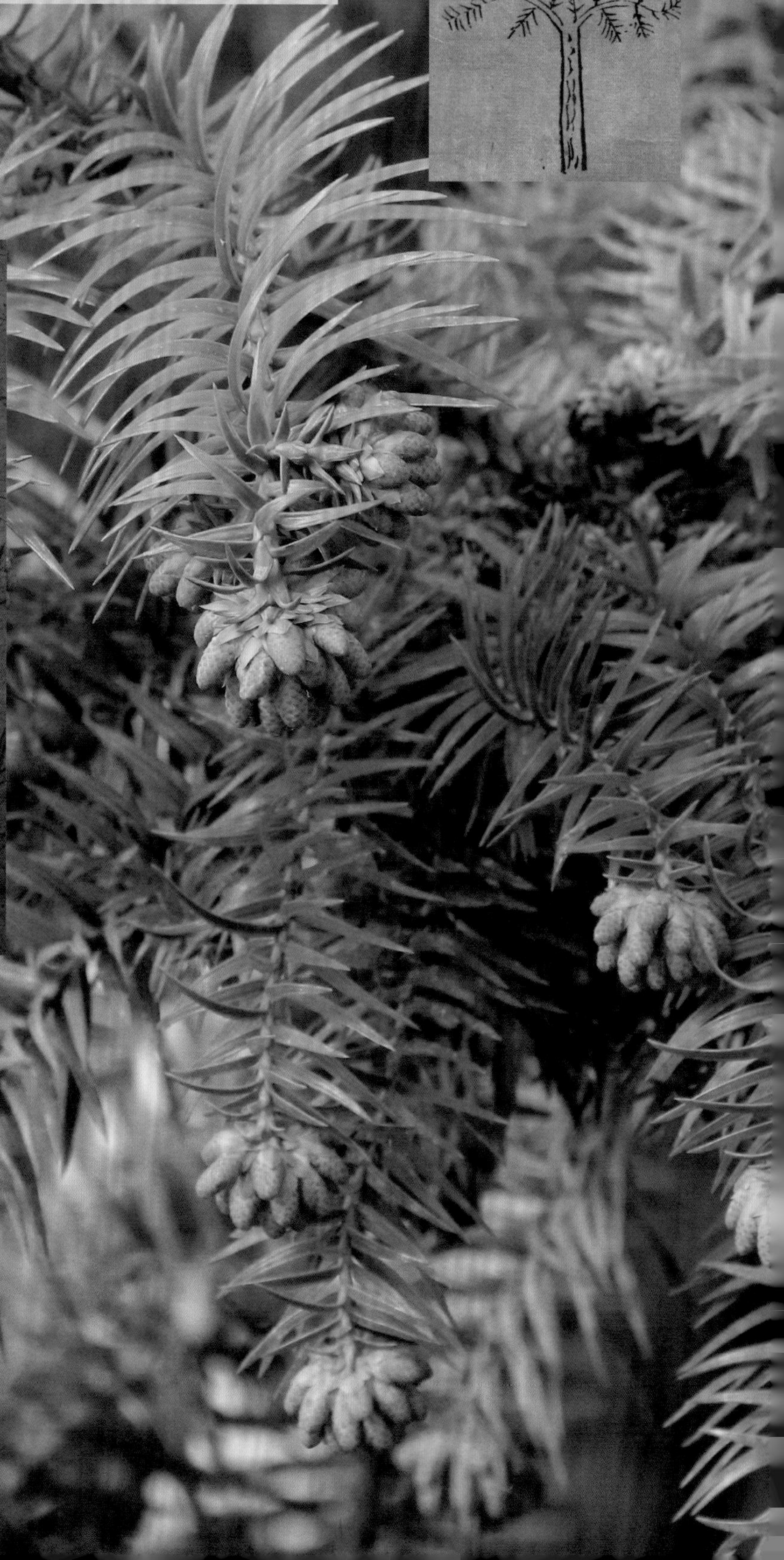

▷杉（*Cunninghamia lanceolata*）

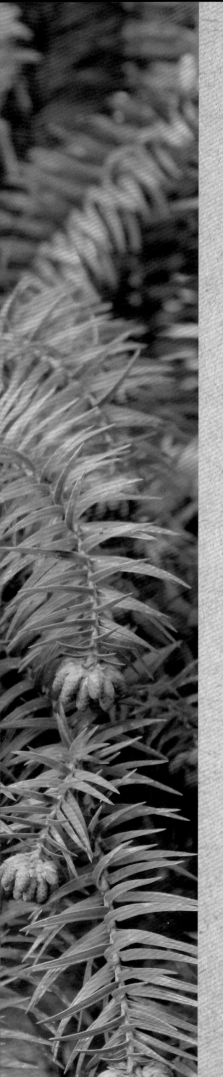

‖释名‖

黏音杉。沙木纲目 檆木音敬。

‖集解‖

[颂曰]杉材旧不著所出州土，今南中深山多有之。木类松而劲直，叶附枝生，若刺针。郭璞注尔雅云：黏似松，生江南。可以为船及棺材，作柱埋之不腐。又人家常用作桶板，甚耐水。[宗奭曰]杉干端直，大抵如松，冬不凋，但叶阔成枝也。今处处有之，入药须用油杉及臭者良。[时珍曰]杉木叶硬，微扁如刺，结实如枫实。江南人以惊蛰前后取枝插种，出倭国者谓之倭木，并不及蜀、黔诸峒所产者尤良。其木有赤、白二种，赤杉实而多油，白杉虚而干燥。有斑纹如雉者，谓之野鸡斑，作棺尤贵。其木不生白蚁，烧灰最发火药。

杉材

‖气味‖

辛，微温，无毒。

‖主治‖

漆疮，煮汤洗之，无不瘥。别录。煮水浸捋脚气肿满。服之，治心腹胀痛，去恶气。苏恭。治风毒奔豚，霍乱上气，并煎汤服。大明。

‖发明‖

[震亨曰]杉屑属金有火。其节煮汁浸捋脚气肿满，尤效。[颂曰]唐·柳柳州纂救三死方云：元和十二年二月得脚气，夜半痞绝，胁有块，大如石，且死，困不知人，搐搦上视，三日，家人号哭。荥阳郑洵美传杉木汤，服半食顷，大下三行，气通块散。方用杉木节一大升，橘叶切一大升，无叶则以皮代之，大腹槟榔七枚，连子碎之，童子小便三大升，共煮一大升半，分为两服。若一服得快，即停后服。此乃死病，会有教者，乃得不死。恐人不幸病此，故传之云。

新四。**肺壅痰滞**上焦不利，卒然咳嗽。杉木屑一两，皂角去皮酥炙三两，为末，蜜丸梧子大。每米饮下十丸，一日四服。圣惠方。**小儿阴肿**赤痛，日夜啼叫，数日退皮，愈而复作。用老杉木烧灰，入腻粉，清油调傅，效。危氏得效方。**肺壅失音**杉木烧炭入碗中，以小碗覆之，用汤淋下，去碗饮水。不愈再作，音出乃止。集简方。**臁疮黑烂**多年老杉木节烧灰，麻油调，隔箬叶贴之，绢帛包定，数贴而愈。救急方。

皮

‖**主治**‖

金疮血出，及汤火伤灼，取老树皮烧存性，研傅之。或入鸡子清调傅。一二日愈。时珍。

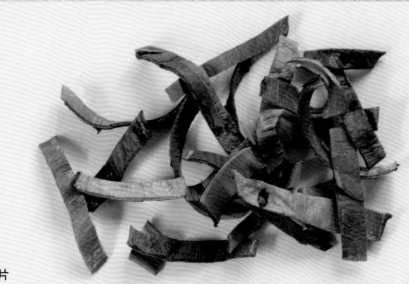

▷杉皮饮片

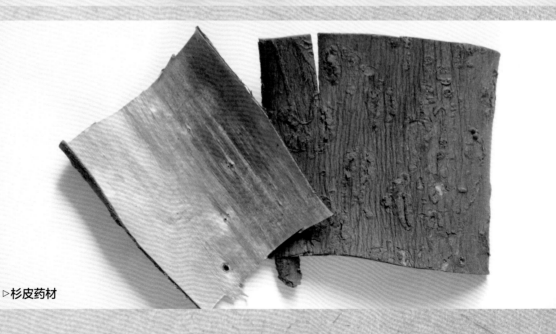

▷杉皮药材

叶

‖**主治**‖

风、虫牙痛，同芎劳、细辛煎酒含漱。时珍。

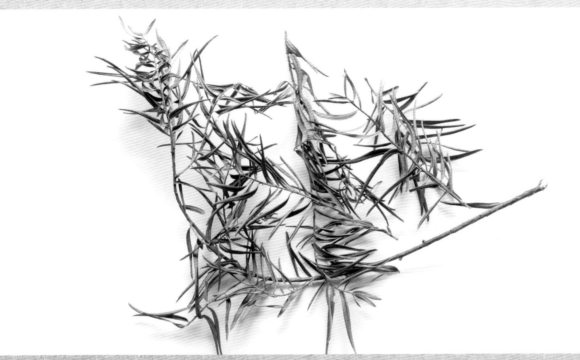

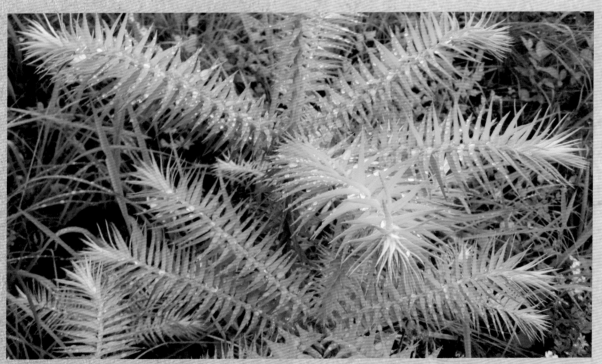

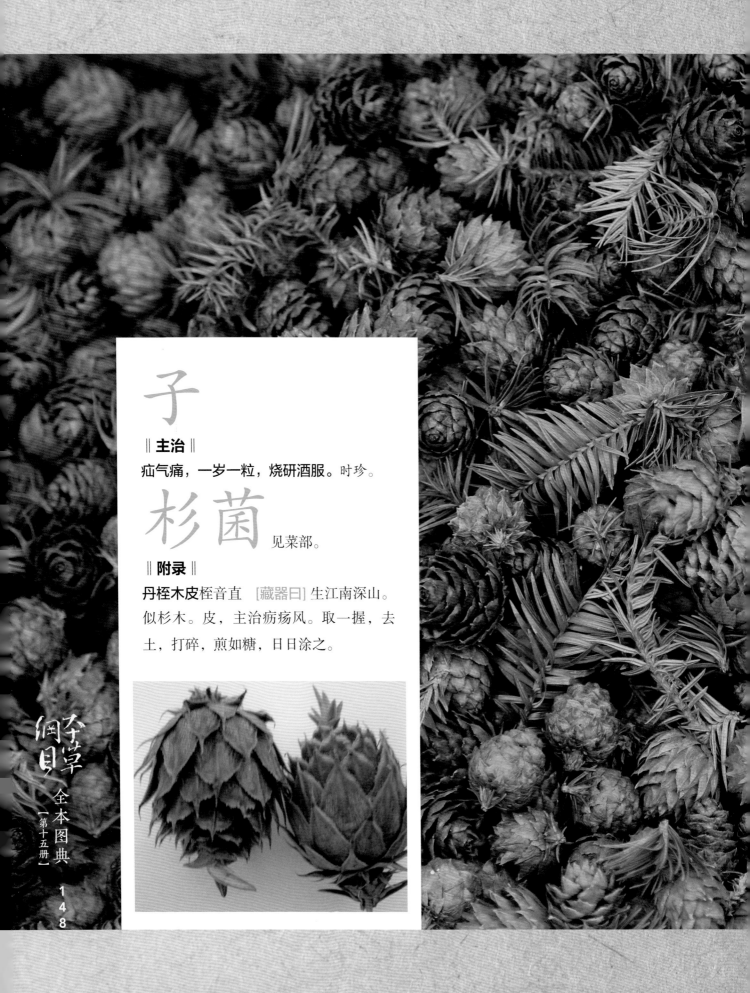

子

‖主治‖

疝气痛，一岁一粒，烧研酒服。时珍。

杉菌　　　见菜部。

‖附录‖

丹桎木皮桎音直　[藏器曰]生江南深山。似杉木。皮，主治疬疡风。取一握，去土，打碎，煎如糖，日日涂之。

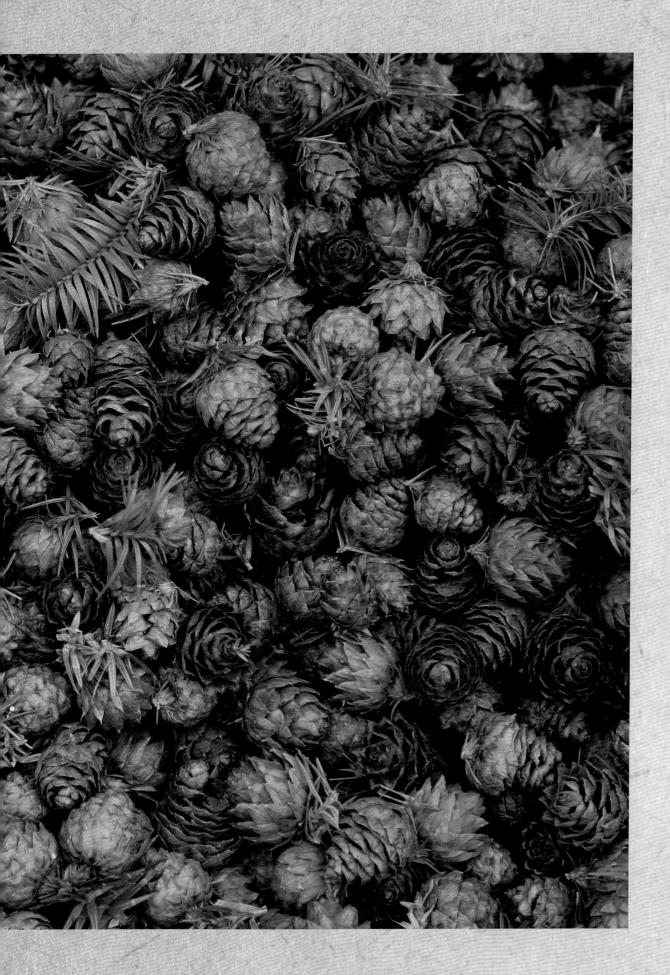

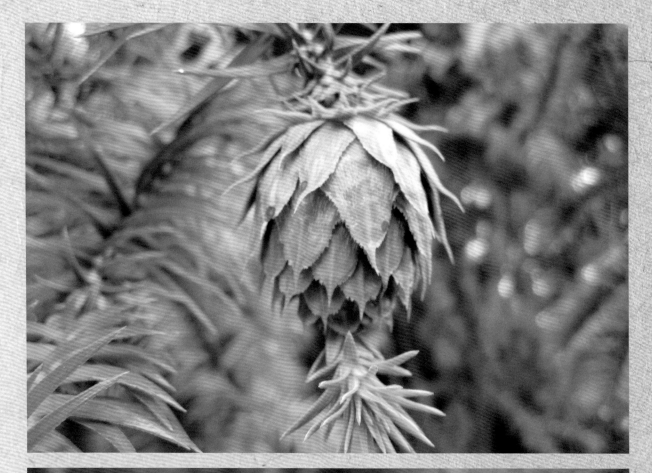

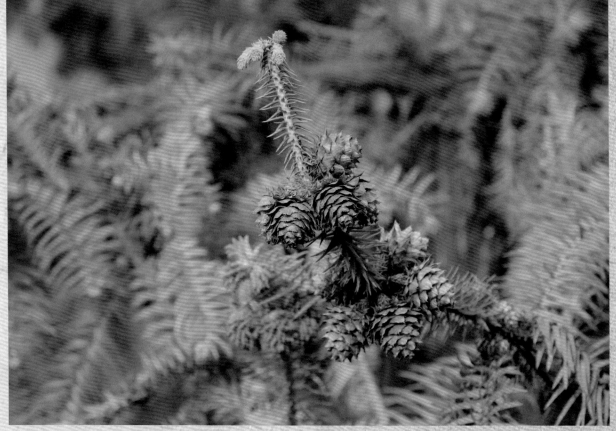

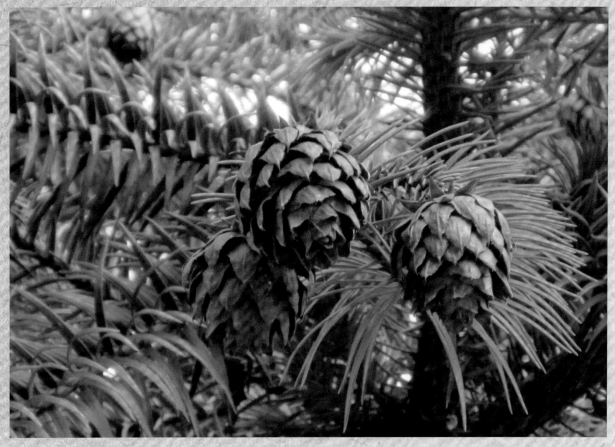

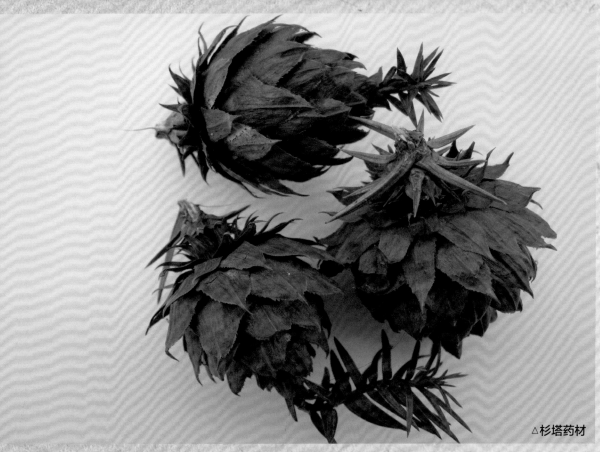

△杉塔药材

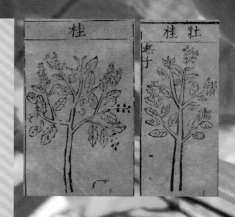

桂　桂壮

‖ 基原 ‖

据《纲目彩图》《纲目图鉴》《草药大典》《药典图鉴》等综合分析考证，本品为樟科植物肉桂 *Cinnamomum cassia* Presl 的树皮。分布于云南、广东、广西、福建、海南、台湾等地。《中华本草》《大辞典》认为还包括大叶清化桂 *C. cassia* Presl var. *macrophyllum* Chu。在广东、广西等地有大面积栽培。《纲目图鉴》认为可能还包括其他桂的异物同名品。《药典》收载肉桂药材为樟科植物肉桂的干燥树皮；多于秋季剥取，阴干。

桂—牡桂

《别录》上品　《本经》上品

本草纲目全本图典［第十五册］

152

▷肉桂（*Cinnamomum cassia*）

释名

梫音寝。[时珍曰] 按范成大桂海志云：凡木叶心皆一纵理，独桂有两道如圭形，故字从圭。陆佃埤雅云：桂犹圭也。宣导百药，为之先聘通使，如执圭之使也。尔雅谓之梫者能侵害他木也。故吕氏春秋云：桂枝之下无杂木。雷公炮炙论云：桂钉木根，其木即死。是也。桂即牡桂之厚而辛烈者，牡桂即桂之薄而味淡者，别录不当重出。今并为一，而分目于下。

集解

[别录曰] 桂生桂阳，牡桂生南海山谷。二月、八月、十月采皮，阴干。[弘景曰] 南海即是广州。神农本经惟有牡桂、菌桂。俗用牡桂，扁广殊薄，皮黄，脂肉甚少，气如木兰，味亦类桂，不知是别树，是桂之老宿者？菌桂正圆如竹，三重者良，俗中不见，惟以嫩枝破卷成圆者用之，非真菌桂也，并宜研访。今俗又以半卷多脂者，单名为桂，入药最多，是桂有三种矣。此桂广州出者好；交州、桂州者，形段小而多脂肉，亦好；湘州、始兴、桂阳县者，即是小桂，不如广州者。经云：桂，叶如柏叶泽黑，皮黄心赤。齐武帝时，湘州送树，植芳林苑中。今东山有桂皮，气粗相类，而叶乖异，亦能凌冬，恐是牡桂。人多呼为丹桂，正谓皮赤尔。北方重此，每食辄须之，盖礼所云姜桂以为芬芳也。[恭曰] 桂惟有三种。陶氏引经云似柏叶，不知此言从何所出。又于别录剩出桂条，为深误也。单名桂者，即是牡桂，乃尔雅所谓"梫，木桂也"。叶长尺许，花、子皆与菌桂同。大小枝皮俱名牡桂。但大枝皮，肉理粗虚如木而肉少味薄，名曰木桂，亦云大桂。不及小嫩枝皮，肉多而半卷，中必皱起，其味辛美，一名肉桂，亦名桂枝，一名桂心。出融州、桂州、交州甚良。其菌桂，叶似柿叶，中有纵文三道，表里无毛而光泽。肌理紧薄如竹，大枝、小枝皮俱是筒。其大枝无肉，老皮坚板，不能重卷，味极淡薄，不入药用；小枝薄而卷及二三重者良。或名筒桂，陶云小桂是也。今惟出韶州。　　　桂有三种，菌桂，叶似柿叶而

尖狭光净。花白蕊黄，四月开，五月结实。树皮青黄，薄卷若筒，亦名筒桂。其厚硬味薄者，名板桂，不入药用。牡桂，叶似枇杷叶，狭长于箘桂叶一二倍。其嫩枝皮半卷多紫，而肉中皱起，肌理虚软，谓之桂枝，又名肉桂。削去上皮，名曰桂心。其厚者名曰木桂。药中以此为善。陶氏言半卷多脂者为桂。又引仙经云：叶似柏叶。此则桂有三种明矣。陶虽是梁武帝时人，实生于宋孝武建元三年，历齐为诸王侍读，曾见芳林苑所植之树。苏恭只知有二种，指陶为误，何臆断之甚也。[藏器曰] 箘桂、牡桂、桂心三色，同是一物。桂林桂岭，因桂得名，今之所生，不离此郡。从岭以南际海尽有桂树，惟柳、象州最多。味既多烈，皮又厚坚。厚者必嫩，薄者必老。采者以老薄为一色，嫩厚为一色。嫩既辛烈，兼又筒卷。老必味淡，自然板薄。薄者即牡桂，卷者即箘桂也。桂心即是削除皮上甲错，取其近里而有味者。[承曰] 诸家所说，几不可考。今广、交商人所贩，及医家见用，惟陈藏器一说最近之。[颂曰] 尔雅但言"梫，木桂"一种，本草载桂及牡桂、箘桂三种。今岭表所出，则有筒桂、肉桂、桂心、官桂、板桂之名，而医家用之，罕有分别。旧说箘桂正圆如竹，有二三重者，则今之筒桂也。牡桂皮薄色黄少脂肉者，则今之官桂也。桂是半卷多脂者，则今之板桂也。而今观宾、宜、韶、钦诸州所图上者，种类亦各不同，然总谓之桂，无复别名。参考旧注，谓箘桂，叶似柿，中有三道文，肌理紧薄如竹，大小皆成筒，与今宾州所出者相类。牡桂，叶狭于箘桂而长数倍，其嫩枝皮半卷多紫，与今宜州、韶州所出者相类。彼土人谓其皮为木兰皮，肉为桂心。此又有黄、紫两色，益可验也。桂，叶如柏叶而泽黑，皮黄心赤，与今钦州所出者，叶密而细，恐是其类，但不作柏叶形为异尔。苏恭以单桂、牡桂为一物，亦未可据。其木俱高三四丈，多生深山蛮洞中，人家园圃亦有种者。移植于岭北，则气味殊少辛辣，不堪入药也。三月、四月生

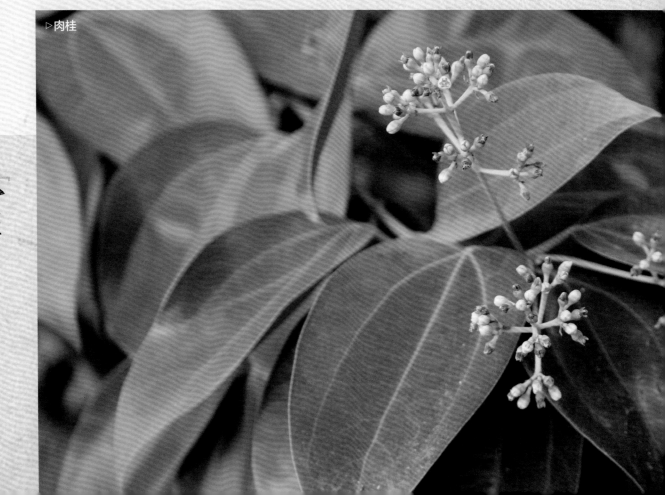

▷肉桂

花，全类茱萸。九月结实，今人多以装缀花果作筵具。其叶甚香，可用作饮尤佳。二月、八月采皮，九月采花，并阴干，不可近火。[时珍曰] 桂有数种，以今参访，牡桂，叶长如枇杷叶，坚硬有毛及锯齿，其花白色，其皮多脂。菌桂，叶如柿叶，而尖狭光净，有三纵文而无锯齿，其花有黄有白，其皮薄而卷。今商人所货，皆此二桂。但以卷者为菌桂，半卷及板者为牡桂，即自明白。苏恭所说，正合医家见今用者。陈藏器、陈承断菌、牡为一物者，非矣。陶弘景复以单字桂为叶似柏者，亦非也。柏叶之桂，乃服食家所云，非此治病之桂也。苏颂所说稍明，亦不当以钦州者为单字之桂也。按尸子云：春花秋英曰桂。嵇含南方草木状云：桂生合浦、交趾，生必高山之巅，冬夏常青。其类自为林，更无杂树。有三种：皮赤者为丹桂，叶似柿者为菌桂，叶似枇杷者为牡桂。其说甚明，足破诸家之辨矣。又有岩桂，乃菌桂之类，详菌桂下。韩众采药诗云：阆河之桂，实大如枣。得而食之，后天而老。此又一种也。阆河不知在何处。

‖ 正误 ‖

[好古曰] 寇氏衍义言：官桂不知缘何立名？予考图经，今观、宾、宜诸州出者佳。世人以观字画多，故写作官也。[时珍曰] 此误。图经今观，乃今视之意。岭南无观州。曰官桂者，乃上等供官之桂也。

桂 _{别录}

[时珍曰] 此即肉桂也。厚而辛烈，去粗皮用。其去内外皮者，即为桂心。

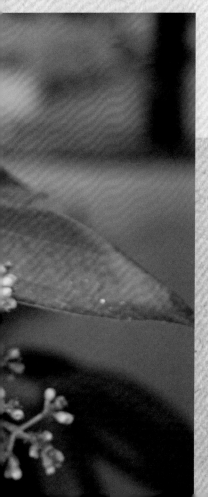

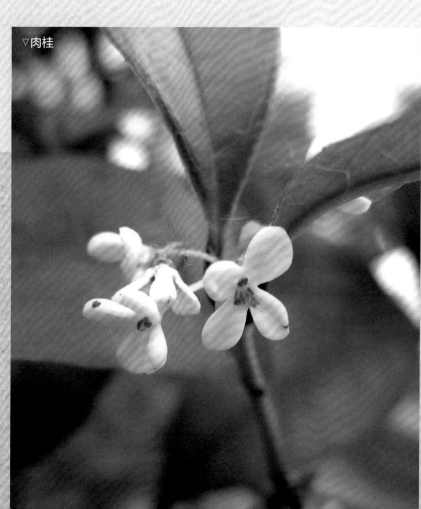

▽肉桂

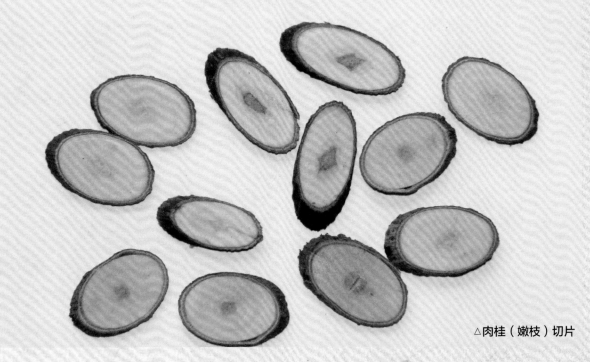

△肉桂（嫩枝）切片

‖气味‖

甘，辛，大热，有小毒。[权曰] 桂心：苦、辛，无毒。[元素曰] 肉桂：气热，味大辛，纯阳也。[杲曰] 桂：辛，热，有毒。阳中之阳，浮也。气之薄者，桂枝也；气之厚者，桂肉也。气薄则发泄，桂枝上行而发表；气厚则发热，桂肉下行而补肾。此天地亲上亲下之道也。[好古曰] 桂枝入足太阳经，桂心入手少阴经血分，桂肉入足少阴、太阴经血分。细薄者为枝为嫩，厚脂者为肉为老。去其皮与里，当其中者为桂心。别录言有小毒，又云久服神仙不老。虽有小毒，亦从类化。与黄芩、黄连为使，小毒何施？与乌头、附子为使，全取其热性而已。与巴豆、硇砂、干漆、穿山甲、水蛭等同用，则小毒化为大毒。与人参、麦门冬、甘草同用，则调中益气，便可久服也。[之才曰] 桂得人参、甘草、麦门冬、大黄、黄芩，调中益气。得柴胡、紫石英、干地黄，疗吐逆。忌生葱、石脂。

‖主治‖

利肝肺气，心腹寒热冷痰，霍乱转筋，头痛腰痛出汗，止烦止唾，咳嗽鼻齆，堕胎，温中，坚筋骨，通血脉，理疏不足，宣导百药，无所畏。久服，神仙不老。别录。补下焦不足，治沉寒痼冷之病，渗泄止渴，去营卫中风寒，表虚自汗。春夏为禁药，秋冬下部腹痛，非此不能止。元素。补命门不足，益火消阴。好古。治寒痹风喑，阴盛失血，泻痢惊痫。时珍。

桂心 药性论

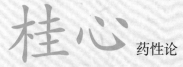

[敩曰] 用紫色厚者，去上粗皮并内薄皮，取心中味辛者用。中土只有桂草，以煮丹阳木皮，伪充桂心也。[时珍曰] 按酉阳杂俎云：丹阳山中有山桂，叶如麻，开细黄花。此即雷氏所谓丹阳木皮也。

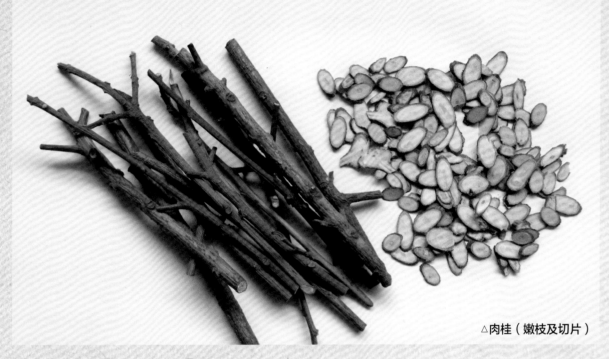

△肉桂（嫩枝及切片）

‖气味‖

苦、辛，无毒。详前桂下。

‖主治‖

九种心痛，腹内冷气痛不可忍，咳逆结气壅痹，脚痹不仁，止下痢，杀三虫，治鼻中息肉，破血，通利月闭，胞衣不下。甄权。治一切风气，补五劳七伤，通九窍，利关节，益精明目，暖腰膝，治风痹骨节挛缩，续筋骨，生肌肉，消瘀血，破痃癖癥瘕，杀草木毒。大明。治风僻失音喉痹，阳虚失血，内托痈疽痘疮，能引血化汗化脓，解蛇蝮毒。时珍。

牡桂 本经

[时珍曰] 此即木桂也。薄而味淡，去粗皮用。其最薄者为桂枝，枝之嫩小者为柳桂。

‖气味‖

辛，温，无毒。[权曰] 甘、辛。[元素曰] 桂枝味辛、甘，气微热，气味俱薄，体轻而上行，浮而升，阳也。余见前单桂下。

‖主治‖

上气咳逆结气，喉痹吐吸，利关节，补中益气。久服通神，轻身不老。本经。心痛胁痛胁风，温筋通脉，止烦出汗。别录。去冷风疼痛。甄权。去伤风头痛，开腠理，解表发汗，去皮肤风湿。元素。泄奔豚，散下焦畜血，利肺气。成无己。横行手臂，治痛风。震亨。

‖发明‖

[宗奭曰] 桂甘、辛，大热。素问云：辛甘发散为阳。故汉·张仲景桂枝汤治伤寒表虚，皆须此药，正合辛甘发散之意。本草三种之桂，不用牡桂、菌桂者，此二种性止于温，不可以治风寒之病也。然本经止言桂，仲景又言桂枝者，取枝上皮也。[好古曰] 或问：本草言桂能止烦出汗，而张仲景治伤寒有"当发汗"凡数处，皆用桂枝汤。又云：无汗不得服桂枝。汗家不得重发汗。若用桂枝，是重发其汗。汗多者，用桂枝甘草汤，此又用桂枝闭汗也。一药二用，与本草之义相通否乎？曰：本草言桂辛甘大热，能宣导百药，通血脉，止烦出汗，是调其血而汗自出也。仲景云：太阳中风，阴弱者，汗自出。卫实营虚，故发热汗出。又云：太阳病，发热汗出者，此为营弱卫强，阴虚阳必凑之，故皆用桂枝发其汗。此乃调其营气，则卫气自和，风邪无所容，遂自汗而解。非桂枝能开腠理，发出其汗也。汗多用桂枝者，以之调和营卫，则邪从汗出而汗自止，非桂枝能闭汗孔也。昧者不知出汗、闭汗之意，遇伤寒无汗者亦用桂枝，误之甚矣。桂枝汤下发汗字，当认作出字，汗自然发出。非若麻黄能开腠理，发出其汗也。其治虚汗，亦当逆察其意可也。[成无己曰] 桂枝本为解肌。若太阳中风，腠理致密，营卫邪实，津液禁固，其脉浮紧，发热汗不出者，不可与此必也。皮肤疏泄，自汗，脉浮缓，风邪干于卫气者，乃可投之。发散以辛甘为主，桂枝辛热，故以为君。而以芍药为臣、甘草为佐者，风淫所胜，平以辛苦，以甘缓之，以酸收之也。以姜、枣为使者，辛甘能发散，而又用其行脾胃之津液而和营卫，不专于发散。故麻黄汤不用姜、枣，专于发汗，不待行其津液也。[承曰] 凡桂之厚实气味重者，宜入治水脏及下焦药；轻薄气味淡者，宜入治头目发散药。故本经以菌桂养

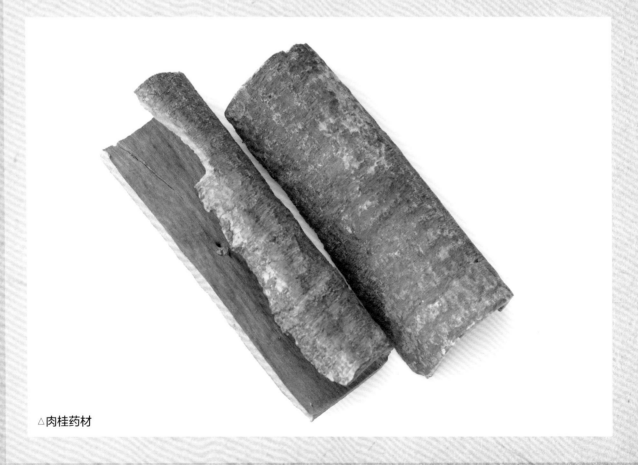

△肉桂药材

精神，牡桂利关节。仲景发汗用桂枝，乃枝条，非身干也，取其轻薄能发散。又有一种柳桂，乃桂之嫩小枝条，尤宜入上焦药用。[时珍曰]麻黄遍彻皮毛，故专于发汗而寒邪散，肺主皮毛，辛走肺也。桂枝透达营卫，故能解肌而风邪去，脾主营，肺主卫，甘走脾，辛走肺也。肉桂下行，益火之原，此东垣所谓肾苦燥，急食辛以润之，开腠理，致津液，通其气者也。圣惠方言桂心入心，引血化汗化脓。盖手少阴君火、厥阴相火，与命门同气者也。别录云"桂通血脉"是矣。曾世荣言：小儿惊风及泄泻，并宜用五苓散以泻丙火，渗土湿。内有桂，能抑肝风而扶脾土。又医余录云：有人患赤眼肿痛，脾虚不能饮食，肝脉盛，脾脉弱。用凉药治肝则脾愈虚，用暖药治脾则肝愈盛。但于温平药中倍加肉桂，杀肝而益脾，故一治两得之。传云"木得桂而枯"是也。此皆与别录桂利肝肺气，牡桂治胁痛胁风之义相符。人所不知者，今为拈出。又桂性辛散，能通子宫而破血，故别录言其堕胎，庞安时乃云炒过则不损胎也。又丁香、官桂治痘疮灰塌，能温托化脓，详见丁香下。

‖附方‖

旧二十，新十二。**阴痹熨法**寒痹者，留而不去，时痛而皮不仁。刺布衣者，以火焠之；刺大人者，以药熨之。熨法：用醇酒二十斤，蜀椒一斤，干姜一斤，桂心一斤。凡四物㕮咀，渍酒中。用绵絮一斤，细白布四丈，并纳酒中，置马矢煴中，封涂勿使泄气。五日五夜，出布、絮暴干，复渍以尽其汁。每渍必晬其日，乃出干之。并用滓与絮复布为复巾，长六七尺，为六七巾。每用一巾，生桑炭火炙巾，以熨寒痹所刺之处，令热入至病所。寒则复炙巾以熨之，三十

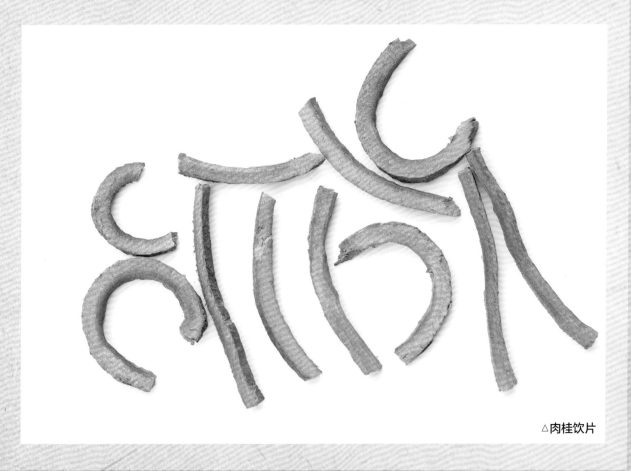

△肉桂饮片

遍而止。汗出以巾拭身，亦三十遍而止。起步内中，无见风。每刺必熨，如此病已矣。灵枢经。**足躄筋急**桂末，白酒和涂之，一日一上。皇甫谧甲乙经。**中风口喝**面目相引，偏僻颊急，舌不可转。桂心酒煮取汁，故布蘸搨病上，正即止。左喝搨右，右喝搨左。常用大效。千金方。**中风逆冷**吐清水，宛转啼呼。桂一两，水一升半，煎半升，冷服。肘后方。**中风失音**桂着舌下，咽汁。又方：桂末三钱，水二盏，煎一盏服，取汗。千金方。**喉痹不语**方同上。**偏正头风**天阴风雨即发。桂心末一两，酒调如膏，涂傅额角及顶上。圣惠方。**暑月解毒**桂苓丸：用肉桂去粗皮不见火，茯苓去皮，等分，为细末，炼蜜丸龙眼大。每新汲水化服一丸。和剂方。**桂浆渴水**夏月饮之，解烦渴，益气消痰。桂末一大两，白蜜一升，以水二斗，先煎取一斗，入新瓷瓶中，乃下二物，搅二三百转。先以油纸一重覆上，加二重封之。每日去纸一重，七日开之，气香味美，格韵绝高，今人多作之。图经本草。**九种心痛**圣惠方用桂心二钱半，为末。酒一盏半，煎半盏饮，立效。外台秘要桂末，酒服方寸匕，须臾六七次。**心腹胀痛**气短欲绝。桂二两，水一升二合，煮八合，顿服之。肘后方。**中恶心痛**方同上。千金。**寒疝心痛**四肢逆冷，全不饮食。桂心研末一钱，热酒调下取效。圣惠方。**产后心痛**恶血冲心，气闷欲绝。桂心为末，狗胆汁丸芡子大。每热酒服一丸。圣惠。**产后瘕痛**桂末，酒服方寸匕，取效。肘后。**死胎不下**桂末二钱，待痛紧时，童子小便温热调下。名观音救生散，亦治产难横生。加麝香少许，酒下，比之水银等药，不损人。何氏方。**血崩不止**桂心不拘多少，砂锅内煅存性，为末。每米饮空腹服一二钱。名神应散。妇人良方。**反腰血痛**桂末，和苦酒涂之。干再上。肘后方。**吐血下血**肘后用桂心为末，水服方寸匕。王璆曰：此阴乘阳之症也，不可服凉药。南阳赵宣德暴吐

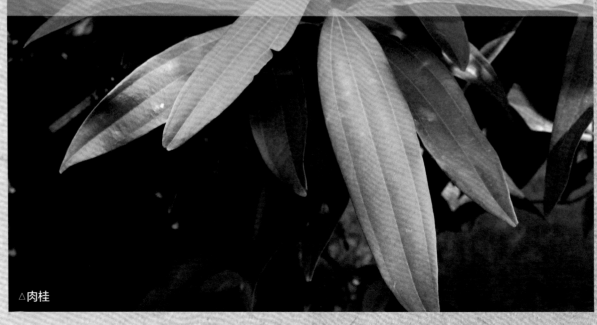

肉桂 *Cinnamomum cassia psbA-trnH* 条形码主导单倍型序列：
```
1   TACTTTGGTA TTAGTGTATA CGAGTCGTTG AAGGATCAAT ACCAAACTTC TTAATAGAAC AAGAAGTTTG GTATTGATCT
81  ATTTGGTTCA GTAGTGTTTT ATTCACATAA TCGTTTTTCA TTTTCATTTC TTTTATTCAA CTTATGAAAA CCGCTGGTTA
161 TTTCATGATC GAATATCGTA GTTTCTTCTG TACCAACCTG CATTTTATAT ACTCTTATTC TTCAAAATAA TTTGATTTTT
241 TGAAAAAATC AAAGCATTTT TCTTTTTTTT TTTTTTTTAC GTACAACATT TTGTTTTATG TACAATATCT GTATTTCAGC
321 AGGAAGGAGA GTGAAGTAAT AAAGACTAAA TCAAAAAATA ATGAATGG
```

△肉桂

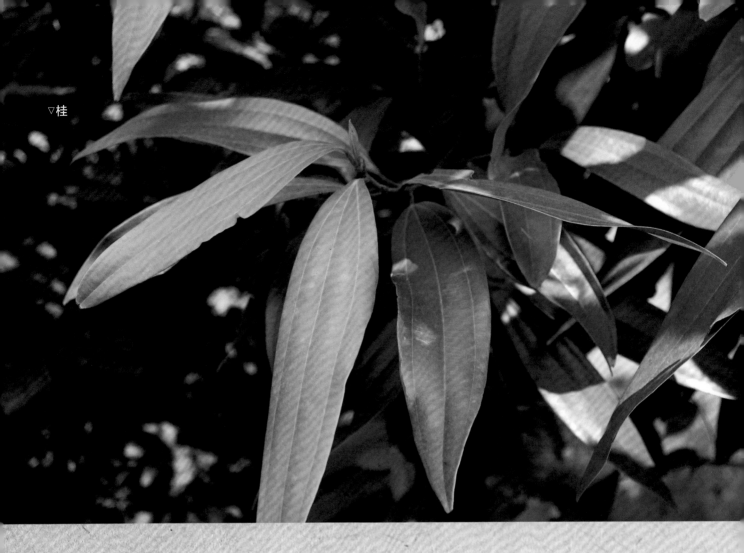

▽桂

血，服二次而止。其甥亦以二服而安。**小儿久痢**赤白。用桂去皮，以姜汁炙紫，黄连以茱萸炒过，等分，为末。紫苏、木瓜煎汤服之。名金锁散。全幼心鉴。**小儿遗尿**桂末、雄鸡肝等分，捣丸小豆大。温水调下，日二服。外台。**婴儿脐肿**多因伤湿。桂心炙热熨之，日四五次。姚和众方。**外肾偏肿**桂末，水调方寸匕，涂之。梅师方。**食果腹胀**不拘老小。用桂末，饭和丸绿豆大。吞五六丸，白汤下。未消再服。经验方。**打扑伤损**瘀血溜闷，身体疼痛。辣桂为末，酒服二钱。直指方。**乳痈肿痛**桂心、甘草各二分，乌头一分，炮，为末，和苦酒涂之，纸覆住。脓化为水，神效。肘后方。**重舌鹅口**桂末，和姜汁涂之。汤氏宝书。**诸蛇伤毒**桂心、栝楼等分，为末，竹筒密塞。遇毒蛇伤，即傅之。塞不密，即不中用也。**闭口椒毒**气欲绝，或出白沫，身体冷。急煎桂汁服之，多饮新汲水一二升。梅师方。**中钩吻毒** 解芫青毒并煮桂汁服。

叶

‖**主治**‖
捣碎浸水，洗发，去垢除风。时珍。

‖ 基原 ‖

《纲目图鉴》认为本品为樟科植物肉桂 Cinnamomum cassia Presl 中的筒桂。分布参见本卷"桂、牡桂"项下。

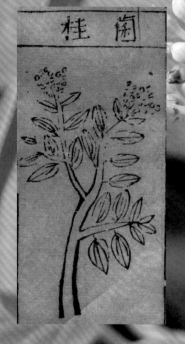

菌桂

音窘。《本经》上品

纲目 本草 全本图典 [第十五册] 162

▷肉桂 (*Cinnamomum cassia*)

‖ 释名 ‖

筒桂唐本小桂。【恭曰】菌者竹名。此桂嫩而易卷如筒，即古所用筒桂也。筒似菌字，后人误书为菌，习而成俗，亦复因循也。【时珍曰】今本草又作从草之菌，愈误矣。牡桂为大桂，故此称小桂。

‖ 集解 ‖

【别录曰】菌桂生交趾、桂林山谷岩崖间。无骨，正圆如竹。立秋采之。【恭曰】交趾属交州，桂林属广州。蜀都赋云"菌桂临岩"是矣。俗中不见正圆如竹者，惟嫩枝破卷成圆，犹依桂用，非真菌桂也。仙经用菌桂，云三重者良，则明非今桂矣。别是一物，应更研访。【保昇曰】菌桂，叶似柿叶者是。详前桂下。别录所谓正圆如竹者，[ ]如竹筒。陶氏误疑是木形如竹，反谓卷成圆者非真也。今人所栽岩[ ]是箘桂之类而稍异。其叶不似柿叶，亦有锯齿如枇杷叶而粗涩者，[ ]锯齿如栀子叶而光洁者。丛生岩岭间，谓之岩桂，俗呼为木犀。其皮[ ]者名银桂，黄者名金桂，红者名丹桂。有秋花者，春花者，四季花[ ]逐月花者。其皮薄而不辣，不堪入药。惟花可收茗、浸酒、盐渍，及[ ]茶、发泽之类耳。

皮
三月、七月采。

‖气味‖
辛，温，无毒。

‖主治‖
百病，养精神，和颜色，为诸药先聘通使。久服，轻身不老，面生光华，媚好常如童子。本经。

‖发明‖
见前桂下。[时珍曰] 箘桂生深[ ]，与桂心、牡桂迥然不同。昔人所服食者，盖此类耳。

‖正误‖
[弘景曰] 仙经服食桂，以葱涕合和云母蒸化为水服之。[慎微曰] 抱朴子云：桂可合竹沥饵之，亦可以龟脑和服之。七年能步行水上，长生不死。赵佗子服桂二十年，足下生毛，日行五百里，力举千斤。列仙传云：范蠡好食桂，饮水卖药，世人见之。又桂父，象林人，常服桂皮叶，以龟脑和之。[时珍曰] 方士谬言，类多如此，唐氏收入本草，恐误后人，故详记。

木犀花

‖气味‖
辛，温，无毒。

‖主治‖
同百药煎、孩儿茶作膏饼噙，生津辟臭化痰，治风虫牙痛。同麻油蒸熟，润发，及作面脂。时珍。

‖ 基原 ‖

　　据《纲目彩图》《纲目图鉴》《草药大典》等综合分析
考证，本品为樟科植物天竺桂 *Cinnamomum japonicum* Sieb.。
分布于江西、安徽、江苏、浙江、福建、台湾等地。

天竺桂

《海药》

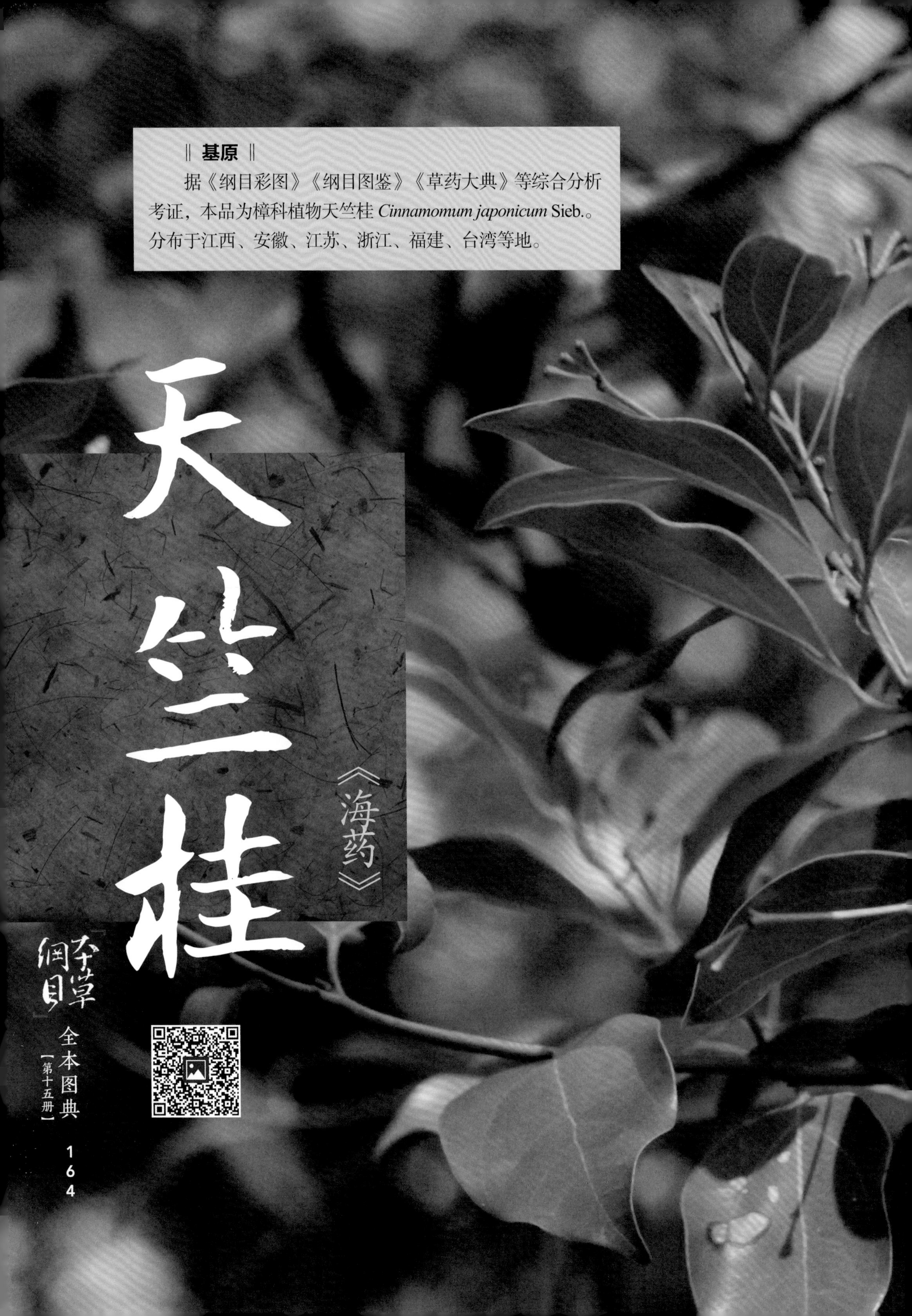

野李
纲目

全本图典

【第十五册】

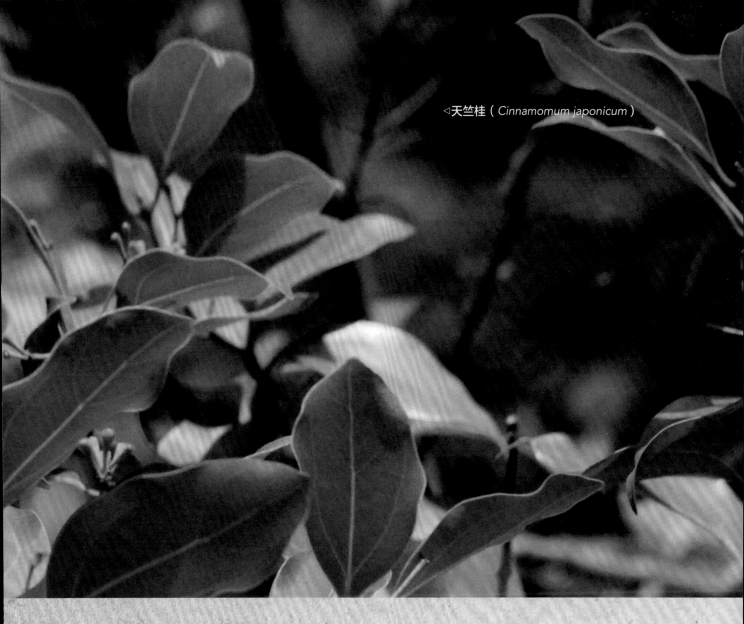

◁天竺桂（*Cinnamomum japonicum*）

‖ **集解** ‖

[珣曰] 天竺桂生南海山谷，功用似桂。其皮薄，不甚辛烈。[宗奭曰] 皮与牡桂相同，但薄耳。[时珍曰] 此即今闽、粤、浙中山桂也，而台州天竺最多，故名。大树繁花，结实如莲子状。天竺僧人称为月桂是矣。详月桂下。

皮

‖ **气味** ‖

辛，温，无毒。

‖ **主治** ‖

腹内诸冷，血气胀痛。藏器。破产后恶血，治血痢肠风，补暖腰脚，功与桂心同，方家少用。珣。

‖ 基原 ‖
《纲目图鉴》认为本品为樟科植物天竺桂 *Cinnamomum japonicum* Sieb.。参见本卷"天竺桂"项下。

月桂

《拾遗》

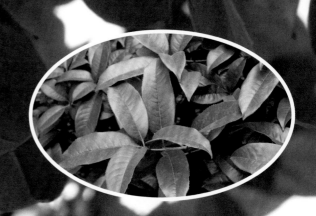

▷月桂（*Cinnamomum japonicum*）

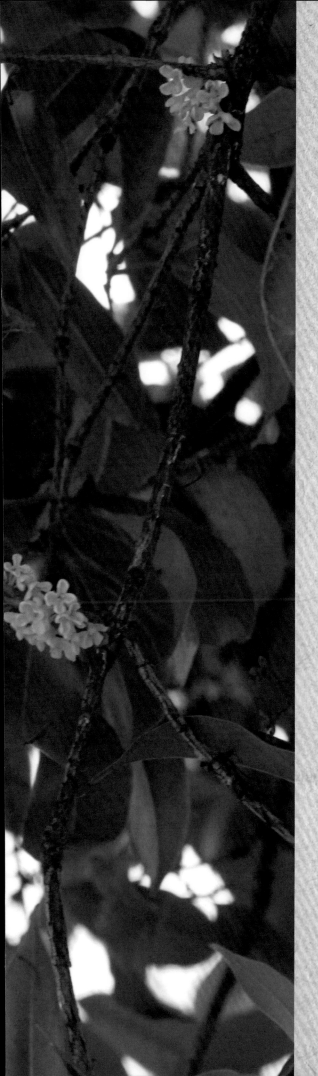

‖集解‖

[藏器曰] 今江东诸处，每至四五月后晦，多于衢路间得月桂子，大于狸豆，破之辛香，古者相传是月中下也。余杭灵隐寺僧种得一株，近代诗人多所论述。洞冥记云：有远飞鸡，朝往夕还，常衔桂实归于南土。南土月路也，故北方无之。山桂犹堪为药，况月桂乎？[时珍曰] 吴刚伐月桂之说，起于隋唐小说。月桂落子之说，起于武后之时。相传有梵僧自天竺鹫岭飞来，故八月常有桂子落于天竺。唐书亦云垂拱四年三月，有月桂子降于台州，十余日乃止。宋仁宗天圣丁卯八月十五日夜，月明天净。杭州灵隐寺月桂子降，其繁如雨，其大如豆，其圆如珠，其色有白者、黄者、黑者，壳如芡实，味辛。拾以进呈。寺僧种之，得二十五株。慈云式公有序记之。张君房宿钱塘月轮寺，亦见桂子纷如烟雾，回旋成穗，坠如牵牛子，黄白相间，咀之无味。据此，则月中真若有树矣。窃谓月乃阴魄，其中婆娑者，山河之影尔。月既无桂，则空中所坠者何物耶？泛观群史，有雨尘沙土石，雨金铅钱汞，雨絮帛谷粟，雨草木花药，雨毛血鱼肉之类甚众。则桂子之雨，亦妖怪所致，非月中有桂也。桂生南方，故惟南方有之。宋史云元丰三年六月，饶州雨木子数亩，状类山芋子，味辛而香，即此类也。道经月桂谓之不时花，不可供献。

子

‖气味‖

辛，温，无毒。

‖主治‖

小儿耳后月蚀疮，研碎傅之。藏器。

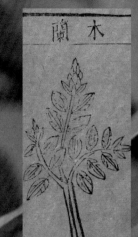

木蘭

‖ 基原 ‖

《纲目图鉴》认为本品为木兰科植物木莲 *Manglietia fordiana* (Hemsl.) Oliv.。分布于浙江、安徽、福建、广东、广西、云南、贵州等地。《纲目彩图》认为本品为木兰科植物紫玉兰 *Magnolia liliflora* Desr.、玉兰 *Magnolia denudata* Desr. 等，参见本卷"辛夷"项下。

木兰

《本经》上品

本草纲目

全本图典

【第十五册】

▷木莲（*Manglietia fordiana*）

‖ 释名 ‖

杜兰别录 林兰本经 木莲纲目 黄心。[时珍曰] 其香如兰，其花如莲，故名。其木心黄，故曰黄心。

‖ 集解 ‖

[别录曰] 木兰生零陵山谷及太山。皮似桂而香。十二月采皮，阴干。[ ] 零陵诸处皆有之。状如楠树，皮甚薄而味辛香。今益州者皮厚，状如厚朴，而气味为胜。今东人皆以山桂皮当之，亦相类。道家用合香亦好。[保升曰] 所在皆有。树高数仞。叶似菌桂叶，有三道纵文，其叶辛香不及桂也。皮

如板桂，有纵横文。三月、四月采皮，阴干。[颂曰] 今湖、岭□□□诸州皆有之。此与桂全别，而韶州所上，乃云与桂同是一种。取外皮为木兰，中肉□□□。盖是桂中之一种尔。十一月、十二月采，阴干。任昉述异记云：木兰洲，在浔□□□，多木兰。又七里洲中有鲁班刻木兰舟，至今在洲中。今诗家云木兰舟，出于此。[时珍曰] 木兰枝叶俱疏。其花内白外紫，亦有四季开者。深山生者尤大，可以为舟。按白乐天集云：木莲生巴峡山谷间，民呼为黄心树。大者高五六丈，涉冬不凋。身如青杨，有白纹。叶如桂而厚大，无脊。花如莲花，香色艳腻皆同，独房蕊有异。四月初始开，□日即谢，不结实。此说乃真木兰也。其花有红、黄、白数色。其木肌细而心黄，梓人贵重。苏颂所言韶州者，是桂生，非木兰也。或云木兰树虽去皮，亦不死。□□言其冬花、实如小柿甘美者，恐不然也。

皮

‖气味‖
苦□寒，无毒。

‖主治‖
身□热在皮肤中，去面热赤疱酒齄，恶风癫疾，阴下痒湿，明耳目。本经。疗中风伤寒，及痈疽水肿，去臭气。别录。治酒疸，利小便，疗重舌。时珍。

‖附方‖
旧二，新一。**小儿重舌**木兰皮一尺，广四寸，削去粗皮，入醋一升，□□□禽之。子母秘录。**面上齄疱黯黵**。用木兰皮一斤，细切，以三年酢浆渍之百日，晒□□末。每浆水服方寸匕，日三服。肘后用酒渍之。栀子仁一斤。古今录验方。**酒疸发黄**□□黑黄色，心下懊痛，足胫肿满，小便黄，由大醉当风，入水所致。用木兰皮一两，□□□二两，为末。酒服方寸匕，日三服。肘后方。

花
‖主治‖
鱼哽骨哽，化铁丹用之。时珍。

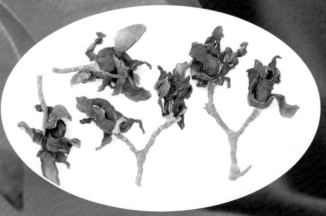

‖ 基原 ‖

据《纲目图鉴》等综合分析考证，本品为木兰科植物玉兰 *Magnolia denudata* Desr.、紫玉兰 *M. liliflora* Desr.。玉兰分布于我国华东、西南、华南等地，紫玉兰分布于安徽、浙江、福建、湖北等地。《药典图鉴》《中药志》认为还包括同属植物望春花 *M. biondii* Pamp. 及武当玉兰 *M. sprengeri* Pamp.。望春花分布于陕西、甘肃、河南、湖北、四川等地，武当玉兰分布于陕西、甘肃、河南、湖北、四川等地。《药典》收载辛夷药材为木兰科植物望春花、玉兰或武当玉兰的干燥花蕾；冬末春初花未开放时采收，除去枝梗，阴干。

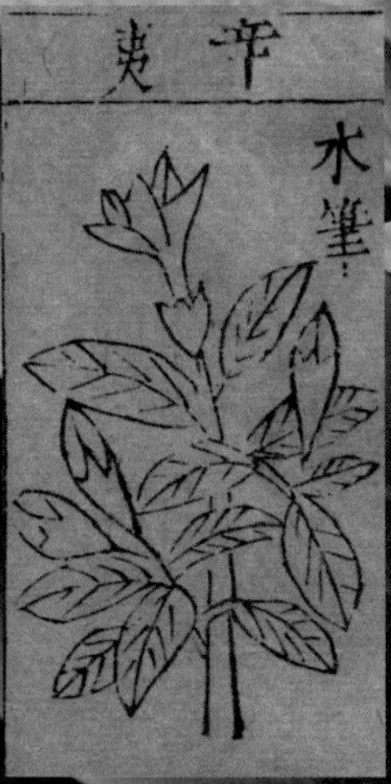

辛夷

《本经》上品

◁玉兰（*Magnolia denudata*）

望春花 *Magnolia biondii psbA-trnH* 条形码主导单倍型序列：

```
1    TACTTCAGTC TTAGTGTATA TGAGTCGTTG AAGGATCCGA TCAATACCCA ACTTCTTGTC CTATCAAGAA GTTGGGTATT
81   GATCCGTTCG ATTCAGTAGT GTTTTATTTA CATAAACATT TTTGCCATTT TCATTTCTTT ATTTCAACTT AAGAAACAT
161  TATTGTTGGT TGGTTCATGA TCGAATATCA TATTTTTGTT CTGTACCGAT CTGTATTGTA ATTTCTGTAT GTTCCTCAAA
241  ATCATTTTCT TTTTTTTTTC ATAAAGGAAT TTTTTTGTAC ATTTACAATT TACAGGATTG GCATTTTATG TTCAATATCT
321  GTATCTCAGA AAGTAAGAAA GACTCAATAC AATAATCATG AATGGTGGAA ATTAGAGTGG AGG
```

玉兰 *Magnolia denudata psbA-trnH* 条形码主导单倍型序列：

```
1    TACTTCAGTC TTAGTGTATA TGAGTCGTTG AAGGATCCGA TCAATACCCA ACTTCTTGTC CTATCAAGAA GTTGGATATT
81   GATCCGTTCG ATTCAGTAGT GTTTTATTCA CATAAACATT TTTGCCATTT TCATTTCTTT ATTTCAACTT AAGAAACAT
161  TATTGTTGGT TGGTTCATGA TCGAATATCA TATTTTTGTT CTGTACCGAT CTGTATTGTA ATTTCTGTAT GTTCCTCAAA
241  ATCATTTTCT TTTTTTTTTT TTTCATAAAG GAATTTTTTT GTACATTTAC AATTTACAGG ATTGGCATTT TATGTTCAAT
321  ATCTGTATCT CAGAAAGTAA GAAAGATCAA TACAATAATC ATGAATGGTG GAAATTAGAG CGGAGG
```

武当玉兰 *Magnolia sprengeri psbA-trnH* 条形码主导单倍型序列：

```
1    TACTTCAGTC TTAGTGTATA TGAGTCGTTG AAGGATCCGA TCAATACCCA ACTTCTTGTC CTATCAAGAA GTTGGATATT
81   GATCCGTTCG ATTCAGTAGT GTTTTATTCA CATAAACATT TTTGCCATTT TCATTTCTTT ATTTCAACTT AAGAAACAT
161  TATTGTTGGT TGGTTCATGA TCGAATATCA TATTTTTGTT CTGTACCGAT CTGTATTGTA ATTTCTGTAT GTTCCTCAAA
241  ATCATTTTCT TTTTTTTTTC ATAAAGGAAT TTTTTTGTAC ATTTACAATT TACAGGATTG GCATTTTATG TTCAATATCT
321  GTATCTCAAA AAGTAAGAAA GACTCAATAC AATAATCATG AATGGTGGAA ATTAAAGCGG AGG
```

‖ 释名 ‖

辛雉本经**侯桃**同**房木**同**木笔**拾遗**迎春**。[时珍曰] 夷者荑也。其苞初生如荑而味辛也。扬雄甘泉赋云：列辛雉于林薄。服虔注云：即辛夷。雉、夷声相近也。今本草作辛矧，传写之误矣。[藏器曰] 辛夷花未发时，苞如小桃子，有毛，故名侯桃。初发如笔头，北人呼为木笔。其花最早，南人呼为迎春。

‖ 集解 ‖

[别录曰] 辛夷生汉中、魏兴、梁州川谷。其树似杜仲，高丈余。子似冬桃而小。九月采实，暴干，去皮及外毛。毛射人肺，令人咳。[弘景曰] 今出丹阳近道，形如桃子，小时气味辛香。[恭曰] 此是树花未开时收之。正月、二月好采。云九月采实者，恐误也。[保升曰] 其树大连合抱，高数仞。叶似柿叶而狭长。正月、二月花，似有毛小桃，色白而带紫。花落而无子。夏杪复着花，如小笔。又有一种，花、叶皆同，但三月花开，四月花落，子赤似相思子。二种所在山谷皆有。[禹锡曰] 今苑中有树，高三四丈，其枝繁茂。正二月花开，紫白色。花落乃生叶，夏初复生花。

经伏历冬，叶花渐大，如有毛小桃，至来年正二月始开。初是兴元府进来，树才三四尺，有花无子，经二十余年方结实。盖年浅者无子，非有二种也。其花开早晚，各随方土节气尔。[宗奭曰] 辛夷处处有之，人家园亭亦多种植。先花后叶，即木笔花也。其花未开时，苞上有毛，尖长如笔，故取象而名。花有桃红、紫色二种，入药当用紫者，须未开时收之，已开者不佳。[时珍曰] 辛夷花初出枝头，苞长半寸，而尖锐俨如笔头，重重有青黄茸毛顺铺，长半分许。及开则似莲花而小如盏，紫苞红焰，作莲及兰花香。亦有白色者，人呼为玉兰。又有千叶者。诸家言苞似小桃者，比类欠当。

苞

‖ **修治** ‖

[敩曰] 凡用辛夷，拭去赤肉毛了，以芭蕉水浸一宿，用浆水煮之，从巳至未，取出焙干用。若治眼目中患，即一时去皮，用向里实者。[大明曰] 入药微炙。

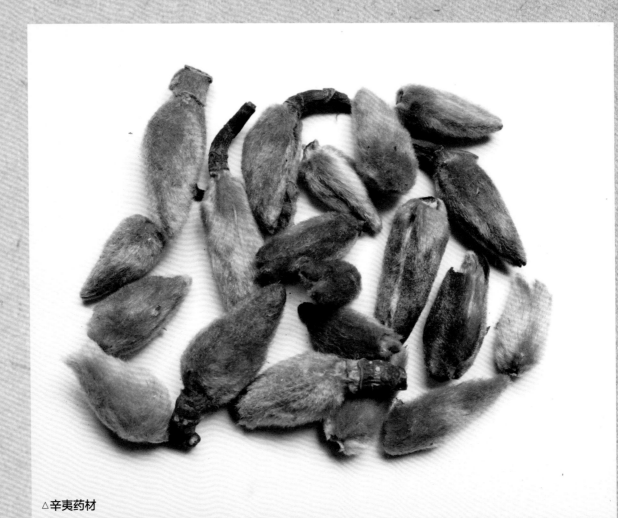

△辛夷药材

‖ 气味 ‖

辛，温，无毒。[时珍曰]气味俱薄，浮而散，阳也，入手太阴、足阳明经。[之才曰]芎䓖为之使。恶五石脂，畏菖蒲、蒲黄、黄连、石膏、黄环。

‖ 主治 ‖

五脏身体寒热，风头脑痛面皯。久服下气，轻身明目，增年耐老。本经。温中解肌，利九窍，通鼻塞涕出，治面肿引齿痛，眩冒身兀兀如在车船之上者，生须发，去白虫。别录。通关脉，治头痛憎寒，体噤瘙痒。入面脂，生光泽。大明。鼻渊鼻鼽，鼻窒鼻疮，及痘后鼻疮，并用研末，入麝香少许，葱白蘸入数次，甚良。时珍。

‖ 发明 ‖

[时珍曰]鼻气通于天。天者头也，肺也。肺开窍于鼻，而阳明胃脉环鼻而上行。脑为元神之府，而鼻为命门之窍。人之中气不足，清阳不升，则头为之倾，九窍为之不利。辛夷之辛温走气而入肺，其体轻浮，能助胃中清阳上行通于天，所以能温中，治头面目鼻九窍之病。轩岐之后，能达此理者，东垣李杲一人而已。

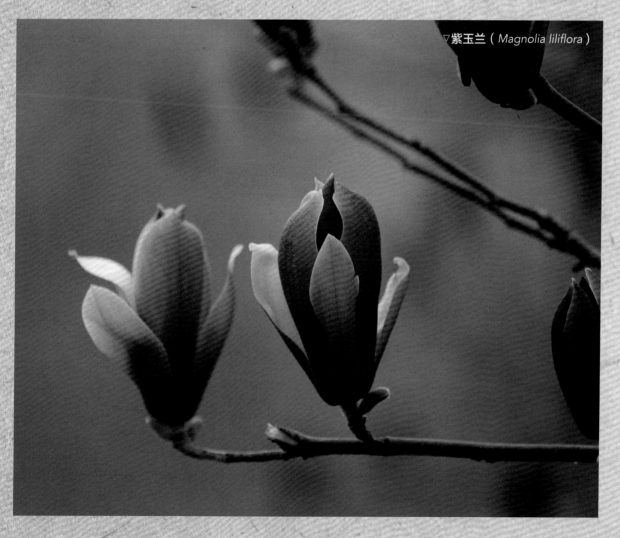

▽紫玉兰（ *Magnolia liliflora* ）

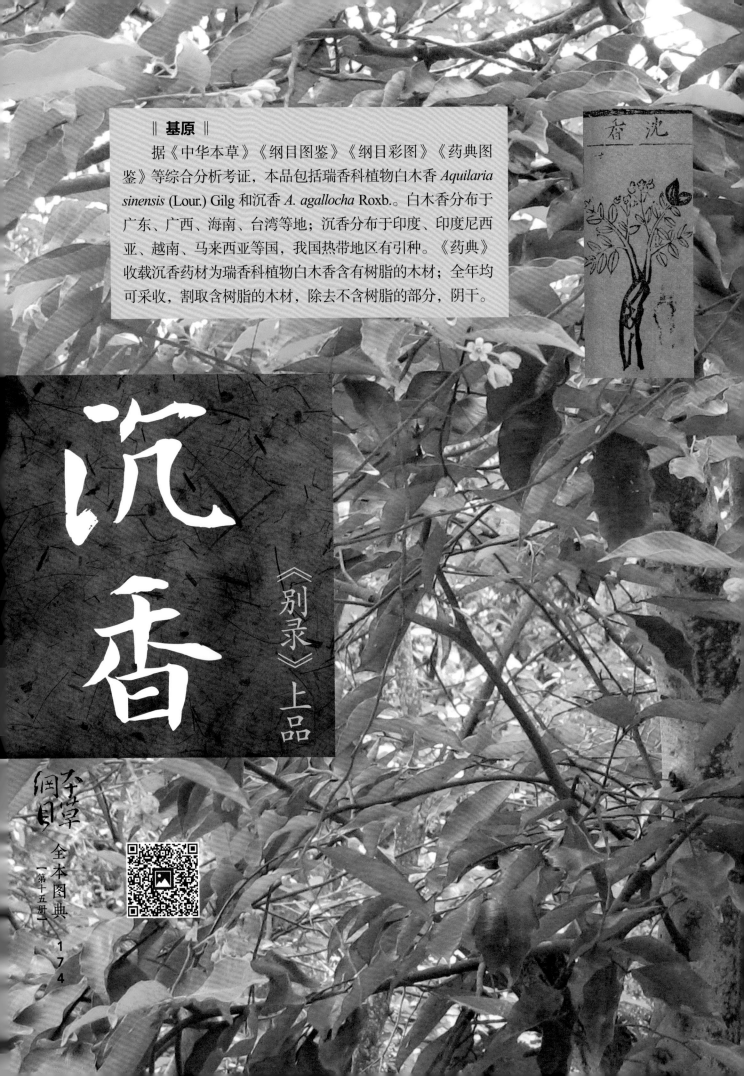

‖ 基原 ‖

据《中华本草》《纲目图鉴》《纲目彩图》《药典图鉴》等综合分析考证，本品包括瑞香科植物白木香 *Aquilaria sinensis* (Lour.) Gilg 和沉香 *A. agallocha* Roxb.。白木香分布于广东、广西、海南、台湾等地；沉香分布于印度、印度尼西亚、越南、马来西亚等国，我国热带地区有引种。《药典》收载沉香药材为瑞香科植物白木香含有树脂的木材；全年均可采收，割取含树脂的木材，除去不含树脂的部分，阴干。

沉香

《别录》上品

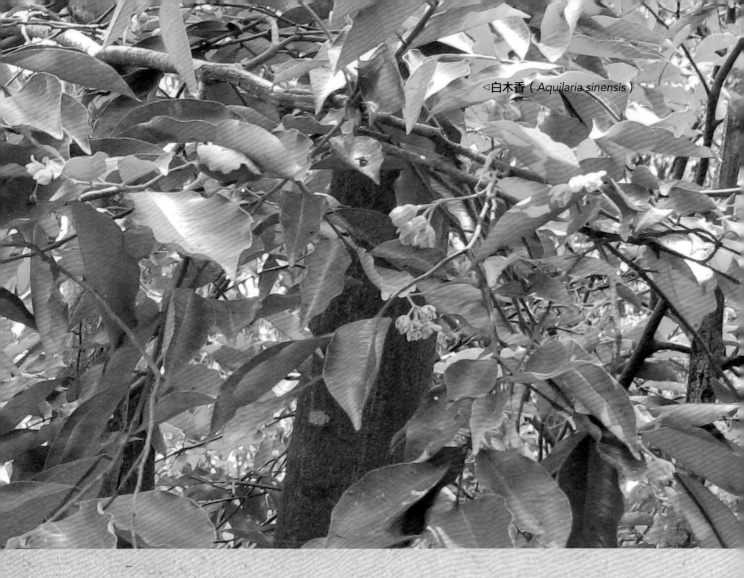

‖释名‖

沉水香 纲目 **蜜香**。[时珍曰] 木之心节置水则沉，故名沉水，亦曰水沉。半沉者为栈香，不沉者为黄熟香。南越志言交州人称为蜜香，谓其气如蜜脾也。梵书名阿迦㗝香。

‖集解‖

[恭曰] 沉香、青桂、鸡骨、马蹄、煎香，同是一树，出天竺诸国。木似榉柳，树皮青色。叶似橘叶，经冬不凋。夏生花，白而圆。秋结实似槟榔，大如桑椹，紫而味辛。[藏器曰] 沉香枝、叶并似椿。云似橘者，恐未是也。其枝节不朽，沉水者为沉香；其肌理有黑脉，浮者为煎香。鸡骨、马蹄皆是煎香，并无别功，止可熏衣去臭。[颂曰] 沉香、青桂等香，出海南诸国及交、广、崖州。沈怀远南越志云：交趾蜜香树，彼人取之，先断其积年老木根，经年其外皮干俱朽烂，木心与枝节不坏，坚黑沉水者，即沉香也。半浮半沉与水面平者，为鸡骨香。细枝紧实未烂者，为青桂香。其干为栈香。其根为黄熟香。其根节轻而大者，为马蹄香。此六物同出一树，有精粗之异尔，并采无时。刘恂岭表录异云：广管罗州多栈香

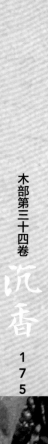

树，身似柜柳，其花白而繁，其叶如橘。其皮堪作纸，名香皮纸，灰白色，有纹如鱼子，沾水即烂，不及楮纸，亦无香气。沉香、鸡骨、黄熟、栈香虽是一树，而根、干、枝、节，各有分别也。又丁谓天香传云：此香奇品最多。四香凡四名十二状，出于一本。木体如白杨，叶如冬青而小。海北窦、化、高、雷皆出香之地，比海南者优劣不侔。既所禀不同，复售者多而取者速，其香不待稍成，乃趋利戕贼之深也。非同琼管黎人，非时不妄剪伐，故木无夭札之患，得必异香焉。[宗奭曰]岭南诸郡悉有，傍海处尤多。交干连枝，冈岭相接，千里不绝。叶如冬青，大者数抱，木性虚柔。山民以构茅庐，或为桥梁，为饭甑，为狗槽，有香者百无一二。盖木得水方结，多在折枝枯干中，或为沉，或为煎，或为黄熟。自枯死者，谓之水盘香。南息、高、窦等州，惟产生结香。盖山民入山，以刀斫曲干斜枝成坎，经年得雨水浸渍，遂结成香。乃锯取之，刮去白木，其香结为斑点，名鹧鸪斑，燔之极清烈。香之良者，惟在琼、崖等州，俗谓之角沉、黄沉，乃枯木得者，宜入药用。依木皮而结者，谓之青桂，气尤清。在土中岁久，不待刓剔而成薄片者，谓之龙鳞。削之自卷，咀之柔韧者，谓之黄蜡沉，尤难得也。[承曰]诸品之外，又有龙鳞、麻叶、竹叶之类，不止一二十品。要之入药惟取中实沉水者。或沉水而有中心空者，则是鸡骨。谓中有朽路，如鸡骨中血眼也。[时珍曰]沉香品类，诸说颇详。今考杨亿谈苑、蔡绦丛话、范成大桂海志、张师正倦游录、洪驹父香谱、叶廷珪香录诸书，撮其未尽者补之云。香之等凡三，曰沉、曰栈、曰黄熟是也。沉香入水即沉，其品凡四：曰熟结，乃膏脉凝结自朽出者；曰生结，乃刀斧伐仆，膏脉结聚者；曰脱落，乃因水朽而结者；曰虫漏，乃因蠹隙而结者。生结为上，熟脱次之。坚黑为上，黄色次之。角沉黑润，黄沉黄润，蜡沉柔韧，革沉纹横，皆上品也。海岛所出，有如石杵，如肘如拳，如凤雀龟蛇，云气人物。及海南马蹄、牛头、燕口、茧栗、竹叶、芝菌、梭子、附子等香，皆因形命名尔。其栈香入水半浮半沉，即沉香之半结连木者，或作煎香，番名婆木香，亦曰弄水香。其类有猬刺香、鸡骨香、叶子香，皆因形而名。有大如笠者，为蓬莱香。有如山石枯槎者，为光香。入药皆次于沉香。其黄熟香，即香之轻虚者，俗讹为速香是矣。有生速，斫伐而取者。有熟速，腐朽而取

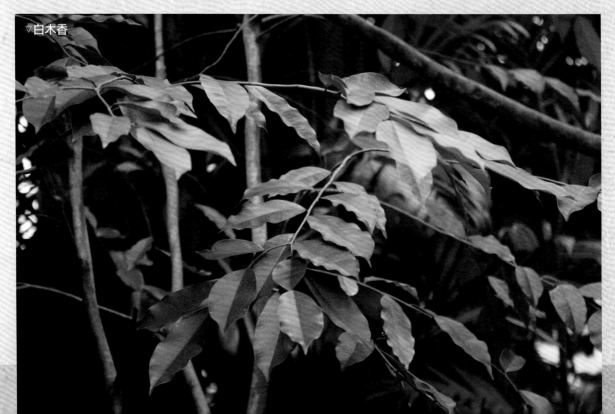

▽白木香

者。其大而可雕刻者，谓之水盘头。并不堪入药，但可焚爇。叶廷珪云：出渤泥、占城、真腊者，谓之番沉，亦曰舶沉，曰药沉，医家多用之，以真腊为上。蔡绦云：占城不若真腊，真腊不若海南黎峒。黎峒又以万安黎母山东峒者，冠天下，谓之海南沉，一片万钱。海北高、化诸州者，皆栈香尔。范成大云：黎峒出者名土沉香，或曰崖香。虽薄如纸者，入水亦沉。万安在岛东，钟朝阳之气，故香尤酝藉，土人亦自难得。舶沉香多腥烈，尾烟必焦。交趾海北之香，聚于钦州，谓之钦香，气尤酷烈。南人不甚重之，惟以入药。

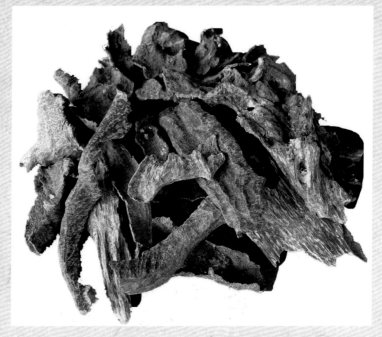

△沉香药材

‖ 正误 ‖

[时珍曰] 按李珣海药本草谓沉者为沉香，浮者为檀香。梁元帝金楼子谓一木五香，根为檀、节为沉、花为鸡舌、胶为熏陆、叶为藿香。并误也。五香各是一种。所谓五香一木者，即前苏恭所言，沉、栈、青桂、马蹄、鸡骨者是矣。

‖ 修治 ‖

[敩曰] 凡使沉香，须要不枯，如嘴角硬重沉于水下者为上，半沉者次之。不可见火。[时珍曰] 欲入丸散，以纸裹置怀中，待燥研之。或入乳钵以水磨粉，晒干亦可。若入煎剂，惟磨汁临时入之。

‖ 气味 ‖

辛，微温，无毒。[珣曰] 苦，温。[大明曰] 辛，热。[元素曰] 阳也。有升有降。[时珍曰] 咀嚼香甜者性平，辛辣者性热。

‖ 主治 ‖

风水毒肿，去恶气。别录。主心腹痛，霍乱中恶，邪鬼疰气，清人神，并宜酒煮服之。诸疮肿，宜入膏中。李珣。调中，补五脏，益精壮阳，暖腰膝，止转筋吐泻冷气，破癥癖，冷风麻痹，骨节不任，风湿皮肤瘙痒，气痢。大明。补右肾命门。元素。补脾胃，及痰涎、血出于脾。李杲。益气和神。刘完素。治上热下寒，气逆喘急，大肠虚闭，小便气淋，男子精冷。时珍。

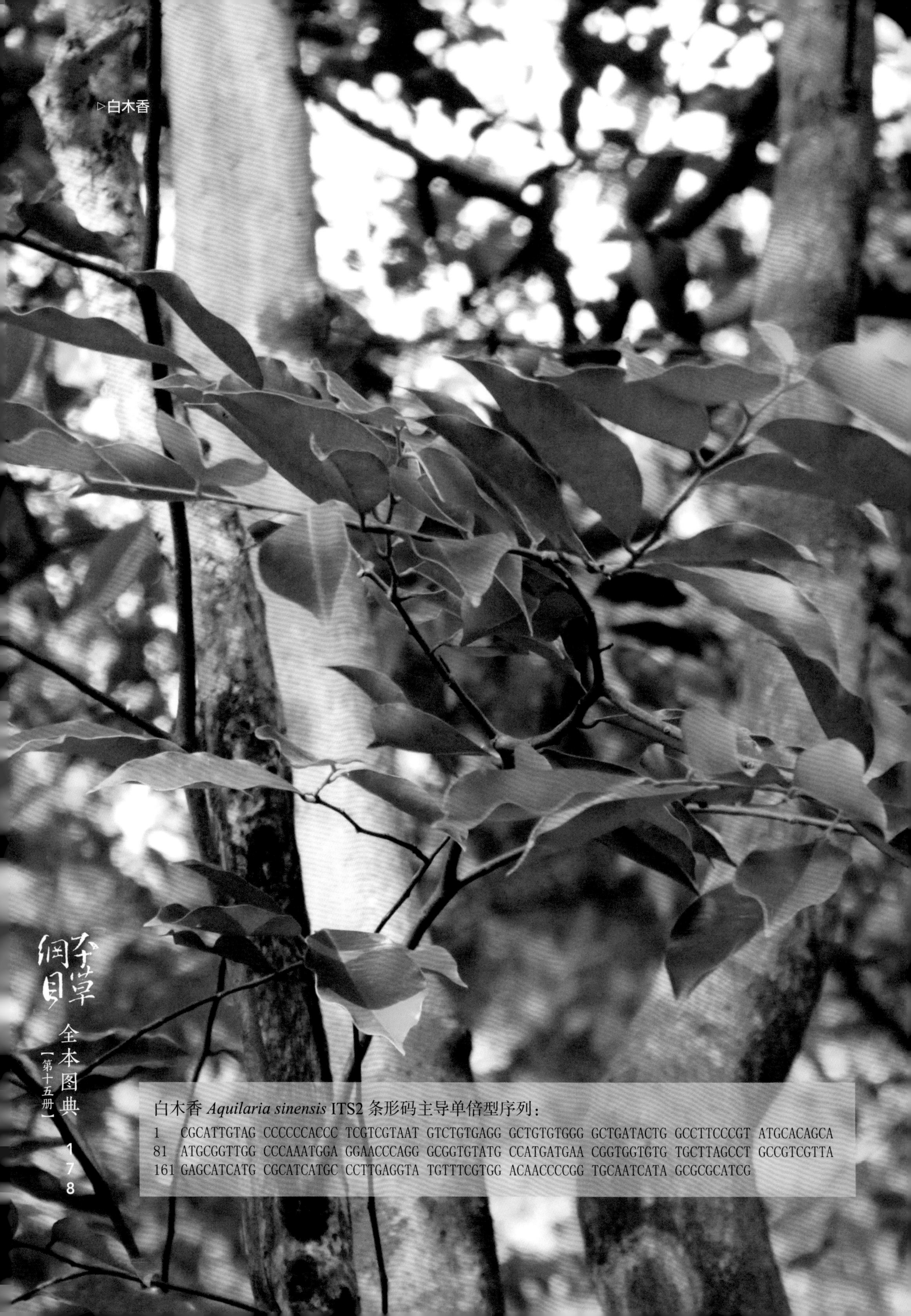

白木香 *Aquilaria sinensis* ITS2 条形码主导单倍型序列：

1　　CGCATTGTAG CCCCCCACCC TCGTCGTAAT GTCTGTGAGG GCTGTGTGGG GCTGATACTG GCCTTCCCGT ATGCACAGCA
81　ATGCGGTTGG CCCAAATGGA GGAACCCAGG GCGGTGTATG CCATGATGAA CGGTGGTGTG TGCTTAGCCT GCCGTCGTTA
161 GAGCATCATG CGCATCATGC CCTTGAGGTA TGTTTCGTGG ACAACCCCGG TGCAATCATA GCGCGCATCG

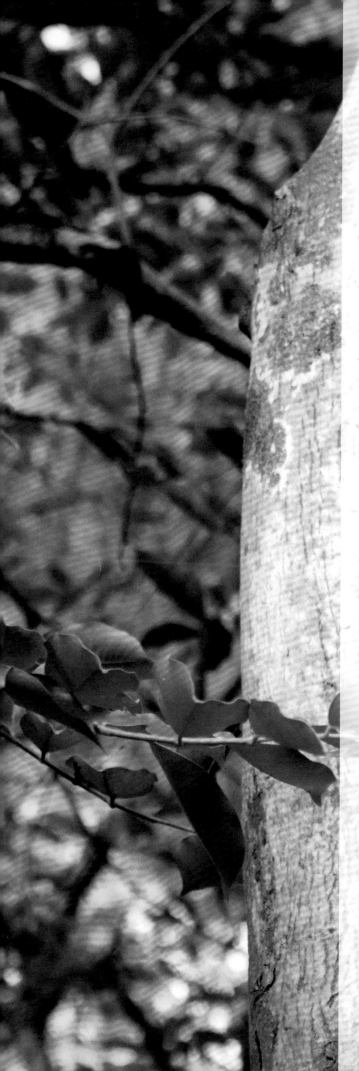

‖附方‖

新七。**诸虚寒热冷痰虚热。**冷香汤：用沉香、附子炮等分，水一盏，煎七分，露一夜，空心温服。王好古医垒元戎。**胃冷久呃**沉香、紫苏、白豆蔻仁各一钱，为末。每柿蒂汤服五七分。吴球活人心统。**心神不足**火不降，水不升，健忘惊悸。朱雀丸：用沉香五钱，茯神二两，为末，炼蜜和丸小豆大。每食后人参汤服三十丸，日二服。王璆百一选方。**肾虚目黑**暖水脏。用沉香一两，蜀椒去目炒出汗四两，为末，酒糊丸梧子大。每服三十丸，空心盐汤下。普济方。**胞转不通**非小肠、膀胱、厥阴受病，乃强忍房事，或过忍小便所致，当治其气则愈，非利药可通也。沉香、木香各二钱，为末。白汤空腹服之，以通为度。医垒元戎。**大肠虚闭**因汗多，津液耗涸者。沉香一两，肉苁蓉酒浸焙二两，各研末，以麻仁研汁作糊，丸梧子大。每服一百丸，蜜汤下。严子礼济生方。**痘疮黑陷**沉香、檀香、乳香等分，蒸于盆内。抱儿于上熏之，即起。鲜于枢钩玄。

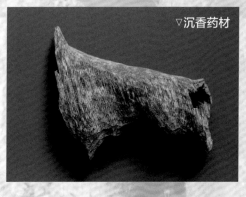

▽沉香药材

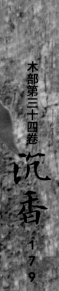

基原

《纲目图鉴》认为本品为瑞香科植物白木香 *Aquilaria sinensis* (Lour.) Gilg 和沉香 *A. agallocha* Roxb.。参见本卷"沉香"项下。

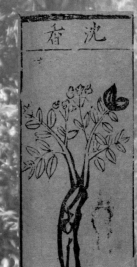

沈香

蜜香

《拾遗》

▷沉香

‖释名‖

木蜜内典没香纲目多香木同阿鏁音矬。

‖集解‖

[藏器曰]蜜香生交州。大树，节如沉香。法华经注云：木蜜，香蜜也。树形似槐而香，伐之五六年，乃取其香。异物志云：其叶如椿。树生千岁，斫仆之，四五岁乃往看，已腐败，惟中节坚贞者是香。[珣曰]生南海诸山中。种之五六年便有香。交州记云：树似沉香无异也。[时珍曰]按魏王花木志云：木蜜号千岁树，根本甚大，伐之四五岁，取不腐者为香。观此，则陈藏器所谓生千岁乃斫者，盖误也。段成式酉阳杂俎云：没树出波斯国，拂林国人呼为阿鏁。树长丈余，皮青白色，叶似槐而长，花似橘花而大。子黑色，大如山茱萸，酸甜可食。广州志云：肇庆新兴县出多香木，俗名蜜香。辟恶气，杀鬼精。晋书云：太康五年，大秦国献蜜香树皮纸，微褐色，有纹如鱼子，极香而坚韧。观此数说，则蜜香亦沉香之类，故形状功用两相仿佛。南越志谓交人称沉香为蜜香。交州志谓蜜香似沉香。岭表录异言栈香皮纸似鱼子。尤可互证。杨慎丹铅录言蜜树是蜜蒙花树者，谬也。又枳椇木亦名木蜜，不知亦同类否。详见果部。

‖气味‖

辛，温，无毒。

‖主治‖

去臭，除鬼气。藏器。辟恶，去邪鬼尸注心气。李珣。

‖ 基原 ‖

据《纲目彩图》《纲目图鉴》《药典图鉴》《草药大典》等综合分析考证，本品为桃金娘科植物丁香 *Eugenia caryophyllata* Thunb.（即《植物志》之丁子香 *Syzygium aromaticum* (L.) Merr. & L. M. Perry）。分布于云南、广东、广西、海南等地。《药典》收载丁香药材为桃金娘科植物丁香的干燥花蕾；当花蕾由绿色转红时采摘，晒干。收载母丁香药材为桃金娘科植物丁香的干燥近成熟果实；果将熟时采摘，晒干。

丁香

宋《开宝》

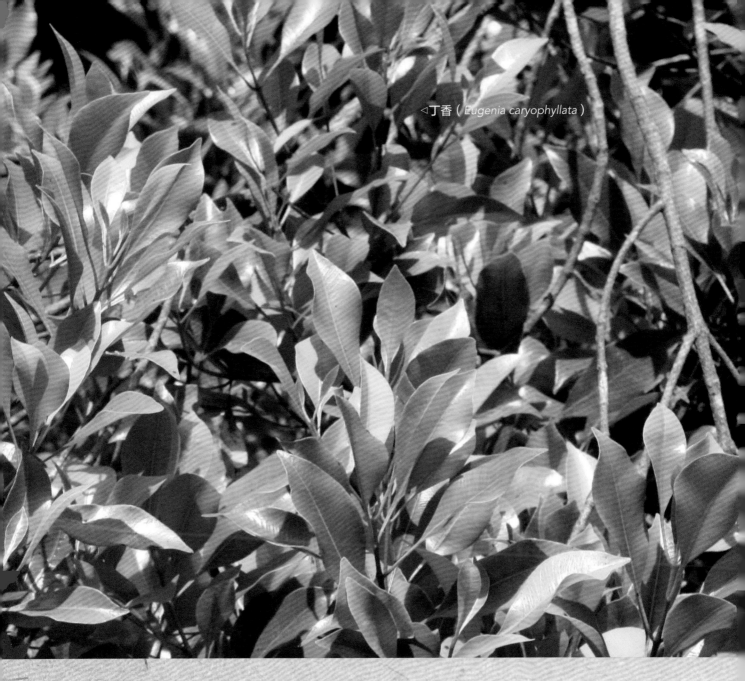

丁香（*Eugenia caryophyllata*）

校正：并入别录鸡舌香。

‖释名‖

丁子香 嘉祐 鸡舌香。[藏器曰] 鸡舌香与丁香同种，花实丛生，其中心最大者为鸡舌。击破有顺理而解为两向，如鸡舌，故名，乃是母丁香也。[禹锡曰] 按齐民要术云：鸡舌香俗人以其似丁子，故呼为丁子香。[时珍曰] 宋嘉祐本草重出鸡舌，今并为一。

‖集解‖

[恭曰] 鸡舌香树叶及皮并似栗，花如梅花，子似枣核，此雌树也，不入香用。其雄树虽花不实，采花酿之以成香。出昆仑及交州、爱州以南。[珣曰] 丁香生东海及昆仑国。二月、三月花开，紫白色。至七月方始成实，小者为丁香，大者如巴豆，为母丁

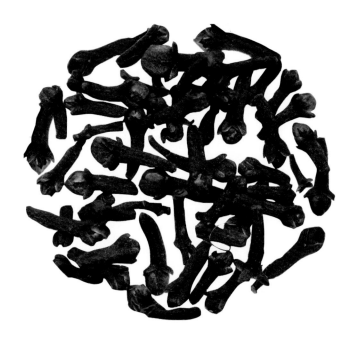

香。[志曰] 丁香生交、广、南番。按广州图上丁香，树高丈余，木类桂，叶似栎叶。花圆细，黄色，凌冬不凋。其子出枝蕊上如钉，长三四分，紫色。其中有粗大如山茱萸者，俗呼为母丁香。二月、八月采子及根。一云：盛冬生花、子，至次年春采之。[颂曰] 鸡舌香唐本草言其木似栗。南越志言是沉香花。广志言是草花蔓生，实熟贯之，可以香口。其说不定。今人皆以乳香中拣出木实似枣核者为之，坚顽枯燥，绝无气味，烧亦无香，用疗气与口臭则甚乖疏，不知缘何以为鸡舌也？京下老医言：鸡舌与丁香同种，其中最大者为鸡舌，即母丁香，疗口臭最良，治气亦效。葛稚川百一方，治暴气刺心痛，用鸡舌香酒服。又抱朴子书以鸡舌、黄连，乳汁煎之，注目，治百疾之在目者皆愈，更加精明。古方治疮痈五香连翘汤用鸡舌香，而孙真人千金方无鸡舌，用丁香，似为一物也。其采花酿成香之说，绝无知者。[慎微曰] 沈存中笔谈云：予集灵苑方，据陈藏器拾遗，以鸡舌为丁香母。今考之尚不然，鸡舌即丁香也。齐民要术言鸡舌俗名丁子香。日华子言丁香治口气，与三省故事载汉时郎官日含鸡舌香，欲其奏事芬芳之说相合。及千金方五香汤用丁香无鸡舌，最为明验。开宝本草重出丁香，谬矣。今世以乳香中大如山茱萸者为鸡舌，略无气味，治疾殊乖。[承曰] 嘉祐补注及苏颂图经引诸书，以鸡舌为丁香。抱朴子言可注眼。但丁香恐不宜入眼，含之口中热臭不可近。乳香中所拣者，虽无气味，却无臭气，有淡利九窍之理。诸方用治小儿惊痫，亦欲其达九窍也。[敦曰] 丁香有雌、雄。雄者颗小；雌者大如山茱，更名母丁香，入药最胜。[时珍曰] 雄为丁香，雌为鸡舌，诸说甚明，独陈承所言甚为谬妄。不知乳香中所拣者，乃番枣核也，即无漏子之核，见果部。前人不知丁香即鸡舌，误以此物充之尔。干姜、焰消尚可点眼，草果、阿魏番人以作食料，则丁香之点眼、噙口，又何害哉？

鸡舌香 别录

‖气味‖

辛，微温，无毒。[时珍曰]辛，温。

‖主治‖

风水毒肿，霍乱心痛，去恶气。别录。吹鼻，杀脑疳。入诸香中，令人身香。甄权。同姜汁，涂拔去白须孔中，即生黑者异常。藏器。

丁香 开宝

‖气味‖

辛，温，无毒。[时珍曰]辛，热，[好古曰]纯阳。入手太阴、足少阴、阳明经。[敩曰]方中多用雌者，力大。膏煎中若用雄，须去丁，盖乳子发人背痈也。不可见火。畏郁金。

‖主治‖

温脾胃，止霍乱拥胀，风毒诸肿，齿疳䘌。能发诸香。开宝。风疳䘌骨槽劳臭，杀虫辟恶去邪，治奶头花，止五色毒痢，五痔。李珣。治口气冷气，冷劳反胃，鬼疰蛊毒，杀酒毒，消痃癖，疗肾气奔豚气，阴痛腹痛，壮阳，暖腰膝。大明。疗呕逆，甚验。保升。去胃寒，理元气。气血盛者勿服。元素。治虚哕，小儿吐泻，痘疮胃虚，灰白不发。时珍。

‖发明‖

[好古曰]丁香与五味子、广茂同用，治奔豚之气。亦能泄肺，能补胃，大能疗肾。[宗奭曰]日华子言丁香治口气，此正是御史所含之香也。治脾胃冷气不和，甚良。母丁香气味尤佳。[震亨曰]口居上，地气出焉。脾有郁火，溢入肺中，失其清和之意，而浊气上行，发为口气。若以丁香治之，是扬汤止沸尔。惟香薷治之甚捷。[时珍曰]宋末太医陈文中，治小儿痘疮不光泽，不起发，或胀或泻，或渴或气促，表里俱虚之证。并用木香散、异攻散，倍加丁香、官桂。甚者丁香三五十枚，官桂一二钱。亦有服之而愈者。此丹溪朱氏所谓立方之时，必运气在寒水司天之际，又值严冬郁遏阳气，故用大辛热之剂发之者也。若不分气血虚实寒热经络，一概骤用，其杀人也必矣。葛洪抱朴子云：凡百病在目者，以鸡舌香、黄连、乳汁煎注之，皆愈。此得辛散苦降养阴之妙。陈承言不可点眼者，盖不知此理也。

‖附方‖

旧八，新十八。**暴心气痛**鸡舌香末，酒服一钱。肘后方。**干霍乱痛**不吐不下。丁香十四枚，研末，以沸汤一升和之，顿服。不瘥更作。孙思邈千金方。**小儿吐泻**丁香、橘红等分，炼蜜丸黄

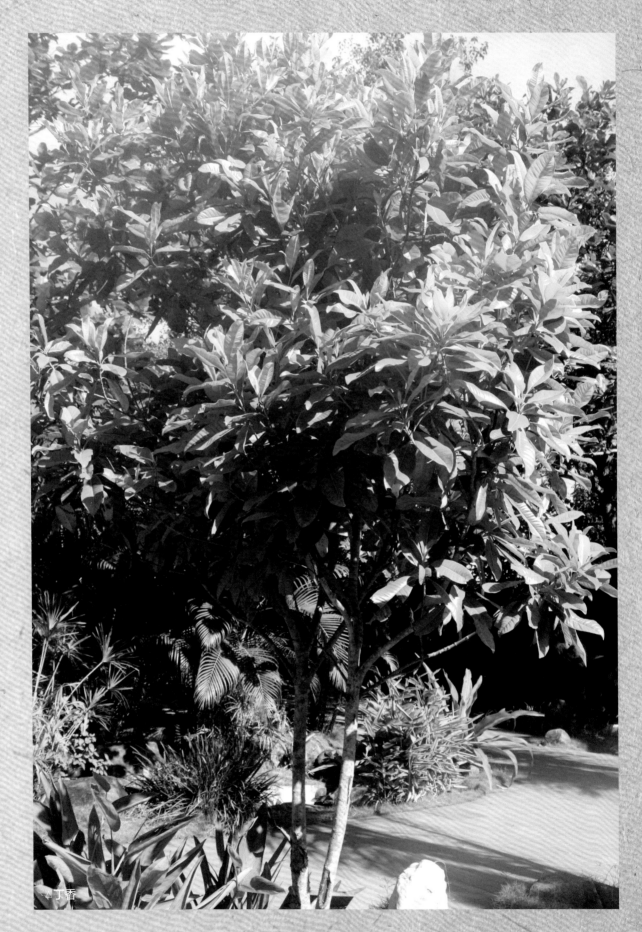

△丁香

豆大。米汤化下。刘氏小儿方。**小儿呕吐**不止。丁香、生半夏各一钱，姜汁浸一夜，晒干为末，姜汁打面糊丸黍米大。量大小，用姜汤下。全幼心鉴。**婴儿吐乳**小儿百日晬内吐乳，或粪青色。用年少妇人乳汁一盏，入丁香十枚，陈皮去白一钱，石器煎一二十沸，细细与服。陈文中小儿方。**小儿冷疳**面黄腹大，食即吐者。母丁香七枚，为末，乳汁和蒸三次，姜汤服之。卫生易简方。**胃冷呕逆**气厥不通。母丁香三个，陈橘皮一块，去白，焙，水煎，热服。十便良方。**反胃吐食**袖珍方用母丁香一两为末，以盐梅入捣和，丸芡子大。每噙一丸。圣惠方用母丁香、神曲炒等分，为末。米饮服一钱。**朝食暮吐**丁香十五个研末，甘蔗汁、姜汁和丸莲子大。噙咽之。摘玄方。**反胃关格**气噎不通。丁香、木香各一两。每服四钱，水一盏半，煎一盏。先以黄泥做成碗，滤药汁于内，食前服。此方乃掾史吴安之传于都事盖耘夫有效，试之果然。土碗取其助脾也。德生堂经验方。**伤寒呃逆**及哕逆不定。丁香一两，干柿蒂焙一两，为末。每服一钱，煎人参汤下。简要济众方。**毒肿入腹**鸡舌香、青木香、薰陆香、麝香各一两，水四升，煮二升，分二服。肘后方。**食蟹致伤**丁香末，姜汤服五分。证治要诀。**妇人崩中**昼夜不止。丁香二两，酒二升，煎一升，分服。梅师方。**妇人产难**母丁香三十六粒，滴乳香三钱六分，为末，同活兔胆和杵千下，丸作三十六丸。每服一丸，好酒化下，立验。名如意丹。颐真堂经验方。**妇人阴冷**母丁香末，纱囊盛如指大，纳入阴中，病即已。本草衍义。**鼻中息肉**丁香绵裹纳之。圣惠方。**龋齿黑臭**鸡舌香煮汁，含之。外台秘要。**唇舌生疮**鸡舌香末，绵裹含之。外台。**乳头裂破**丁香末，傅之。梅师方。**妒乳乳痛**丁香末，水服方寸匕。梅师方。**痛疽恶肉**丁香末傅之，外以膏药护之。怪证奇方。**桑蝎螫人**丁香末，蜜调涂。圣惠方。**香衣辟汗**丁香一两为末，川椒六十粒和之。绢袋盛佩，绝无汗气。多能鄙事。

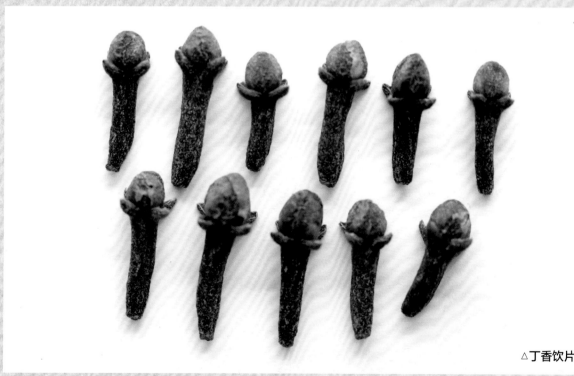

△丁香饮片

丁皮

[时珍曰] 即树皮也。似桂皮而厚。

‖气味‖

同香。

‖主治‖

齿痛。李珣。心腹冷气诸病。方家用代丁香。时珍。

枝

‖主治‖

一切冷气，心腹胀满，恶心，泄泻虚滑，水谷不消。用枝杖七斤，肉豆蔻面煨八斤，白面炒六斤，甘草炒十一斤，炒盐中三斤，为末。日日点服。出御药院方。

根

‖气味‖

辛，热，有毒。

‖主治‖

风热毒肿。不入心腹之用。开宝。

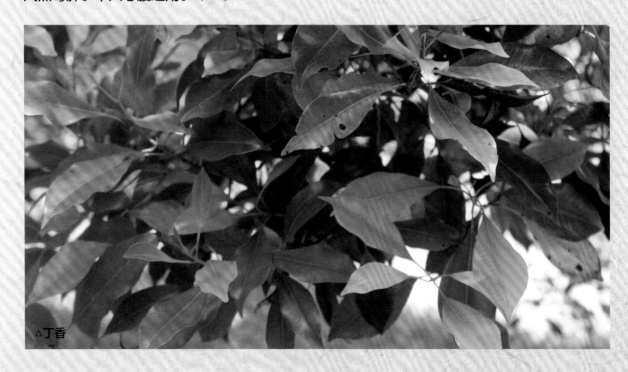

△丁香

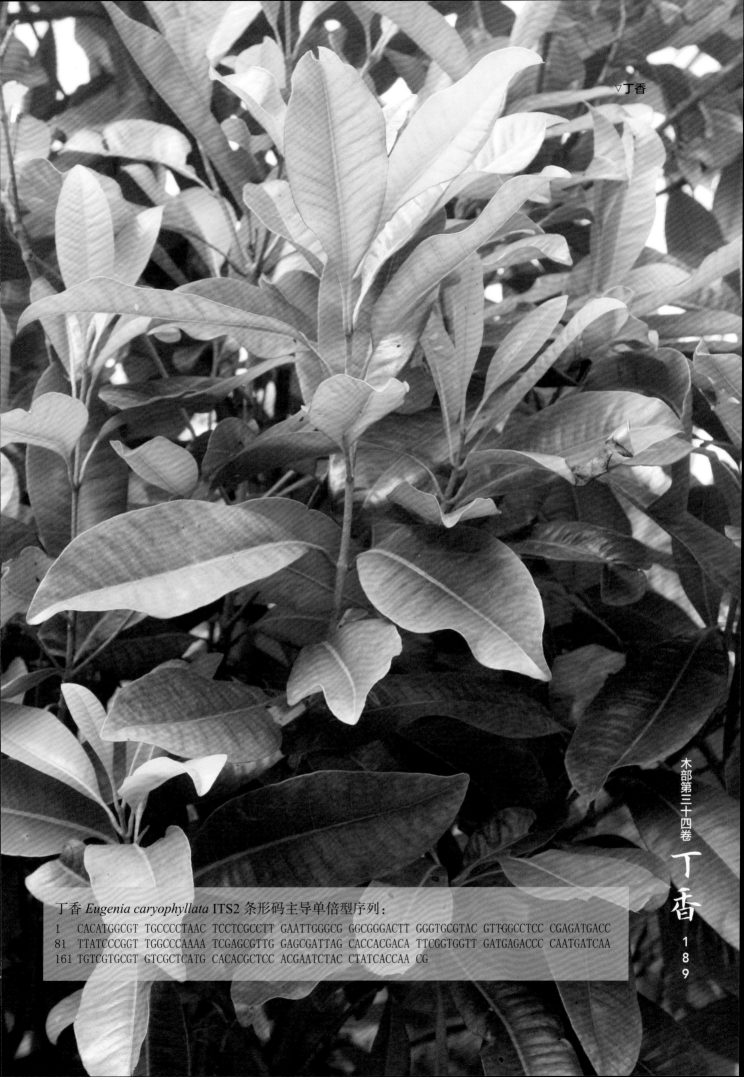

▽丁香

丁香 *Eugenia caryophyllata* ITS2 条形码主导单倍型序列：
1   CACATGGCGT TGCCCCTAAC TCCTCGCCTT GAATTGGGCG GGCGGGACTT GGGTGCGTAC GTTGGCCTCC CGAGATGACC
81 TTATCCCGGT TGGCCCAAAA TCGAGCGTTG GAGCGATTAG CACCACGACA TTCGGTGGTT GATGAGACCC CAATGATCAA
161 TGTCGTGCGT GTCGCTCATG CACACGCTCC ACGAATCTAC CTATCACCAA CG

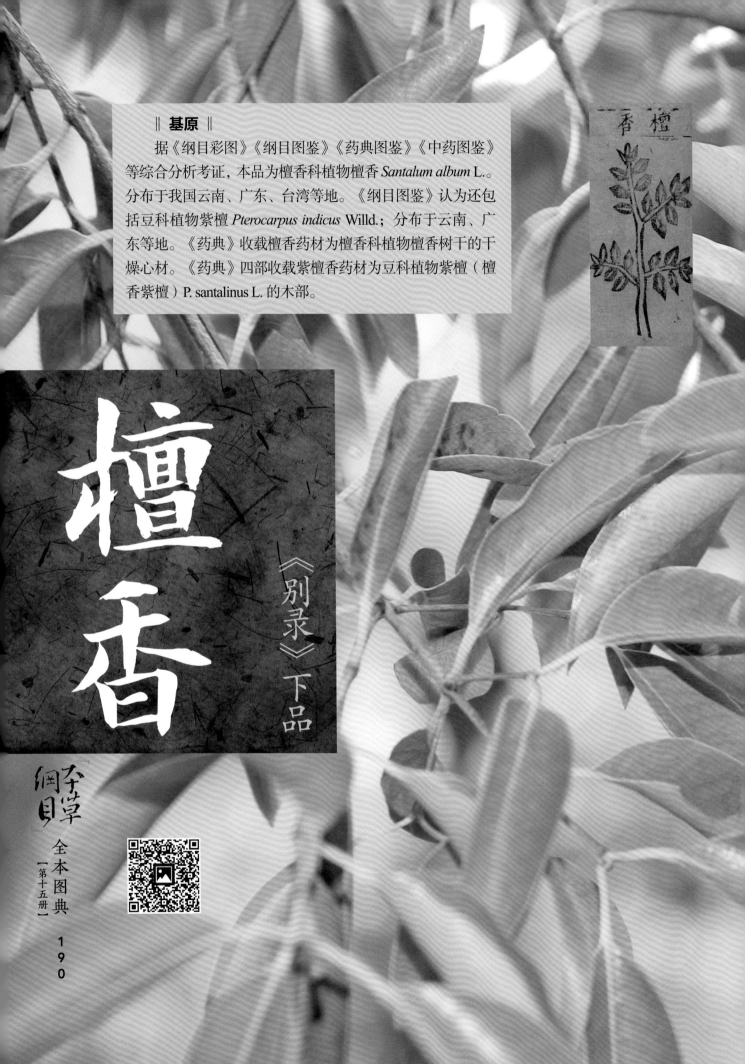

‖ **基原** ‖

据《纲目彩图》《纲目图鉴》《药典图鉴》《中药图鉴》等综合分析考证，本品为檀香科植物檀香 *Santalum album* L.。分布于我国云南、广东、台湾等地。《纲目图鉴》认为还包括豆科植物紫檀 *Pterocarpus indicus* Willd.；分布于云南、广东等地。《药典》收载檀香药材为檀香科植物檀香树干的干燥心材。《药典》四部收载紫檀香药材为豆科植物紫檀（檀香紫檀）P. santalinus L. 的木部。

檀香

《别录》下品

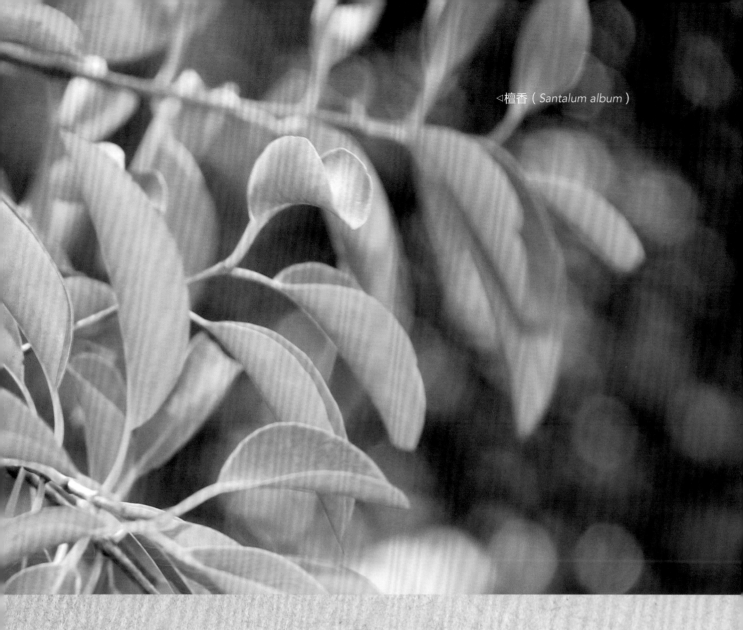

◁檀香（ *Santalum album* ）

‖ 释名 ‖

旃檀纲目**真檀**。[时珍曰] 檀，善木也，故字从亶。亶，善也。释氏呼为旃檀，以为汤沐，犹言离垢也。番人讹为真檀。云南人呼紫檀为胜沉香，即赤檀也。

‖ 集解 ‖

[藏器曰] 白檀出海南。树如檀。[恭曰] 紫真檀出昆仑盘盘国。虽不生中华，人间遍有之。[颂曰] 檀香有数种，黄、白、紫之异，今人盛用之。江淮、河朔所生檀木，即其类，但不香尔。[时珍曰] 按大明一统志云：檀香出广东、云南，及占城、真腊、爪哇、渤泥、暹罗、三佛齐、回回等国，今岭南诸地亦皆有之。树、叶皆似荔枝，皮青色而滑泽。叶廷珪香谱云：皮实而色黄者为黄檀，皮洁而色白者为白檀，皮腐而色紫者为紫檀。其木并坚重清香，而白檀尤良。宜以纸封收，则不泄气。王佐格古论云：紫檀诸溪峒出之。性坚。新者色红，旧者色紫，有蟹爪文。新者以水浸之，可染物。真者揩壁上色紫，故有紫檀色，黄檀最香，俱可作带骻、扇骨等物。

檀香

白旃檀

‖气味‖

辛，温，无毒。[大明曰]热。[元素曰]阳中微阴。入手太阴、足少阴，通行阳明经。

‖主治‖

消风热肿毒。弘景。治中恶鬼气，杀虫。藏器。煎服，止心腹痛，霍乱肾气痛。水磨，涂外肾并腰肾痛处。大明。散冷气，引胃气上升，进饮食。元素。噎膈吐食。又面生黑子，每夜以浆水洗拭令赤，磨汁涂之，甚良。时珍。

‖发明‖

[杲曰]白檀调气，引芳香之物，上至极高之分。最宜橙、橘之属，佐以姜、枣，辅以葛根、缩砂、益智、豆蔻，通行阳明之经，在胸膈之上，处咽嗌之间，为理气要药。[时珍曰]楞严经云：白旃檀涂身，能除一切热恼。今西南诸番酋，皆用诸香涂身，取此义也。杜宝大业录云：隋有寿禅师妙医术，作五香饮济人。沉香饮、檀香饮、丁香饮、泽兰饮、甘松饮，皆以香为主，更加别药，有味而止渴，兼补益人也。道书檀香谓之浴香，不可烧供上真。

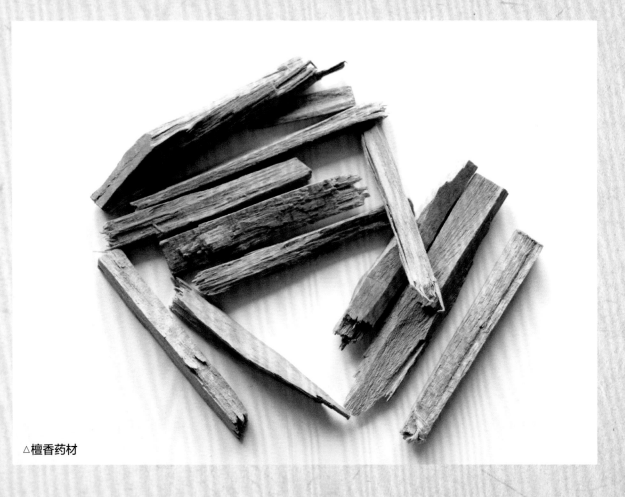

△檀香药材

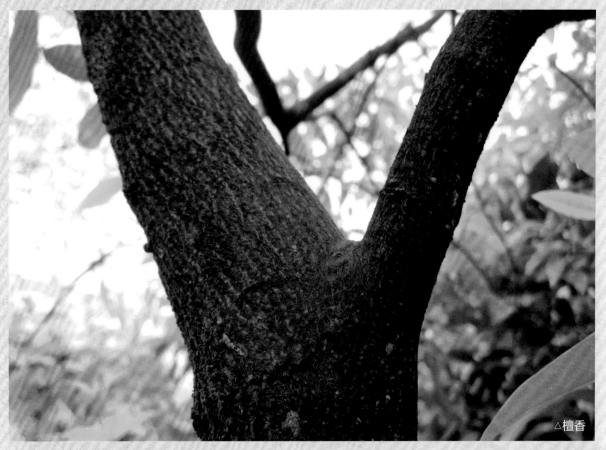

△檀香

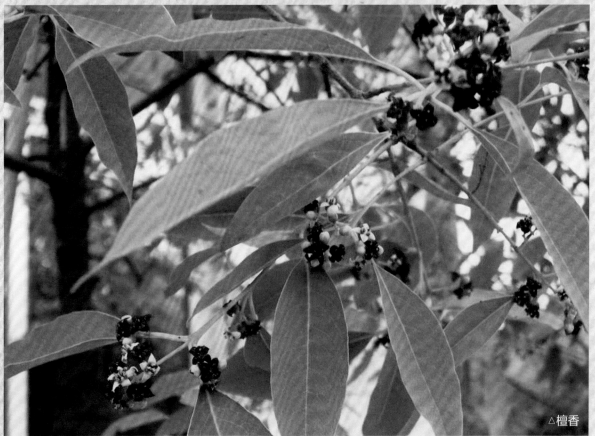

△檀香

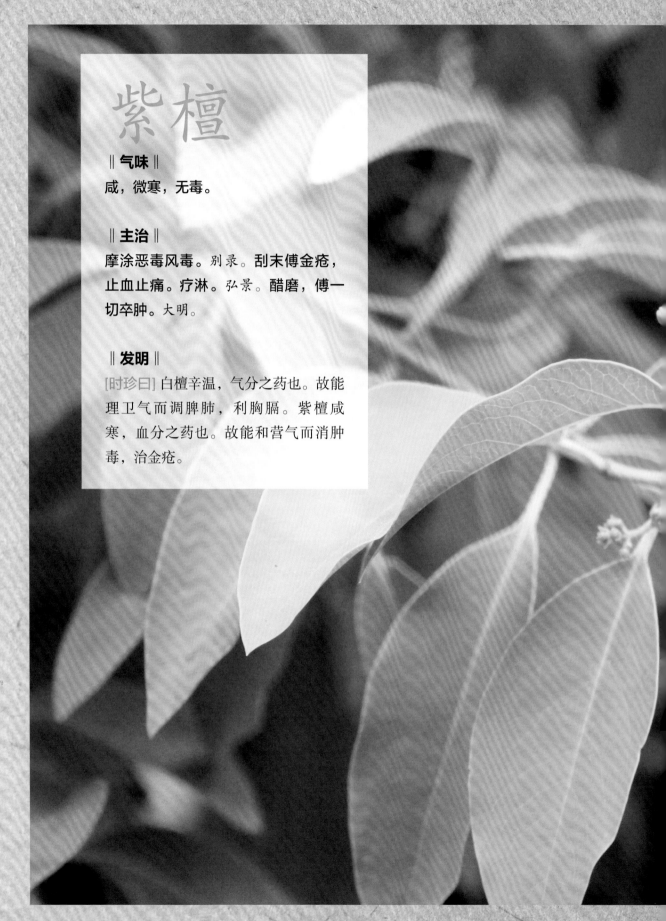

紫檀

‖ 气味 ‖

咸，微寒，无毒。

‖ 主治 ‖

摩涂恶毒风毒。别录。刮末傅金疮，
止血止痛。疗淋。弘景。醋磨，傅一
切卒肿。大明。

‖ 发明 ‖

[时珍曰] 白檀辛温，气分之药也。故能
理卫气而调脾肺，利胸膈。紫檀咸
寒，血分之药也。故能和营气而消肿
毒，治金疮。

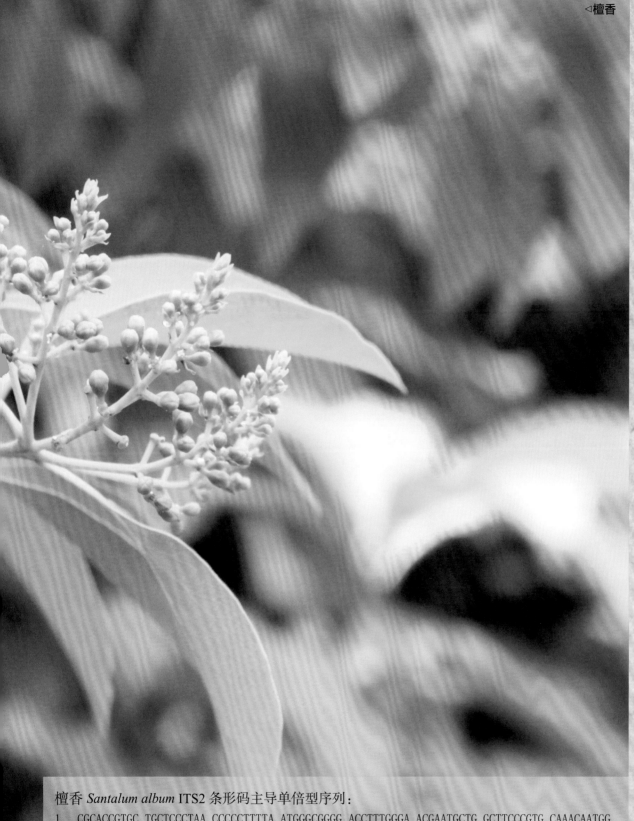

檀香 *Santalum album* ITS2 条形码主导单倍型序列：

1   CGCACCGTGC TGCTCCCTAA CCCCCTTTTA ATGGGCGGGG ACCTTTGGGA ACGAATGCTG GCTTCCCGTG CAAACAATGG
81 CGCGGTTAGC TGAAATACTA TAGTCCTTGG CGACGCGTCT CATGACGAGT TGTGGATAAC AACGTCTTCT TCGGGTCGCC
161 ACACGACAAA CTATAAAGAT TCGTGGGACT TTGTTTACAT GATGAAAATA GAGGTCCCTT TG

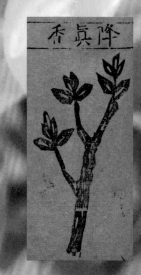

‖ 基原 ‖

据《纲目彩图》等综合分析考证，本品为豆科植物降香檀 *Dalbergia odorifera* T. Chen.。分布于我国海南、云南等地。《纲目图鉴》《中华本草》《大辞典》认为还包括同属植物印度黄檀 *D. sissoo* Roxb.，分布于广东、广西、福建、海南、台湾等地。《药典》收载降香药材为豆科植物降香檀树干和根的干燥心材；全年均可采收，除去边材，阴干。

降真香

《证类》

‖ 释名 ‖

紫藤香纲目鸡骨香。[珣曰] 仙传：拌和诸香，烧烟直上，感引鹤降。醮星辰，烧此香为第一，度箓功极验。降真之名以此。[时珍曰] 俗呼舶上来者为番降，亦名鸡骨，与沉香同名。

‖ 集解 ‖

[慎微曰] 降真香出黔南。[珣曰] 生南海山中及大秦国。其香似苏方木，烧之初不甚香，得诸香和之则特美。入药以番降紫而润者为良。[时珍曰] 今广东、广西、云南、汉中、施州、永顺、保靖，及占城、安南、暹罗、渤泥、琉球诸地皆有之。朱辅溪蛮丛笑云：鸡骨香即降香，本出海南。今溪峒僻处所出者，似是而非，劲瘦不甚香。周达观真腊记云：降香生丛林中，番人颇费砍斫之功，乃树心也。其外白

▷降香檀（*Dalbergia odorifera*）

皮，厚八九寸，或五六寸。焚之气劲而远。又嵇含草木状云：紫藤香，长茎细叶，根极坚实，重重有皮，花白子黑。其茎截置烟炱中，经久成紫香，可降神。按嵇氏所说，与前说稍异，岂即朱氏所谓似是而非者乎？抑中国者与番降不同乎？

‖气味‖

辛，温，无毒。

‖主治‖

烧之，辟天行时气，宅舍怪异。小儿带之，辟邪恶气。李珣。疗折伤金疮，止血定痛，消肿生肌。时珍。

‖发明‖

[时珍曰] 降香，唐、宋本草失收。唐慎微始增入之，而不著其功用。今折伤金疮家多用其节，云可代没药、血竭。按名医录云：周密被海寇刃伤，血出不止，筋如断，骨如折，用花蕊石散不效。军士李高用紫金散掩之，血止痛定。明日结痂如铁，遂愈，且无瘢痕。用其方，则用紫藤香瓷瓦刮下研末尔。云即降之最佳者，曾救万人。罗天益卫生宝鉴亦取此方，云甚效也。

‖附方‖

新二。**金疮出血**降真香、五倍子、铜花等分为末，傅之。医林集要。**痈疽恶毒**番降末，枫、乳香，等分为丸，熏之，去恶气甚妙。集简方。

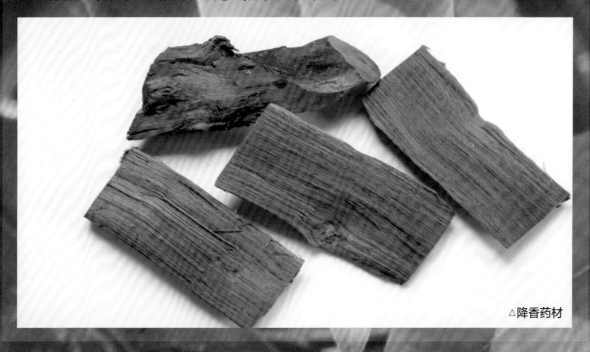

△降香药材

降香檀 *Dalbergia odorifera* ITS2 条形码主导单倍型序列：

1 　CCAATCGCCG CCCCAACCCC TGTGCCTCCG GCCACGGAGC GGGGCGAATG CTGGCCTCCC GTGAGCACCG CCTCGCGGCT
81 　GGCTGAAAAT CGGGTTCGTG GTGGATGCAG CGCCATGACA GACGGTGGTT GAGCGTGTTC TCGAGGCCAG TCATGAGGGC
161 GGCCTCCACC AGCTCCGTAC CCAGCGACCC GCGAGCGATG TCGATCGCCC ACGACG

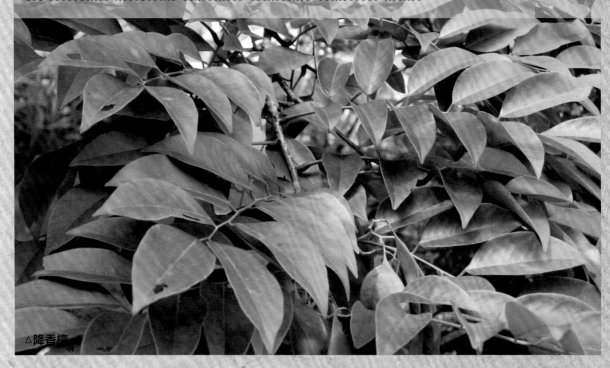

△降香檀

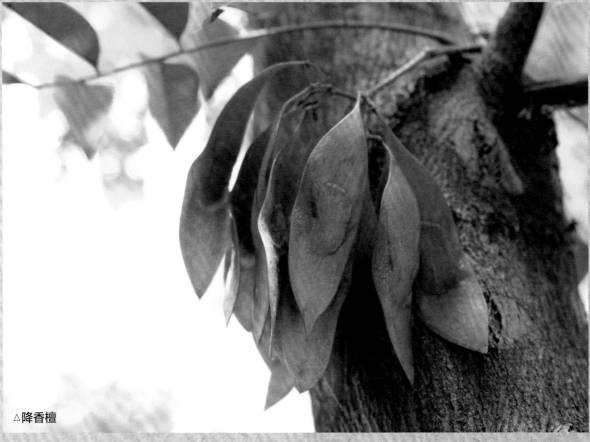

△降香檀

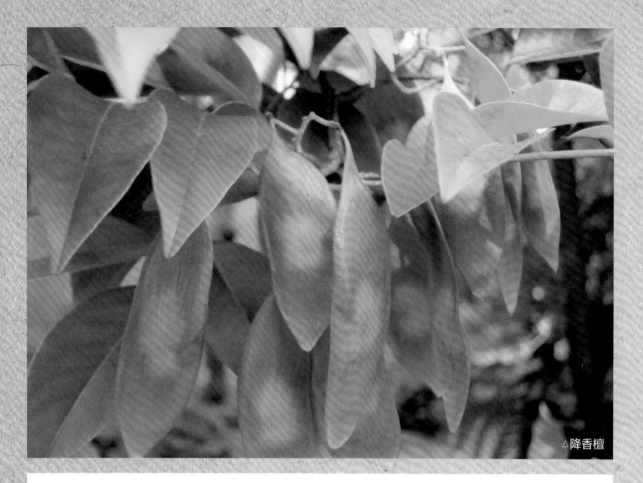
△降香檀

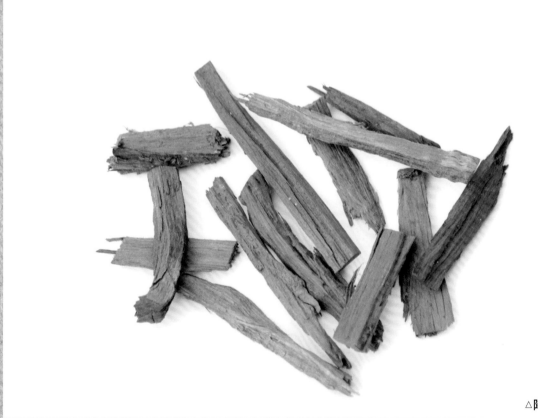
△降香药材

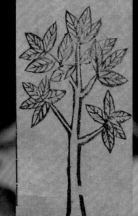

据《纲目彩图》《纲目图鉴》《大辞典》《中华本草》等综合分析考证，本品为樟科植物楠木 *Phoebe zhennan* S. Lee. et F. N. Wei。分布于四川、湖北、贵州、云南等地。

楠

《别录》下品

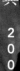

本草纲目 全本图典 [第十五册]

校正：并入海药栅木皮，拾遗楠木枝叶。

‖释名‖

枏与楠字同。[时珍曰] 南方之木，故字从南。海药本草栅木皮，即枏字之误，今正之。

‖集解‖

[藏器曰] 枏木高大，叶如桑，出南方山中。[宗奭曰] 楠材，今江南造船皆用之，其木性坚而善居水。久则当中空，为白蚁所穴。[时珍曰] 楠木生南方，而黔、蜀诸山尤多。其树直上，童童若幢盖之状，枝叶不相碍。叶似豫章，而大如牛耳，一头尖，经岁不凋，新陈相换。其花赤黄色。实似丁香，色青，不可食。干甚端伟，高者十余丈，巨者数十围，气甚芬芳，为梁栋器物皆佳，盖良材也。色赤者坚，白者脆。其近根年深向阳者，结成草木山水之状，俗呼为骰柏楠，宜作器。

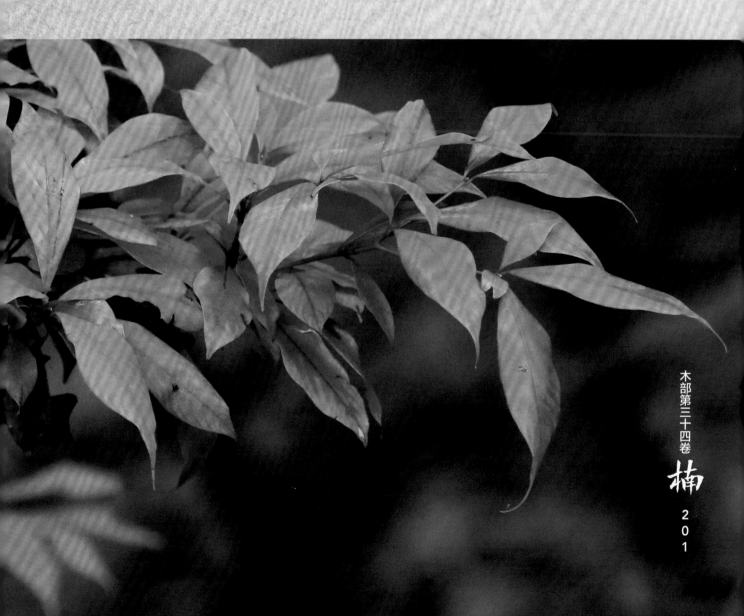

楠材

‖气味‖

辛，微温，无毒。[藏器曰] 苦，温，无毒。[大明曰] 热，微毒。

‖主治‖

霍乱吐下不止，煮汁服。别录。煎汤洗转筋及足肿。枝叶同功。大明。

‖附方‖

新三。**水肿自足起** 削楠木、桐木煮汁渍足，并饮少许，日日为之。肘后方。**心胀腹痛** 未得吐下。取楠木削三四两，水三升，煮三沸，饮之。肘后方。**聤耳出脓** 楠木烧研，以绵杖缴入。圣惠方。

皮

‖气味‖

苦，温，无毒。

‖主治‖

霍乱吐泻，小儿吐乳，暖胃正气，并宜煎服。李珣。

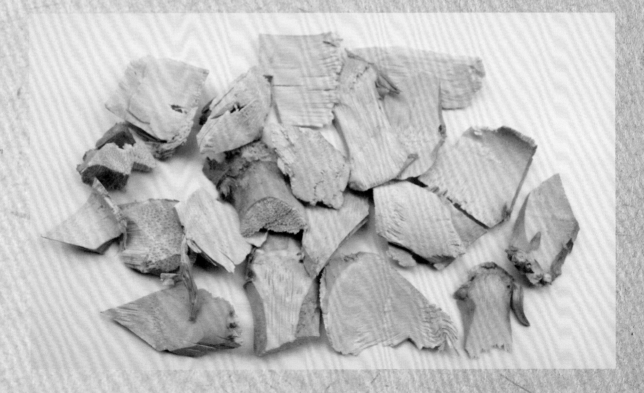

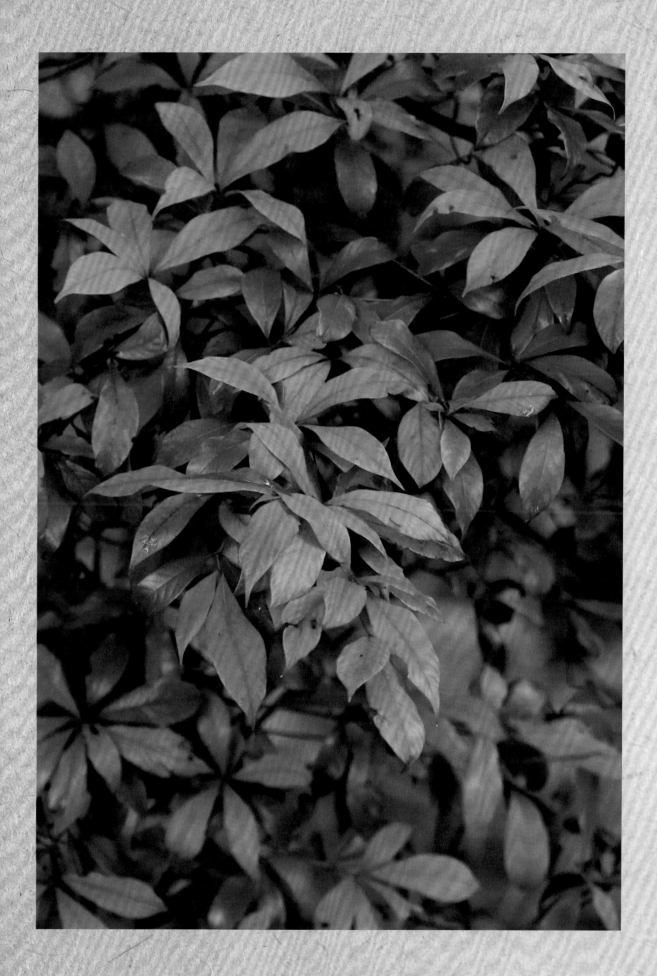

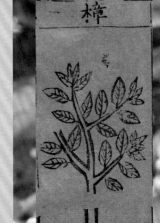

一 樟

‖ 基原 ‖

据《纲目彩图》《纲目图鉴》《大辞典》《中华本草》等综合分析考证，本品为樟科植物樟 *Cinnamomum camphora* (L.) Presl。分布于我国长江中下游及南部各地。樟脑参见本卷"樟脑"项下。《药典》收载天然冰片（右旋龙脑）药材为樟科植物樟的新鲜枝、叶经提取加工制成。另有收载冰片（合成龙脑），主要为 $C_{10}H_{18}O$。《药典》四部收载香樟药材为樟科植物黄樟 *C. parthenoxylum* (Jack.) Nees 或樟的干燥根和根茎；收载樟树根药材为樟科植物樟的干燥根，收载樟油药材为樟新鲜的嫩枝及叶经水蒸气蒸馏提取后的挥发油。

樟

《拾遗》

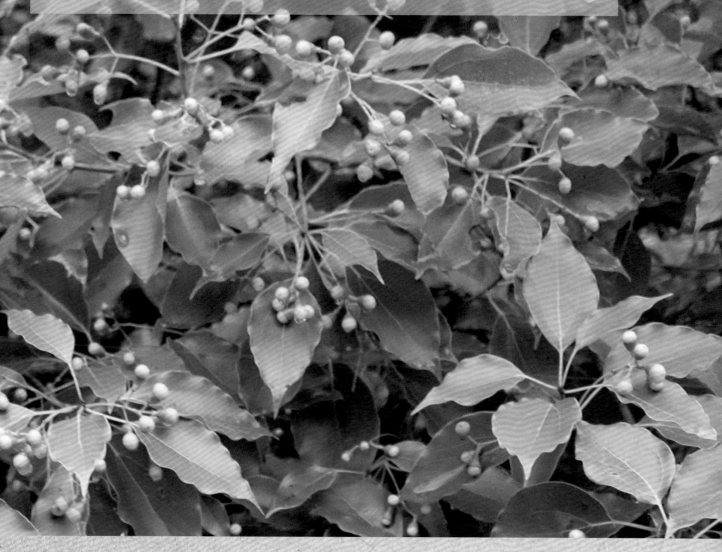

▷樟（*Cinnamomum camphora*）

樟 *Cinnamomum camphora* ITS2 条形码主导单倍型序列：

```
1   TGCCACCCAT CGCCCCTCCT GACCCCCGCG GCATTCCCAT GCCCCGCTGG GGAGCGGAGA ATGGTCATTC GTACCCAAGT
81  CCTCAGGCGC GTTTAGCAGA AAAGGAGAAC ACCGTGCGAC ACGACACGGC ATGTGGGGGT TGAGAGGCGA TTTGTCGCCG
161 ATCGTACGTT GCGCCCTCAT TCCGCCGCTC GGAGCCACTC ATGGGACCAA ACTCGCCCGC AGCCGTGGGT GCTCAAACCG
```

‖释名‖

[时珍曰] 其木理多文章，故谓之樟。

‖集解‖

[藏器曰] 江东舸船多用樟木。县名豫章，因木得名。[时珍曰] 西南处处山谷有之。木高丈余。小叶似楠而尖长，背有黄赤茸毛，四时不凋。夏开细花，结小子。木大者数抱，肌理细而错纵有文，宜于雕刻，气甚芬烈。豫、章乃二木名，一类二种也。豫即钓樟，见下条。

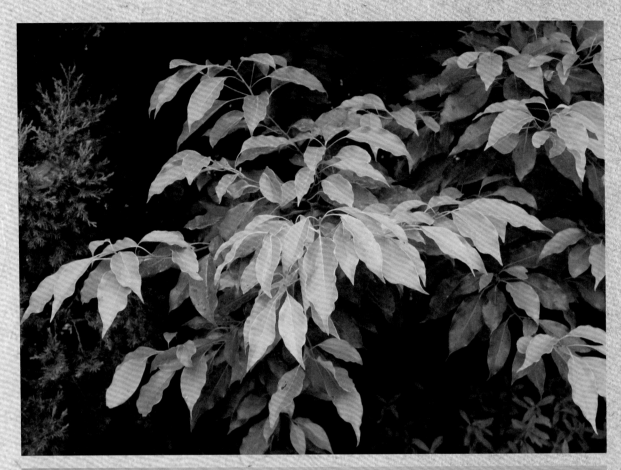

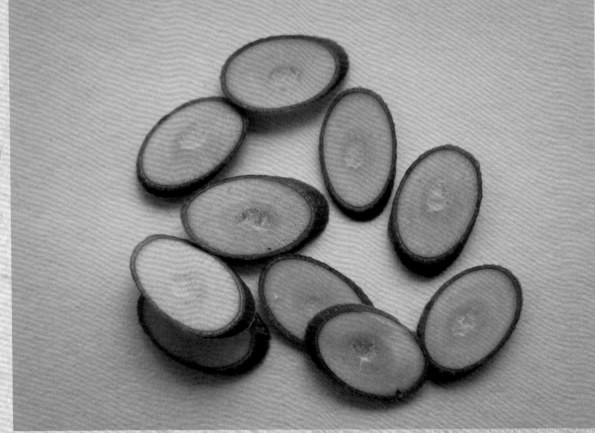

樟材

‖气味‖

辛，温，无毒。

‖主治‖

恶气中恶，心腹痛鬼疰，霍乱腹胀，宿食不消，常吐酸臭水，酒煮服，无药处用之。煎汤，浴脚气疥癣风痒。作履，除脚气。藏器。

‖发明‖

[时珍曰] 霍乱及干霍乱须吐者，以樟木屑煎浓汁吐之，甚良。又中恶、鬼气卒死者，以樟木烧烟熏之，待苏乃用药。此物辛烈香窜，能去湿气、辟邪恶故也。

‖附方‖

新一。**手足痛风**冷痛如虎咬者。用樟木屑一斗，急流水一石，煎极滚泡之，乘热安足于桶上熏之。以草荐围住，勿令汤气入目。其功甚捷，此家传经验方也。虞抟医学正传。

瘿节

‖主治‖

风痓鬼邪。时珍。

‖附方‖

新一。**三木节散**治风劳，面色青白，肢节沉重，膂间痛，或寒或热，或躁或嗔，思食不能食，被虫侵蚀，证状多端。天灵盖酥炙研二两，牛黄、人中白焙各半两，麝香二钱，为末。别以樟木瘤节、皂荚木瘤节、槐木瘤节各为末五两，每以三钱，水一盏，煎半盏，去滓，调前末一钱，五更顿服，取下虫物为妙。圣惠方。

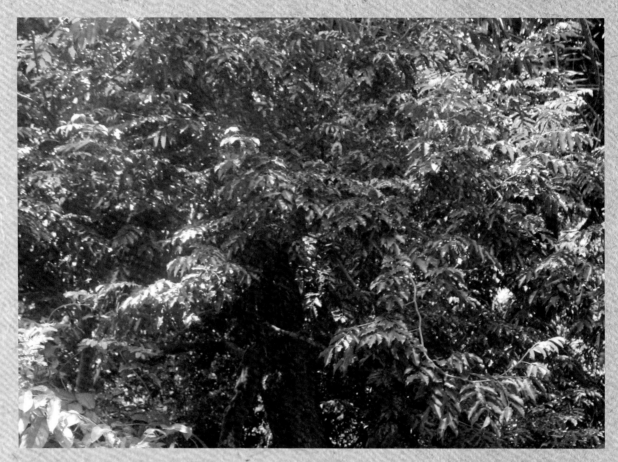

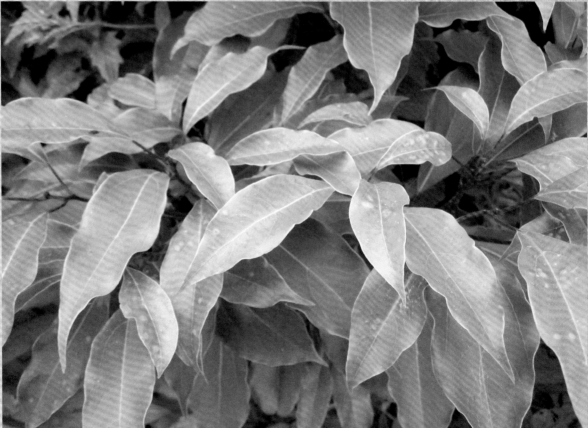

校正：并入拾遗枕材。

释名

乌樟弘景枪音纶。枕音沈。豫纲目。[时珍曰]樟有大、小二种，紫、淡二色。此即樟之小者。按郑樵通志云：钓樟亦樟之类，即尔雅所谓枪无疵是也。又相如赋云：梗、楠、豫、章。颜师古注云：豫即枕木，章即樟木。二木生至七年，乃可分别。观此，则豫即别录所谓钓樟者也。根似乌药香，故又名乌樟。

集解

[弘景曰] 钓樟出桂阳、邵陵诸处，亦呼作乌樟，方家少用，而俗人多识。[恭曰]生郴州山谷。树高丈余，叶似楠叶而尖长，背有赤毛，若枇杷叶上毛。八月、九月采根皮，日干。[炳曰] 根似乌药香。[藏器曰] 枕生南海山谷。作舸船，次于樟木。

根皮

气味

辛，温，无毒。

主治

金疮止血，刮屑傅之，甚验。别录。磨服，治霍乱。萧炳。治奔豚脚气水肿，煎汤服。亦可浴疮痍疥癣风瘙，并研末傅之。大明。

茎叶

主治

置门上，辟天行时气。萧炳。

基原

据《纲目彩图》《纲目图鉴》等综合分析考证，本品为樟科植物山橿 Lindera reflexa Hemsl. 的根茎。分布于浙江、安徽、湖南、广东、广西等地。

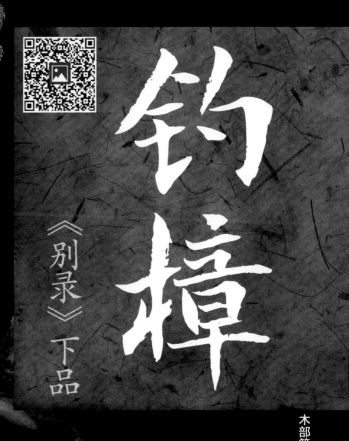

钓樟

《别录》下品

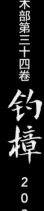
△山橿药材（ Lindera reflexa ）

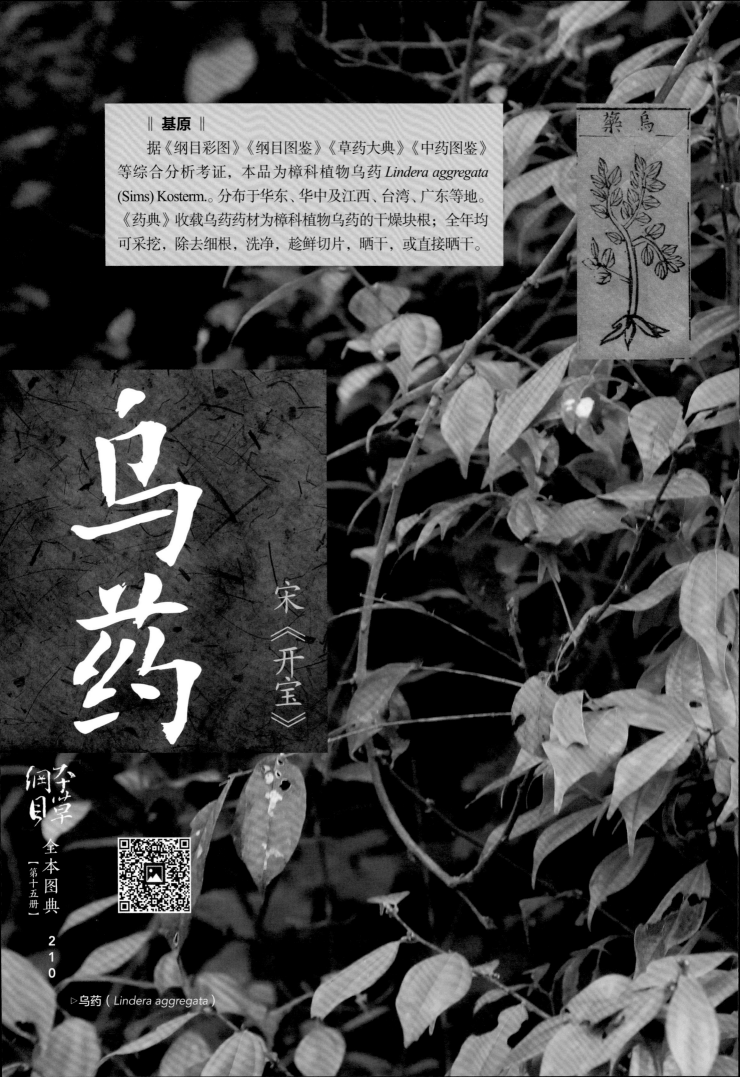

‖ 基原 ‖

据《纲目彩图》《纲目图鉴》《草药大典》《中药图鉴》
等综合分析考证，本品为樟科植物乌药 *Lindera aggregata*
(Sims) Kosterm.。分布于华东、华中及江西、台湾、广东等地。
《药典》收载乌药药材为樟科植物乌药的干燥块根；全年均
可采挖，除去细根，洗净，趁鲜切片，晒干，或直接晒干。

乌药

宋《开宝》

▷乌药（*Lindera aggregata*）

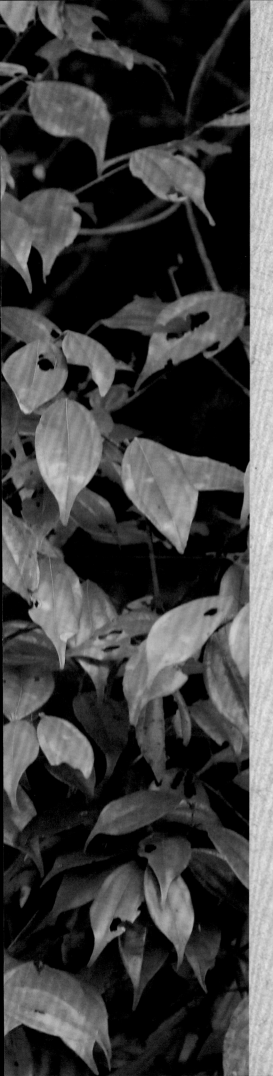

‖释名‖

旁其拾遗**鳑魮**纲目**矮樟**。[时珍曰] 乌以色名。其叶状似鳑魮鲫鱼，故俗呼为鳑魮树。拾遗作旁其，方音讹也。南人亦呼为矮樟，其气似樟也。

‖集解‖

[藏器曰] 乌药生岭南邕州、容州及江南。树生似茶，高丈余。一叶三桠，叶青阴白。根状似山芍药及乌樟，根色黑褐，作车毂纹，横生。八月采根。其直根者不堪用。[颂曰] 今台州、雷州、衡州皆有之，以天台者为胜。木似茶槚，高五七尺。叶微圆而尖，面青背白，有纹。四五月开细花，黄白色。六月结实。根有极大者，又似钓樟根。然根有二种：岭南者黑褐色而坚硬，天台者白而虚软，并以八月采。根如车毂纹、形如连珠者佳。或云：天台者香白可爱，而不及海南者力大。[承曰] 世称天台者为胜。今比之洪州、衡州者，天台香味为劣，入药功效亦不及。但肉色颇赤，而差细小尔。[时珍曰] 吴、楚山中极多，人以为薪。根、叶皆有香气，但根不甚大，才如芍药尔。嫩者肉白，老者肉褐色。其子如冬青子，生青熟紫，核壳极薄。其仁亦香而苦。

根

‖气味‖

辛，温，无毒。[好古曰] 气厚于味，阳也。入足阳明、少阴经。

‖主治‖

中恶心腹痛，蛊毒疰忤鬼气，宿食不消，天行疫瘴，膀胱肾间冷气攻冲背脊，妇人血气，小儿腹中诸虫。藏器。除一切冷，霍乱，反胃吐食泻痢，痈疖疥疠，并解冷热，其功不可悉载。猫、犬百病，并可磨服。大明。理元气。好古。中气脚气疝气，气厥头痛，肿胀喘急，止小便频数及白浊。时珍。

‖ 发明 ‖

[宗奭曰] 乌药性和，来气少，走泄多，但不甚刚猛。与沉香同磨作汤点服，治胸腹冷气甚稳当。[时珍曰] 乌药辛温香窜，能散诸气。故惠民和剂局方治中风中气诸证，用乌药顺气散者，先疏其气，气顺则风散也。严用和济生方治七情郁结，上气喘急，用四磨汤者，降中兼升，泻中带补也。其方以人参、乌药、沉香、槟榔各磨浓汁七分，合煎，细细咽之。朱氏集验方治虚寒小便频数，缩泉丸，用同益智子等分为丸服者，取其通阳明、少阴经也。方见草部益智子下。

‖ 附方 ‖

新十一。**乌沉汤** 治一切气，一切冷，补五脏，调中壮阳，暖腰膝，去邪气，冷风麻痹，膀胱、肾间冷气，攻冲背膂，俯仰不利，风水毒肿，吐泻转筋，癥癖刺痛，中恶心腹痛，鬼气疰忤，天行瘴疫，妇人血气痛。用天台乌药一百两，沉香五十两，人参三两，甘草爁四两，为末。每服半钱，姜盐汤空心点服。和剂局方。**一切气痛** 不拘男女，冷气、血气、肥气、息贲气、伏梁气、奔豚气，抢心切痛，冷汗，喘息欲绝。天台乌药小者酒浸一夜炒、茴香炒、青橘皮去白炒、良姜炒等分，为末。温酒、童便调下。卫生家宝方。**男妇诸病** 香乌散：用香附、乌药等分，为末。每服一二钱。饮食不进，姜、枣汤下；疟疾，干姜、白盐汤下；腹中有虫，槟榔汤下；头风虚肿，茶汤下；妇人冷气，米饮下；产后血攻心脾痛，童便下；妇人血海痛，男子疝

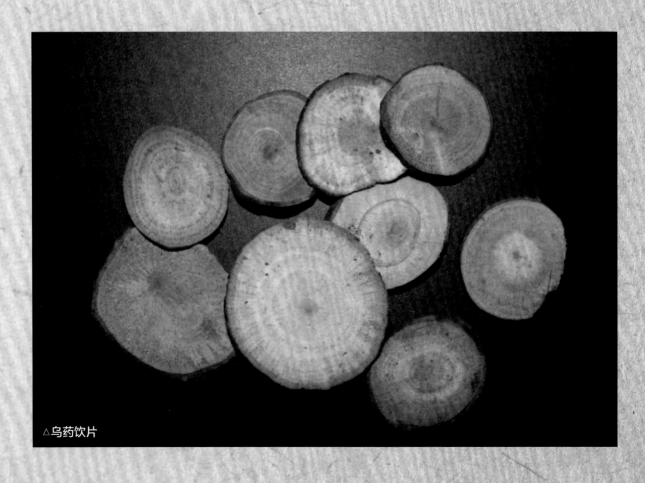

△乌药饮片

气，茴香汤下。乾坤秘韫。**小肠疝气**乌药一两，升麻八钱，水二钟，煎一钟，露一宿，空心热服。孙天仁集效方。**脚气掣痛**乡村无药。初发时即取土乌药，不犯铁器，布揩去土，瓷瓦刮屑，好酒浸一宿。次早空心温服，溏泄即愈。入麝少许尤佳。痛入腹者，以乌药同鸡子瓦罐中水煮一日，取鸡子，切片蘸食，以汤送下，甚效。永类铃方。**血痢泻血**乌药烧存性研，陈米饭丸梧子大。每米饮下三十丸。普济方。**小儿慢惊**昏沉或搐。乌药磨水，灌之。济急方。**气厥头痛**不拘多少，及产后头痛。天台乌药、川芎䓖等分，为末。每服二钱，腊茶清调下。产后，铁锤烧红淬酒调下。济生方。**咽喉闭痛**生乌药即矮樟根，以酸醋二盏，煎一盏，先噙后咽，吐出痰涎为愈。经验方。**孕中有痛**洪州乌药软白香辣者五钱，水一盏，牛皮胶一片，同煎至七分，温服。乃龚彦德方也。妇人良方。**心腹气痛**乌药水磨浓汁一盏，入橘皮一片，苏一叶，煎服。集简方。

嫩叶

‖**主治**‖
炙碾煎饮代茗，补中益气，止小便滑数。藏器。

‖**发明**‖
[时珍曰] 乌药，下通少阴肾经，上理脾胃元气。故丹溪朱氏补阴丸药中，往往加乌药叶也。

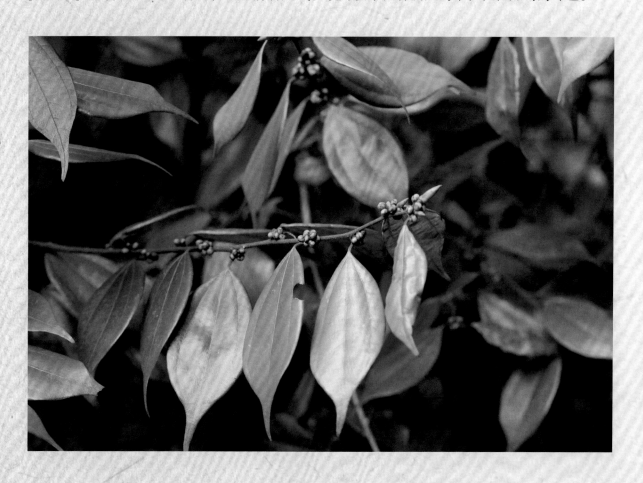

子

‖ 主治 ‖

阴毒伤寒，腹痛欲死。取一合炒起黑烟，投水中，煎三五沸，服一大盏，汗出阳回即瘥。斗门方。

‖ 附录 ‖

研药 [珣曰] 生南海诸州小树，叶如椒，根如乌药而圆小。根味苦，温，无毒。主霍乱，下痢赤白，中恶蛊毒，腹内不调者。剉，水煎服。

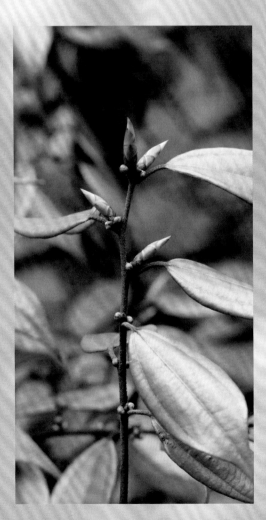

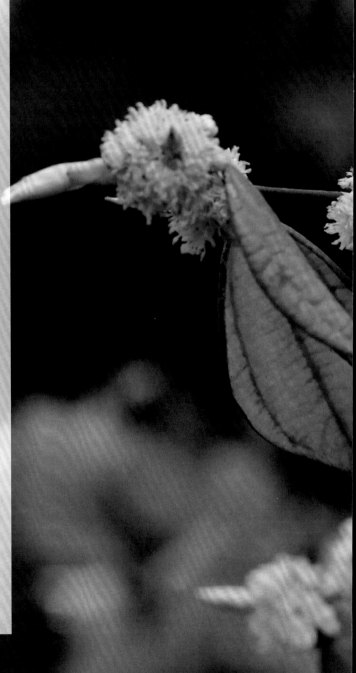

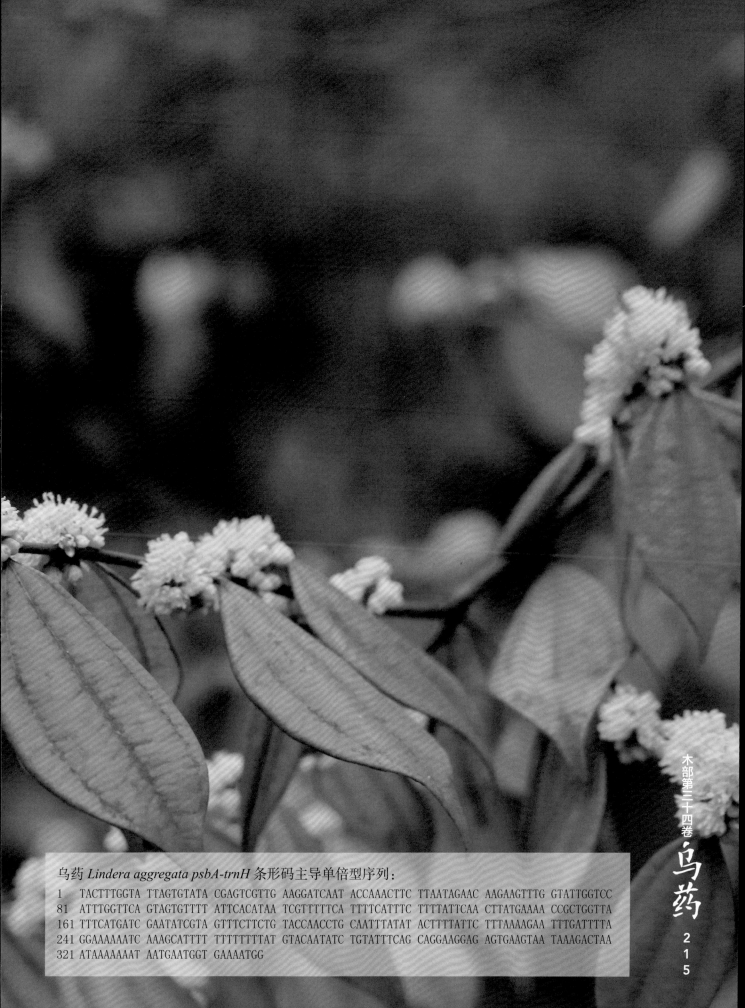

乌药 *Lindera aggregata psbA-trnH* 条形码主导单倍型序列：

```
1   TACTTTGGTA TTAGTGTATA CGAGTCGTTG AAGGATCAAT ACCAAACTTC TTAATAGAAC AAGAAGTTTG GTATTGGTCC
81  ATTTGGTTCA GTAGTGTTTT ATTCACATAA TCGTTTTTCA TTTTCATTTC TTTTATTCAA CTTATGAAAA CCGCTGGTTA
161 TTTCATGATC GAATATCGTA GTTCTTCTG TACCAACCTG CAATTATAT ACTTTTATTC TTTAAAAGAA TTTGATTTTA
241 GGAAAAAATC AAAGCATTTT TTTTTTTTAT GTACAATATC TGTATTTCAG CAGGAAGGAG AGTGAAGTAA TAAAGACTAA
321 ATAAAAAAAT AATGAATGGT GAAAATGG
```

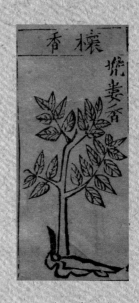

懷香

音怀。《纲目》

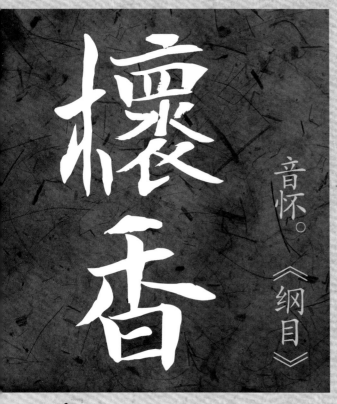

‖释名‖
兜娄婆香。

‖集解‖
[时珍曰] 懷香，江淮、湖岭山中有之。木大者近丈许，小者多被樵采。叶青而长，有锯齿，状如小蓟叶而香，对节生。其根状如枸杞根而大，煨之甚香。楞严经云：坛前安一小炉，以兜娄婆香煎水，沐浴。即此香也。

根

‖气味‖
苦，涩，平，无毒。

‖主治‖
头疖肿毒。碾末，麻脂调涂，七日腐落。时珍。

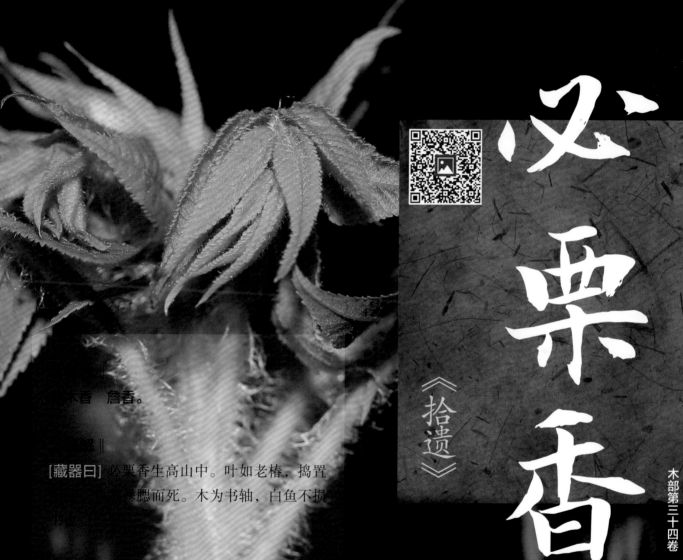

▽化香（*Platycarya strobilacea*）

‖ **基原** ‖

据《纲目彩图》《纲目图鉴》等综合分析考证，本品为胡桃科植物化香 *Platycarya strobilacea* Sieb. et Zucc.。分布于河南、陕西、山东、浙江、江西、福建、广东、云南等地。

必栗香

《拾遗》

木部第三十四卷　必栗香　217

……香　詹香。

‖……解 ‖
[藏器曰]必栗香生高山中。叶如老椿，捣置……腮而死。木为书轴，白鱼不损……

……无毒。

‖ 主治 ‖
鬼疰……气，断一……气，煮汁服之。烧为……香……虫、……

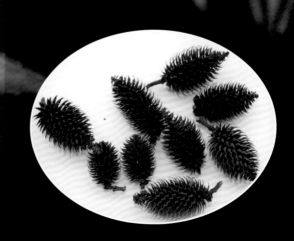

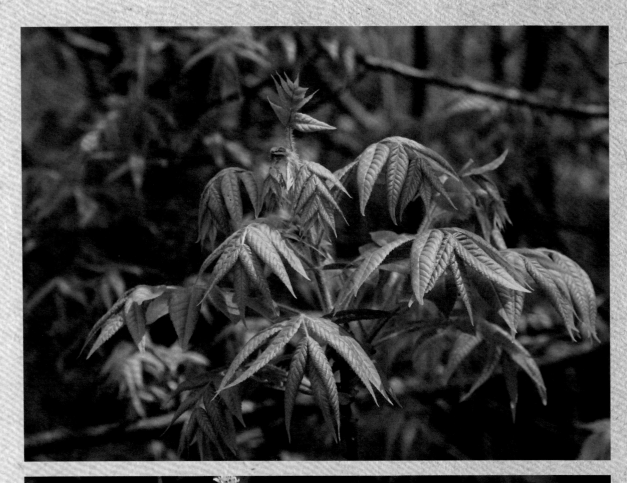

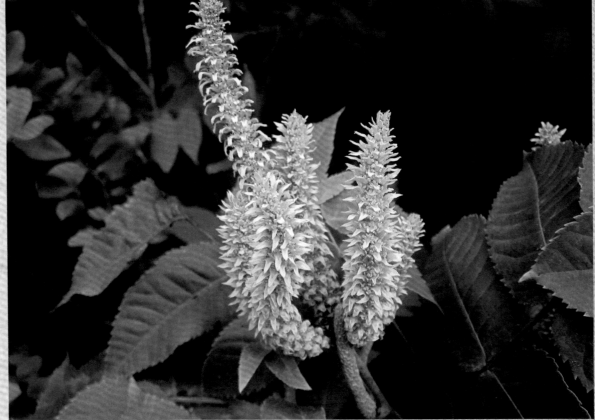

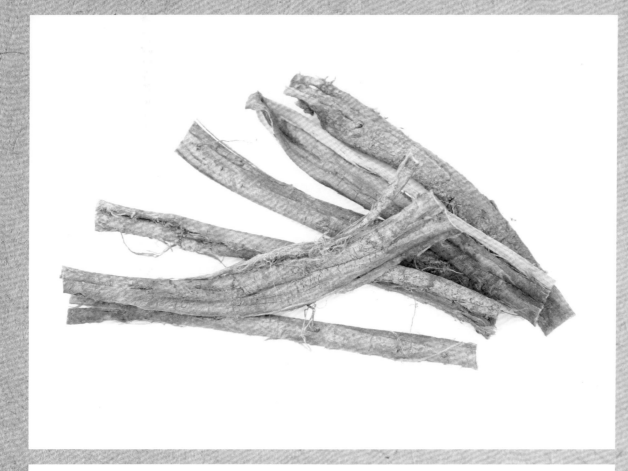

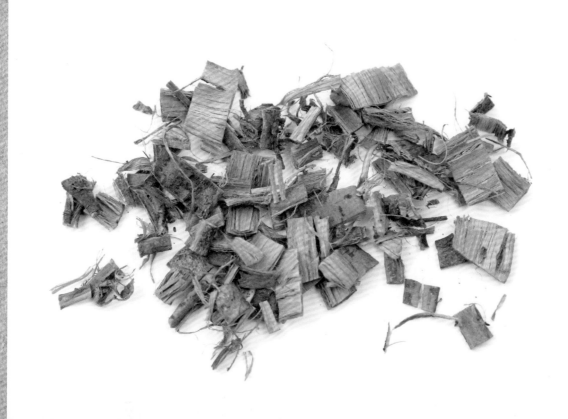

‖ 基原 ‖

据《纲目彩图》《纲目图鉴》《药典图鉴》《中药志》等综合分析考证，本品为金缕梅科植物枫香树 *Liquidambar formosana* Hance。分布于河南、福建、广东、台湾及西南等地。《药典》收载枫香脂药材为金缕梅科植物枫香树的干燥树脂；7、8 月间割裂树干，使树脂流出，10 月至次年 4 月采收，阴干。

枫香脂

《唐本草》

‖释名‖

白胶香。[时珍曰] 枫树枝弱善摇，故字从风。俗呼香枫。金光明经谓其香为须萨折罗婆香。[颂曰] 尔雅谓枫为欇欇，言风至则欇欇而鸣也。梵书谓之萨阇罗婆香。

‖集解‖

[恭曰] 枫香脂，所在大山中皆有之。[颂曰] 今南方及关陕甚多。树甚高大，似白杨。叶圆而作歧，有三角而香。二月有花，白色。乃连着实，大如鸭卵。八月、九月熟时，暴干可烧。南方草木状云：枫实惟九真有之。用之有神，乃难得之物。其脂为白胶香，五月斫为坎，十一月采之。说文解字云：枫木，厚叶弱枝善摇。汉宫殿中多植之，至霜后叶丹可爱，故称枫宸。任昉述异记云：南中有枫子鬼。木之老者为人形，亦呼为灵枫，盖瘤瘿也。至今越巫有得之者，以雕刻鬼神，可致灵异。[保升曰] 王瓘轩辕本纪云：黄帝杀蚩尤于黎山之丘，掷其械于大荒之中，化为枫木之林。尔雅注云：其脂入地，千年为琥珀。[时珍曰] 枫木枝干修耸，大者连数围。其木甚坚，有赤有白，白者细腻。其实成球，有柔刺。嵇含言枫实惟出九真者，不知即此枫否。孙炎尔雅正义云：枫子鬼乃欇木上寄生枝，高三四尺，天旱以泥涂之，即雨也。荀伯子临川记云：岭南枫木，岁久生瘤如人形，遇暴雷骤雨则暗长三五尺，谓之枫人。宋齐丘化书云：老枫化为羽人。数说不同，大抵瘿瘤之说，犹有理也。

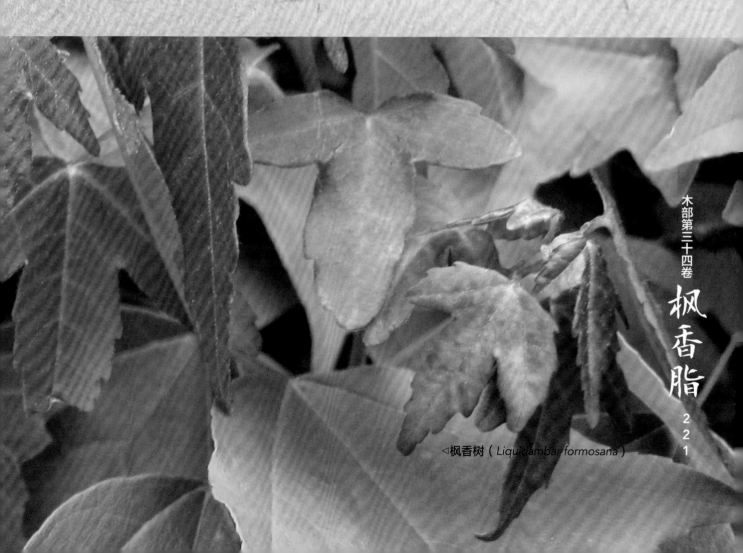

◁枫香树（*Liquidambar formosana*）

香脂

‖ **修治** ‖

[时珍曰] 凡用以菑水煮二十沸，入冷水中，揉扯数十次，晒干用。

‖ **气味** ‖

辛、苦，平，无毒。

‖ **主治** ‖

瘾疹风痒浮肿，煮水浴之。又主齿痛。唐本。一切痈疽疮疥，金疮吐衄咯血，活血生肌，止痛解毒。烧过揩牙，永无牙疾。时珍。

‖ **发明** ‖

[震亨曰] 枫香属金，有水与火。其性疏通，故木易有虫穴，为外科要药。近世不知，误以松脂之清莹者为之，甚谬。[宗奭曰] 枫香、松脂皆可乱乳香。但枫香微白黄色，烧之可见真伪。[时珍曰] 枫香、松脂皆可乱乳香，其功虽次于乳香，而亦仿佛不远。

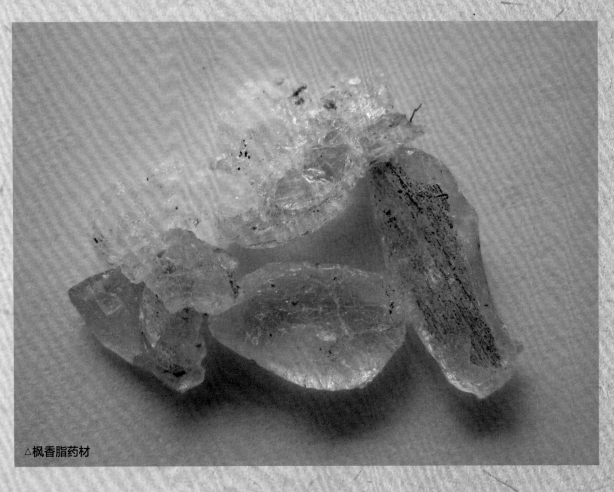

△枫香脂药材

旧一，新十五。**吐血不止**白胶香为散。每服二钱，新汲水调下。简要济众。**吐血衄血**白胶香、蛤粉等分，为末。姜汁调服。王璆百一选方。**吐血咯血**澹寮方：用白胶香、铜青各一钱，为末。入干柿内，纸包煨熟，食之。圣惠方用白胶香切片炙黄一两，新绵一两烧灰，为末。每服一钱，米饮下。**金疮断筋**枫香末傅之。危氏方。**便痈脓血**白胶香一两，为末。入麝香、轻粉少许，掺之。袖珍方。**小儿奶疳**生面上。用枫香为膏，摊贴之。活幼全书。**瘰疬软疖**白胶香一两化开，以蓖麻子六十四粒研入，待成膏，摊贴。儒门事亲。**诸疮不合**白胶香、轻粉各二钱，猪脂和涂。直指方。**一切恶疮**水沉金丝膏：用白胶香、沥青各一两，以麻油、黄蜡各二钱半，同熔化，入冷水中扯千遍，摊贴之。儒门事亲。**恶疮疼痛**枫香、腻粉等分，为末。浆水洗净，贴之。寿亲养老书。**久近胫疮**白胶香为末，以酒瓶上箬叶夹末，贴之。袖珍方。**小儿疥癣**白胶香、黄檗、轻粉等分，为末。羊骨髓和，傅之。儒门事亲。**大便不通**白胶香半枣大，鼠粪二枚，研匀，水和作挺。纳入肛内，良久自通。普济方。**年久牙痛**枫香脂为末，以香炉内灰和匀。每旦揩擦。危氏得效方。**鱼骨哽咽**白胶香细细吞之。圣惠方。

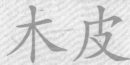

木皮

‖气味‖

辛，平，有小毒。苏恭。

‖主治‖

水肿，下水气，煮汁用之。苏恭。煎饮，止水痢为最。藏器。止霍乱刺风冷风，煎汤浴之。大明。

‖正误‖

[藏器曰] 枫皮性涩，能止水痢。苏云下水肿，水肿非涩药所疗；又云有毒，明见其谬。

‖附方‖

新一。**大风疮**枫子木烧存性研、轻粉等分，麻油调搽，极妙。章贡有鼓角匠病此，一道人传方，遂愈。经验良方。

根叶

‖**主治**‖

痈疽已成，擂酒饮，以滓贴之。时珍。

菌

‖**气味**‖

有毒，食之令人笑不止，地浆解之。弘景。

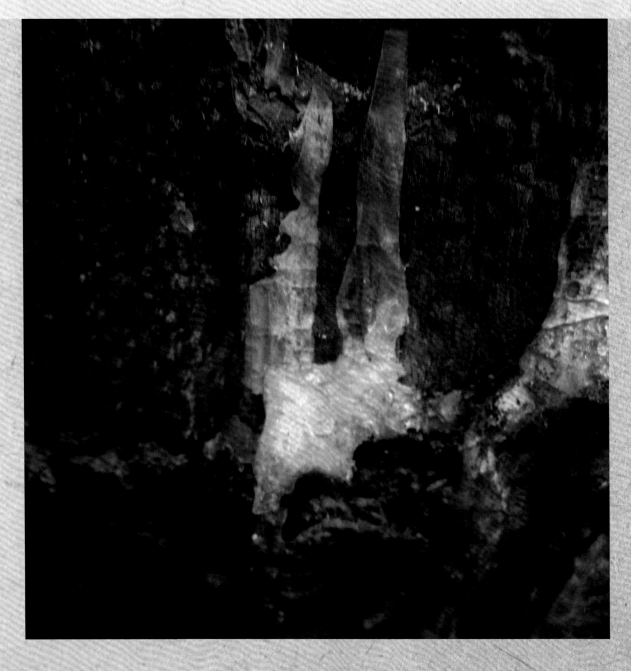

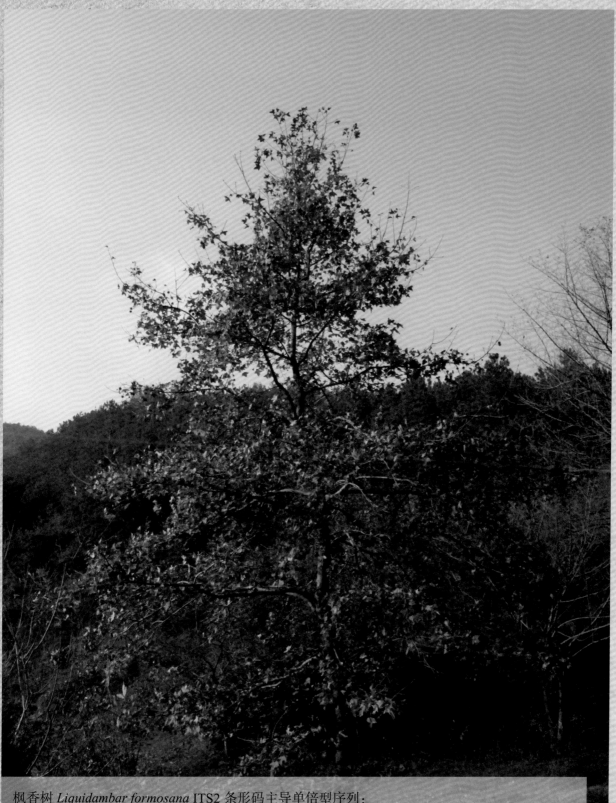

枫香树 *Liquidambar formosana* ITS2 条形码主导单倍型序列：

```
1    CGCATCGCGT CGCCCCCCCG AACCCCGTCG TCCTTCGGTG GCGCGGGGCT TCGCGGGGAG CGGAGATTGG CCTCCCGTGA
81   ACCACGGTGT CGCGGTTGGC TTAAAAGCGT GCCCCGGGCG ACGAACGCCA ACGTCTCAAG CAGTGGTGGT TACCAAACCC
161  CGGCATCGAT GATGTTTGCC TTGTGCGTTG CCTCGTCGCC CGCGGCACAG AGACCCCCGA ACGCGTCGCA CACGCGGCGT
241  TTCCATCG
```

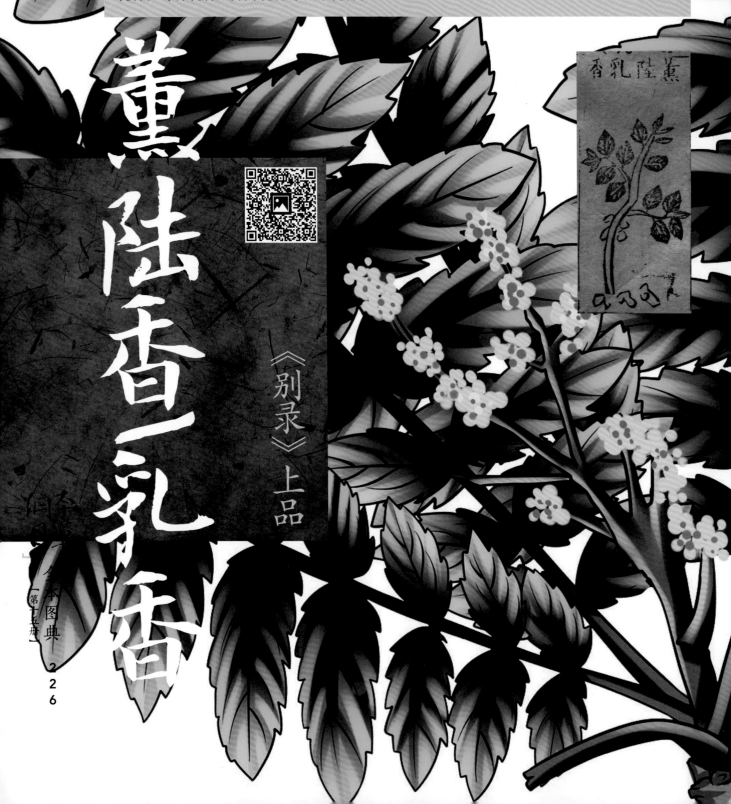

‖ 基原 ‖

据《纲目彩图》《纲目图鉴》等综合分析考证，乳香为橄榄科植物乳香树 *Boswellia carterii* Birdw.。分布于红海沿岸至比利亚、苏丹、土耳其等地。《中药志》《中华本草》认为还包括同属植物鲍达乳香树 *B. bhaw-dajiana* Birdw. 和野乳香树 *B. neglecta* M. Moore，均分布于索马里等地。《纲目图鉴》认为熏陆香为漆树科植物粘胶乳香树 *Pistacia lentiscus* L.；分布于地中海沿岸及岛屿，在希腊东部爱琴海等地有栽培。《药典》收载乳香药材为橄榄科植物乳香树及同属植物鲍达乳香树树皮渗出的树脂；分为索马里乳香和埃塞俄比亚乳香，每种乳香又分为乳香珠和原乳香。

薰陆香 乳香

《别录》上品

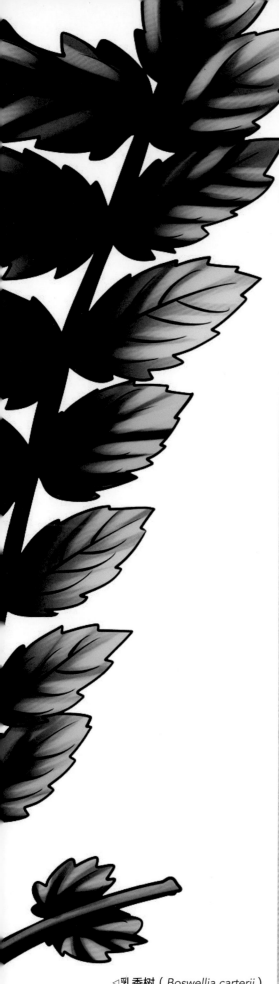

‖释名‖

马尾香海药 天泽香内典摩勒香纲目 多伽罗香。[宗奭曰] 薰陆即乳香，为其垂滴如乳头也。熔塌在地者为塌香，皆一也。[时珍曰] 佛书谓之天泽香，言其润泽也。又谓之多伽罗香，又曰杜噜香。李珣言薰陆是树皮，乳是树脂。陈藏器言乳是薰陆之类。寇宗奭言是一物。陈承言薰陆是总名，乳是薰陆之乳头也。今考香谱言乳有十余品，则乳乃薰陆中似乳头之一品尔。陈承之说为近理。二物原附沉香下，宋嘉祐本草分出二条，今据诸说，合并为一。

‖集解‖

[恭曰] 薰陆香形似白胶香，出天竺者色白，出单于者夹绿色，香亦不甚。[珣曰] 按广志云：薰陆香是树皮鳞甲，采之复生。乳头香生南海，是波斯松树脂也，紫赤如樱桃，透明者为上。[藏器曰] 乳香即薰陆之类也。[禹锡曰] 按南方异物志云：薰陆出大秦国。在海边有大树，枝叶正如古松，生于沙中。盛夏木胶流出沙上，状如桃胶。夷人采取卖与商贾，无贾则自食之。[宗奭曰] 薰陆木叶类棠梨，南印度界阿吒厘国出之，谓之西香，南番者更佳，即乳香也。[承曰] 西出天竺，南出波斯等国。西者色黄白，南者色紫赤。日久重叠者，不成乳头，杂以沙石。其成乳者，乃新出未杂沙石者也。薰陆是总名，乳是薰陆之乳头也。今松脂、枫脂中，亦有此状者甚多。[时珍曰] 乳香今人多以枫香杂之，惟烧之可辨。南番诸国皆有。宋史言乳香有一十三等。按叶廷珪香录云：乳香一名薰陆香，出大食国南，其树类松。以斤斫树，脂溢于外，结而成香，聚而成块。上品为拣香，圆大如乳头，透明，俗呼滴乳。又曰明乳，其色亚于拣香。又次为瓶香，以瓶收者。又次曰袋香，言收时只置袋中。次为乳塌，杂沙石者。次为黑塌，色黑。次为水湿塌，水渍色败气变者。次为斫削，杂碎不堪。次为缠末，播扬为尘者。观此则乳有自流出者，有斫树溢出者。诸说皆言其树类松。寇氏言类棠梨，恐亦传闻，当从前说。道书乳香、檀香谓之浴香，不可烧祀上真。

‖修治‖

[颂曰] 乳性至粘难碾。用时以缯袋挂于窗隙间，良久取研，乃不粘也。[大明曰] 入丸散，微炒杀毒，则不粘。[时珍曰] 或言乳香入丸药，以少酒研如泥，以水飞过，晒干用。或言以灯心同研则易细。或言以糯米数粒同研，或言以人指甲二三片同研，或言以乳钵坐热水中乳之，皆易细。外丹本草云：乳香以韭实、葱、蒜煅伏成汁，最柔五金。丹房镜源云：乳香哑铜。

‖气味‖

微温，无毒。[大明曰] 乳香，辛，热，微毒。[元素曰] 苦、辛，纯阳。[震亨曰] 善窜，入手少阴经。

‖主治‖

薰陆主风水毒肿，去恶气伏尸，瘾疹痒毒。乳香同功。别录。乳香治耳聋，中风口噤不语，妇人血气，止大肠泄澼，疗诸疮，令内消，能发酒，理风冷。藏器。下气益精，补腰膝，治肾气，止霍乱，冲恶中邪气，心腹痛疰气。煎膏，止痛长肉。大明。治不眠。之才。补肾，定诸经之痛。元素。仙方用以辟谷。李珣。消痈疽诸毒，托里护心，活血定痛伸筋，治妇人产难折伤。时珍。

‖发明‖

[时珍曰] 乳香香窜，能入心经，活血定痛，故为痈疽疮疡、心腹痛要药。素问云：诸痛痒疮

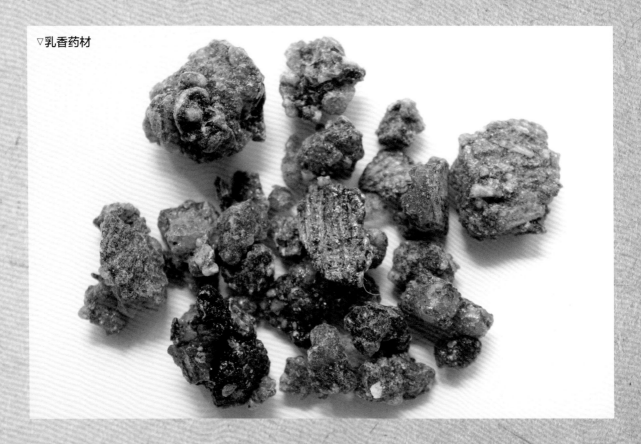
▽乳香药材

疡，皆属心火是矣。产科诸方多用之，亦取其活血之功尔。陈自明妇人良方云：知蕲州施少卿，得神寝丸方于蕲州徐太丞，云妇人临产月服之，令胎滑易生，极有效验。用通明乳香半两，枳壳一两，为末，炼蜜丸梧子大，每空心酒服三十丸。李嗣立治痈疽初起，内托护心散，云：香彻疮孔中，能使毒气外出，不致内攻也。方见谷部绿豆下。按葛洪抱朴子云：浮炎洲在南海中，出薰陆香，乃树有伤穿，木胶流堕。夷人采之，恒患猞猁兽啖之。此兽斫刺不死，以杖打之皮不伤，而骨碎乃死。观此，则乳香之治折伤，虽能活血止痛，亦其性然也。杨清叟云：凡人筋不伸者，敷药宜加乳香，其性能伸筋。

‖ 附方 ‖

旧五，新二十六。**口目㖞斜**乳香烧烟熏之，以顺其血脉。证治要诀。**祛风益颜**真乳香二斤，白蜜三斤，瓷器合煎如饧。每旦服二匙。奇效方。**急慢惊风**乳香半两，甘遂半两，同研末。每服半钱，用乳香汤下，小便亦可。王氏博济方。**小儿内钓腹痛**。用乳香、没药、木香等分，水煎服之。阮氏小儿方。**小儿夜啼**乳香一钱，灯花七枚，为末。每服半字，乳汁下。圣惠方。**心气疼痛**不可忍。用乳香三两，真茶四两，为末，以腊月鹿血和，丸弹子大。每温醋化一丸，服之。瑞竹堂经验方。**冷心气痛**乳香一粒，胡椒四十九粒，研，入姜汁，热酒调服。潘氏经验方。**阴证呃逆**乳香同硫黄烧烟，嗅之。伤寒蕴要。**辟禳瘟疫**每腊月二十四日五更，取第一汲井水浸乳香。至元旦五更温热，从小至大，每人以乳一块，饮水三呷，则一年无时灾。孔平仲云：此乃宣圣之方，孔氏七十余代用之也。**梦寐遗精**乳香一块，拇指大，卧时细嚼，含至三更咽下，三五服即效。医林集要。**淋癃溺血**取乳香中夹石者，研细，米饮服一钱。危氏得效方。**难产催生**简要济众方用黄明乳香五钱。为末，母猪血和，丸梧子大。每酒服五丸。经验方用乳香，以五月五日午时，令一人在壁内奉乳钵，一童子在壁外，以笔管自壁缝中逐粒递过，放钵内研细，水丸芡子大。每服一丸，无灰酒下。圣惠方用明乳香一豆大，为末，新汲水一盏，入醋少许。令产妇两手提石燕，念虑药三遍乃饮之。略行数步即下。海上方用乳香、朱砂等分，为末。麝香酒服一钱，良久自下。**咽喉骨哽**乳香一钱，水研服之。卫生易简方。**香口辟臭**滴乳噙之。摘玄方。**风虫牙痛**不可忍者。梅师方用薰陆香嚼，咽其汁，立瘥。朱氏集验方用乳香豆许安孔中，烧烟箸烙化立止。又方：乳香、川椒末各一钱，为末，化蜡和作丸，塞孔中。直指方用乳香、巴豆等分，研和蜡丸，塞之。圣惠方用乳香、枯矾等分，蜡丸，塞之。**大风疠疾**摩勒香一斤，即乳头内光明者，细研，入牛乳五升，甘草末四两，瓷盒盛之，安桌子上，置中庭，安剑一口。夜于北极下祝祷，去盒子盖，露一夜。次日入甑中蒸，炊三斗米熟即止。夜间依前祝露又蒸，如此三次乃止。每服一茶匙，空心及晚食前温酒调服。服后当有恶物出，至三日三夜乃愈也。圣惠方。**漏疮脓血**白乳香二钱，牡蛎粉一钱，为末，雪糕丸麻子大。每姜汤服三十丸。直指方。**斑痘不快**乳香研细，猪心血和，丸芡子大。每温水化服一丸。闻人规痘疹论。**痈疽寒颤**乳香半两，熟水研服。颤发于脾，乳香能入脾故也。仁斋直指方。**甲疽弩肉脓血**疼痛不愈。用乳香为末、胆矾烧研等分，傅之，内消即愈。灵苑方。**玉茎作肿**乳香、葱白等分，捣傅。山居四要。**野火丹毒**自两足起。乳香末，羊脂调涂。幼幼新书。**疬疡风驳**薰陆香、白敛同研，日日揩之。并作末，水服。千金方。**杖疮溃烂**乳香煎油，搽疮口。永类钤方。

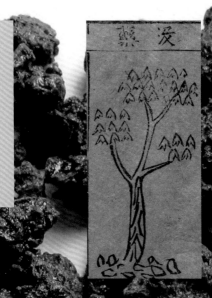

‖基原‖

据《纲目彩图》《纲目图鉴》等综合分析考证，本品为橄榄科植物地丁树 *Commiphora myrrha* Engl.。分布于非洲东北部索马里、埃塞俄比亚和阿拉伯半岛南部等地。《中药志》《大辞典》《中华本草》认为还包括同属其他植物。《药典》收载没药药材为橄榄科植物地丁树或哈地丁树 *C. mo1mol* Engl. 的干燥树脂；分为天然没药和胶质没药。

没药

宋《开宝》

李时珍 纲目 全本图典 [第十五册]

▷ 没药药材

‖释名‖

末药。[时珍曰] 没、末皆梵言。

‖集解‖

[志曰] 没药生波斯国。其块大小不定，黑色，似安息香。[颂曰] 今海南诸国及广州或有之。木之根株皆如橄榄，叶青而密。岁久者，则有脂液流滴在地下，凝结成块，或大或小，亦类安息香。采无时。[珣曰] 按徐表南州记云：是波斯松脂也。状如神香，赤黑色。[时珍曰] 按一统志云：没药树高大如松，皮厚一二寸。采时掘树下为坎，用斧伐其皮，脂流于坎，旬余方取之。李珣言乳香是波斯松脂，此又言没药亦是松脂，盖出传闻之误尔。所谓神香者，不知何物也。

‖修治‖

同乳香。

‖气味‖

苦，平，无毒。

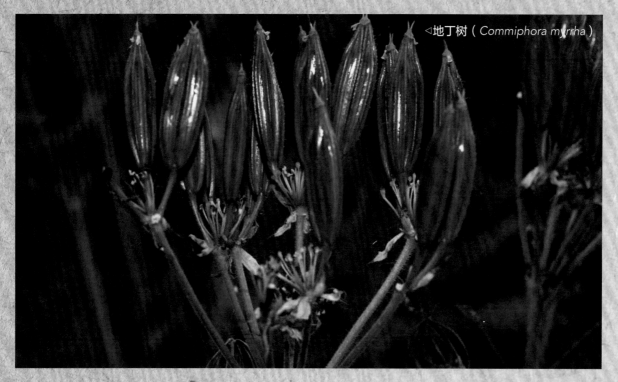

◁地丁树（ Commiphora myrrha ）

‖ **主治** ‖

破血止痛，疗金疮杖疮，诸恶疮痔漏，卒下血，目中翳晕痛肤赤。开宝。破癥瘕宿血，损伤瘀血，消肿痛。大明。心胆虚，肝血不足。好古。坠胎，及产后心腹血气痛，并入丸散服。李珣。散血消肿，定痛生肌。时珍。

‖ **发明** ‖

[权曰] 凡金刃所伤，打损跐跌坠马，筋骨疼痛，心腹血瘀者，并宜研烂热酒调服。推陈致新，能生好血。[宗奭曰] 没药大概通滞血。血滞则气壅瘀，气壅瘀则经络满急，经络满急故痛且肿。凡打扑跐跌，皆伤经络，气血不行，瘀壅作肿痛也。[时珍曰] 乳香活血，没药散血，皆能止痛消肿生肌。故二药每每相兼而用。

‖ **附方** ‖

旧二，新七。**历节诸风**骨节疼痛，昼夜不止。没药末半两，虎胫骨酥炙为末三两。每服二钱，温酒调下。图经本草。**筋骨损伤**米粉四两炒黄，入没药、乳香末各半两，酒调成膏，摊贴之。御药院方。**金刃所伤**未透膜者。乳香、没药各一钱，以童子小便半盏，酒半盏，温化服之。为末亦可。奇效良方。**小儿盘肠**气痛。没药、乳香等分，为末。以木香磨水煎沸，调一钱服，立效。杨氏婴孩宝书。**妇人腹痛**内伤疞刺。没药末一钱，酒服便止。图经本草。**妇人血运**方同上。**血气心痛**没药末二钱，水一盏，酒一盏，煎服。医林集要。**产后恶血**没药、血竭末各一钱，童子小便、温酒各半盏，煎沸服，良久再服。恶血自下，更不生痛。妇人良方。**女人异疾**女人月事退出，皆作禽兽之形，欲来伤人。先将绵塞阴户，乃顿服没药末一两，白汤调下，即愈。危氏方。

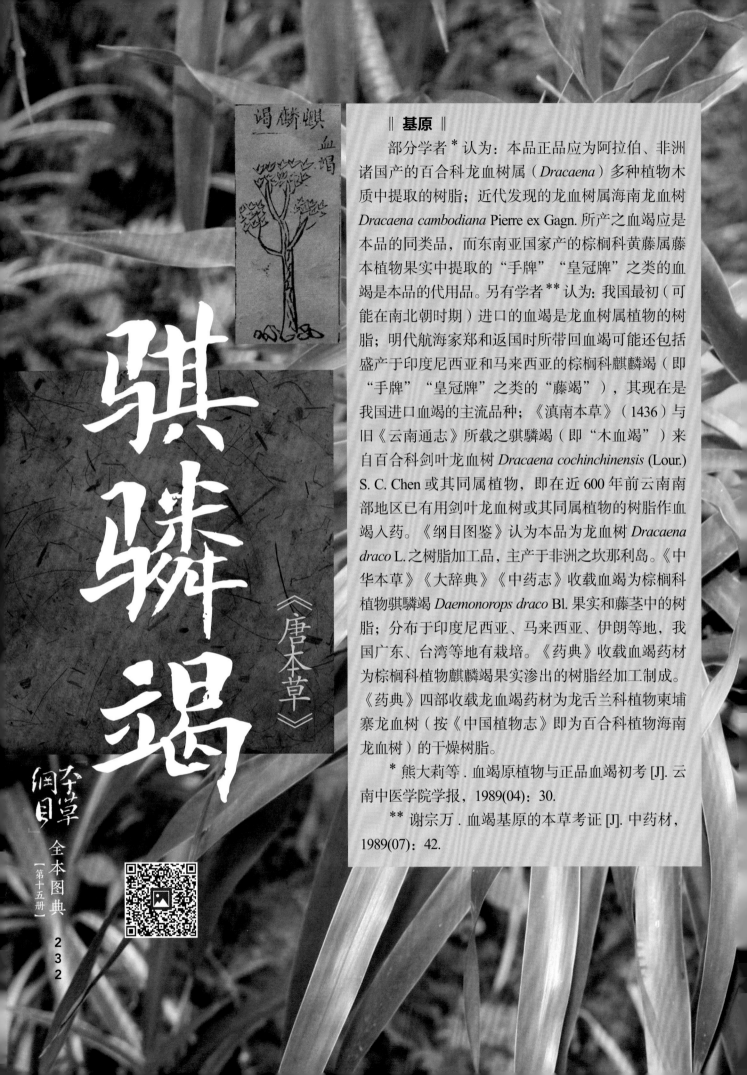

骐驎竭

《唐本草》

‖ 基原 ‖

部分学者 * 认为：本品正品应为阿拉伯、非洲诸国产的百合科龙血树属（*Dracaena*）多种植物木质中提取的树脂；近代发现的龙血树属海南龙血树 *Dracaena cambodiana* Pierre ex Gagn. 所产之血竭应是本品的同类品，而东南亚国家产的棕榈科黄藤属藤本植物果实中提取的"手牌""皇冠牌"之类的血竭是本品的代用品。另有学者 ** 认为：我国最初（可能在南北朝时期）进口的血竭是龙血树属植物的树脂；明代航海家郑和返国时所带回血竭可能还包括盛产于印度尼西亚和马来西亚的棕榈科麒麟竭（即"手牌""皇冠牌"之类的"藤竭"），其现在是我国进口血竭的主流品种；《滇南本草》（1436）与旧《云南通志》所载之骐驎竭（即"木血竭"）来自百合科剑叶龙血树 *Dracaena cochinchinensis* (Lour.) S. C. Chen 或其同属植物，即在近 600 年前云南南部地区已有用剑叶龙血树或其同属植物的树脂作血竭入药。《纲目图鉴》认为本品为龙血树 *Dracaena draco* L. 之树脂加工品，主产于非洲之坎那利岛。《中华本草》《大辞典》《中药志》收载血竭为棕榈科植物骐驎竭 *Daemonorops draco* Bl. 果实和藤茎中的树脂；分布于印度尼西亚、马来西亚、伊朗等地，我国广东、台湾等地有栽培。《药典》收载血竭药材为棕榈科植物麒麟竭果实渗出的树脂经加工制成。《药典》四部收载龙血竭药材为龙舌兰科植物柬埔寨龙血树（按《中国植物志》即为百合科植物海南龙血树）的干燥树脂。

*熊大莉等. 血竭原植物与正品血竭初考 [J]. 云南中医学院学报，1989(04)：30.

** 谢宗万. 血竭基原的本草考证 [J]. 中药材，1989(07)：42.

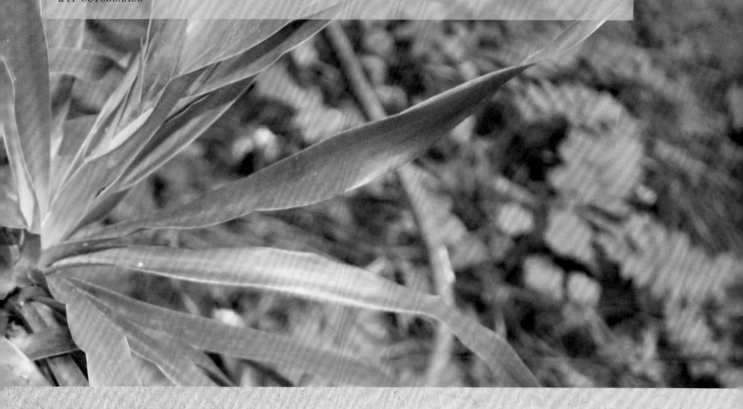

◁剑叶龙血树（*Dracaena cochinchinensis*）

麒麟竭 *Daemonorops draco* ITS2 条形码主导单倍型序列：

```
1    ACCCAAGCGG CGCTCCGCTC CCCCGGGTTC CCTACGGTCC TCGGGGGTTG CCGGACGCGG ACGATGGCAC CCCGCGCCGA
81   GCGCGCGCGG CGTGCCGAAG AGTGGGCCGC AGGCTGGGGC CGGATGCGGC GGGTGGTGGA CGCGCTCGCG ATCCCGTCGC
161  CGTGCCTCCG GACCCCGGCC CTTAGGGCCC GCGTCGCCCA GGACCGCCCG CGTCGCCACG GACCCCGTCC GCGGCGTCGC
241  CCTCGGAACG
```

‖释名‖

血竭。[时珍曰] 骐驎亦马名也。此物如干血，故谓之血竭。曰骐驎者，隐之也。旧与紫钟同条，紫钟乃此树上虫所造成，今分入虫部。

‖集解‖

[恭曰] 骐驎竭树名渴留，紫钟树名渴禀，二物大同小异。[志曰] 二物同条，功效亦别。紫钟色赤而黑，其叶大如盘，钟从叶上出。骐驎竭色黄而赤，从木中出，如松脂。[珣曰] 按南越志云：骐驎竭，是紫钟树之脂也。欲验真伪，但嚼之不烂如蜡者为上。[颂曰] 今南番诸国及广州皆出之。木高数丈，婆娑可爱。叶似樱桃而有三角。其脂液从木中流出，滴下如胶饴状，久而坚凝，乃成竭，赤作血色。采无时。旧说与紫钟大都相类，而别是一物，功力亦殊。[敩曰] 凡使勿用海母血，真相似，只是味咸并腥气。骐驎竭味微咸、甘，似栀子气也。[时珍曰] 骐驎竭是树脂，紫钟是虫造。按一统志云：血竭树略如没药树，其肌赤色。采法亦于树下掘坎，斧伐其树，脂流于坎，旬日取之。多出大食诸国。今人试之，以透指甲者为真。独孤滔丹房镜源云：此物出于西胡，禀荧惑之气而结。以火烧之，有赤汁涌出，久而灰不变本色者，为真也。

骐驎竭

‖修治‖

[敩曰] 凡使先研作粉，筛过入丸散中用。若同众药捣，则化作尘飞也。

‖气味‖

甘、咸、平，无毒。[大明曰] 得蜜陀僧良。

‖主治‖

心腹卒痛，金疮血出，破积血，止痛生肉，去五脏邪气。唐本。打伤折损，一切疼痛，血气搅刺，内伤血聚，补虚，并宜酒服。李珣。补心包络、肝血不足。好古。益阳精，消阴滞气。太清修炼法。傅一切恶疮疥癣，久不合。性急，不可多使，却引脓。大明。散滞血诸痛，妇人血气，小儿瘈疭。时珍。

‖发明‖

[时珍曰] 骐麟竭，木之脂液，如人之膏血，其味甘咸而走血，盖手、足厥阴药也。肝与心包皆

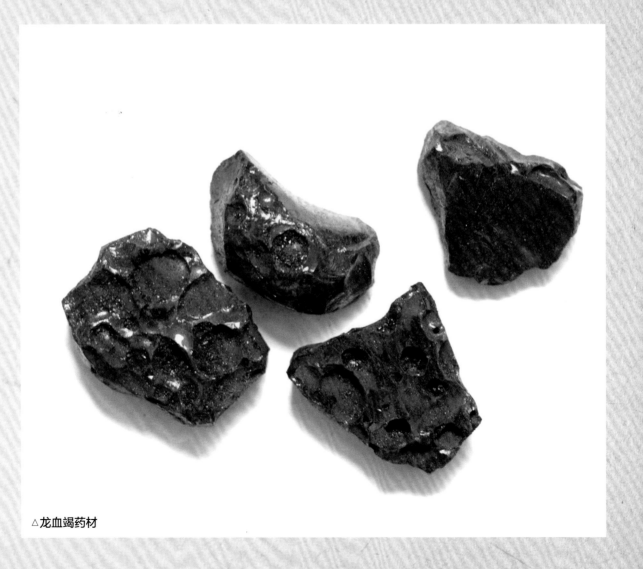

△龙血竭药材

主血故尔。河间刘氏云"血竭除血痛，为和血之圣药"是矣。乳香、没药虽主血病，而兼入气分，此则专于血分者也。

‖附方‖

旧一，新十一。**白虎风痛**走注，两膝热肿。用骐麟竭、硫黄末各一两，每温酒服一钱。圣惠方。**新久脚气**血竭、乳香等分同研，以木瓜一个，剜孔入药在内，以面厚裹，砂锅煮烂，连面捣，丸梧子大。每温酒服三十丸。忌生冷。奇效方。**慢惊瘛疭**定魄安魂，益气。用血竭半两，乳香二钱半，同捣成剂，火炙溶丸梧子大。每服一丸，薄荷煎汤化下。夏月用人参汤。御药院方。**鼻出衄血**血竭、蒲黄等分为末，吹之。医林集要。**血痔肠风**血竭末，傅之。直指方。**金疮出血**骐麟竭末，傅之立止。广利方。**产后血冲**心胸满喘，命在须臾。用血竭、没药各一钱，研细，童便和酒调服。医林集要。**产后血运**不知人及狂语。用骐麟竭一两，研末。每服二钱，温酒调下。太平圣惠方。**收敛疮口**血竭末一字，麝香少许，大枣烧灰半钱，同研。津调涂之。究原方。**臁疮不合**血竭末傅之，以干为度。济急仙方。**嵌甲疼痛**血竭末，傅之。医林集要。**腹中血块**血竭、没药各一两，滑石牡丹皮同煮过一两，为末，醋糊丸梧子大，服之。摘玄方。

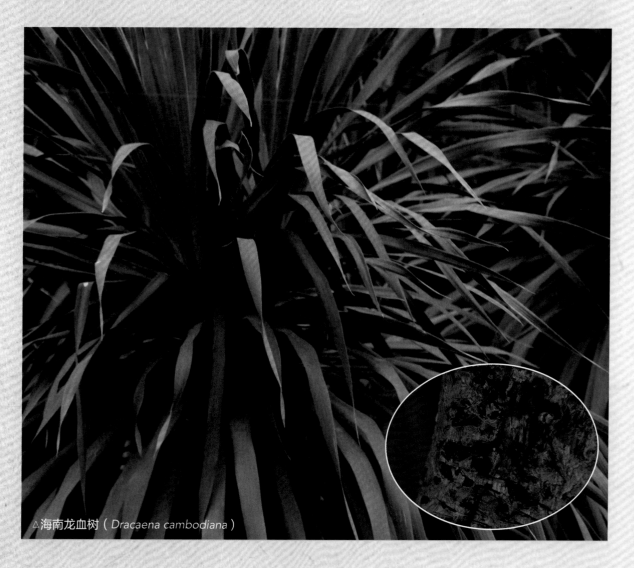

△海南龙血树（*Dracaena cambodiana*）

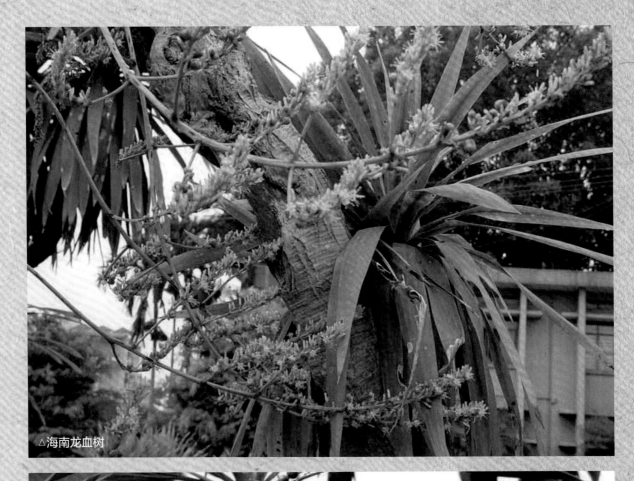

△海南龙血树

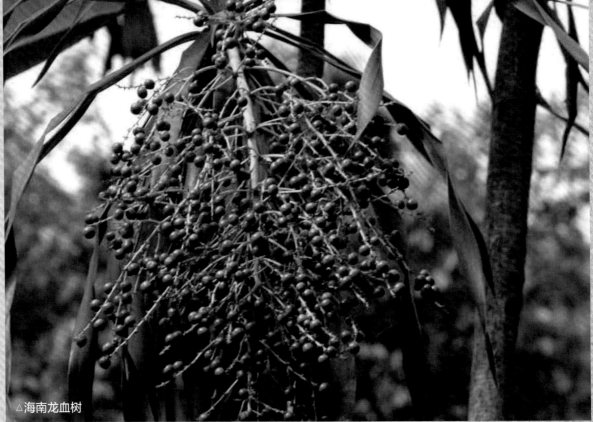

△海南龙血树

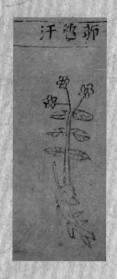

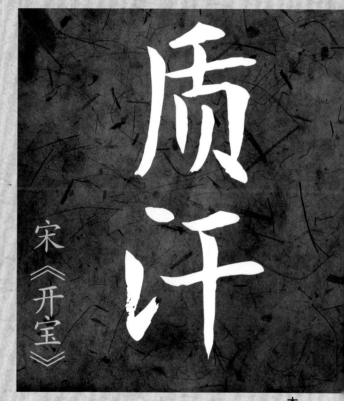

‖释名‖

[时珍曰]汗音寒，番语也。

‖集解‖

[藏器曰]质汗出西番，煎柽乳、松泪、甘草、地黄并热血成之。番人试药，以小儿断一足，以药纳口中，将足踏之，当时能走者良。

‖气味‖

甘，温，无毒。

‖主治‖

金疮伤折，瘀血内损，补筋肉，消恶血，下血气，妇人产后诸血结，腹痛内冷不下食。并以酒消服之，亦傅病处。藏器。

‖附方‖

新一。**室女经闭**血结成块，心腹攻痛。质汗、姜黄、川大黄炒各半两，为末。每服一钱，温水下。圣济总录。

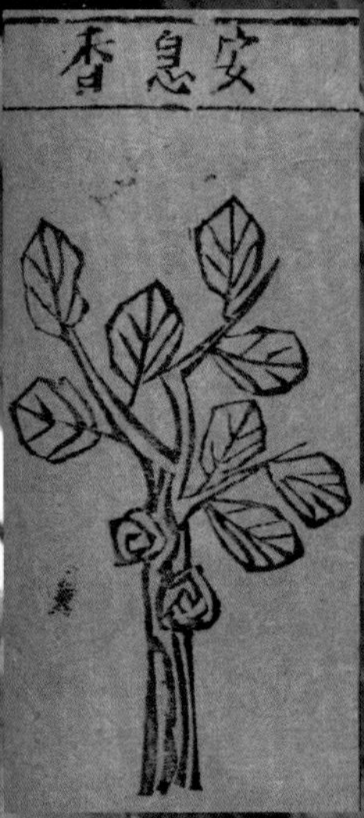

‖ **基原** ‖

《纲目图鉴》认为本品为安息香科植物安息香树 *Styrax benzoin* Dryand.，分布于印度尼西亚的苏门答腊及爪洼等地。《大辞典》《中华本草》《纲目彩图》认为还包括同属植物白花树 *S. tonkinensis* (Pierre) Craib ex Hart.。《药典》收载安息香药材为安息香科植物白花树的干燥树脂；树干经自然损伤或于夏、秋二季割裂树干，收集流出的树脂，阴干。

安息香

《唐本草》

本草纲目

全本图典

[第十五册]

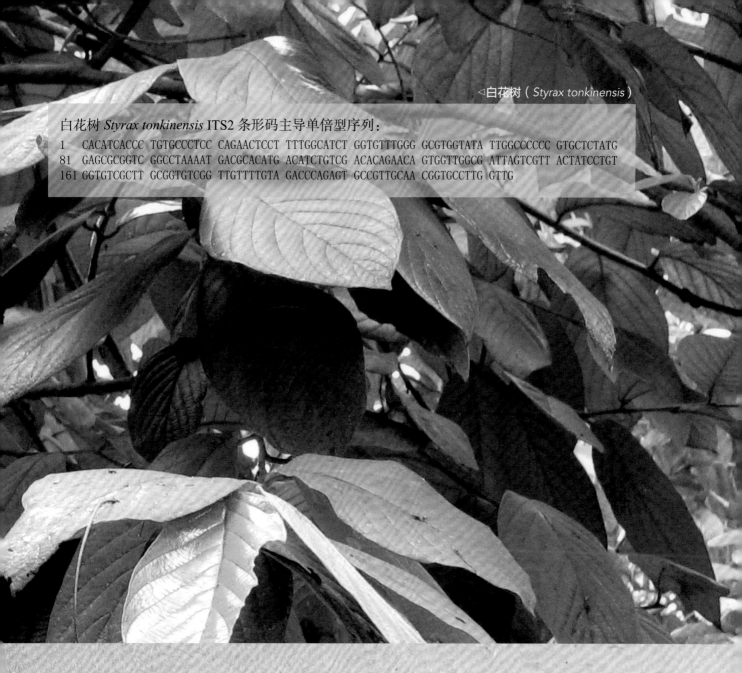

◁白花树（*Styrax tonkinensis*）

白花树 *Styrax tonkinensis* ITS2 条形码主导单倍型序列：

1　CACATCACCC TGTGCCCTCC CAGAACTCCT TTTGGCATCT GGTGTTTGGG GCGTGGTATA TTGGCCCCCC GTGCTCTATG
81　GAGCGCGGTC GGCCTAAAAT GACGCACATG ACATCTGTCG ACACAGAACA GTGGTTGGCG ATTAGTCGTT ACTATCCTGT
161　GGTGTCGCTT GCGGTGTCGG TTGTTTTGTA GACCCAGAGT GCCGTTGCAA CGGTGCCTTG GTTG

‖ 释名 ‖

[时珍曰] 此香辟恶，安息诸邪，故名。或云：安息，国名也。梵书谓之拙贝罗香。

‖ 集解 ‖

[恭曰] 安息香出西戎。状如松脂，黄黑色，为块。新者亦柔韧。[珣曰] 生南海波斯国，树中脂也，状若桃胶，秋月采之。[禹锡曰] 按段成式西阳杂俎云：安息香树出波斯国，呼为辟邪树。长二三丈，皮色黄黑。叶有四角，经寒不凋。二月开花黄色，花心微碧。不结实。刻其树皮，其胶如饴，名安息香，六七月坚凝乃取之。烧之，通神明，辟众恶。[时珍曰] 今安南、三佛齐诸地皆有之。一统志云：树如苦楝，大而且直。叶似羊桃而长。木心有脂作香。叶廷珪香录云：此乃树脂，形色类胡桃瓤。不宜于烧，而能发众香，故人取以和香。今人和香有如饧者，谓之安息油。机曰：或言烧之能集鼠者为真。

‖气味‖

辛，苦，平，无毒。

‖主治‖

心腹恶气，鬼疰。唐本。邪气魍魉，鬼胎血邪，辟蛊毒，霍乱风痛，男子遗精，暖肾气，妇人血噤，并产后血运。大明。妇人夜梦鬼交，同臭黄合为丸，烧熏丹穴，永断。李珣。烧之，去鬼来神。萧炳。治中恶魇寐，劳瘵传尸。时珍。

‖附方‖

新四。**卒然心痛**或经年频发。安息香研末，沸汤服半钱。危氏得效方。**小儿肚痛**曲脚而啼。安息香丸：用安息香酒蒸成膏。沉香、木香、丁香、霍香、八角茴香各三钱，香附子、缩砂仁、炙甘草各五钱，为末。以膏和，炼蜜丸芡子大。每服一丸，紫苏汤化下。全幼心鉴。**小儿惊邪**安息香一豆许，烧之自除。奇效良方。**历节风痛**用精猪肉四两切片，裹安息香二两，以瓶盛灰，大火上着一铜版片隔之，安香于上烧之，以瓶口对痛处熏之，勿令透气。圣惠方。

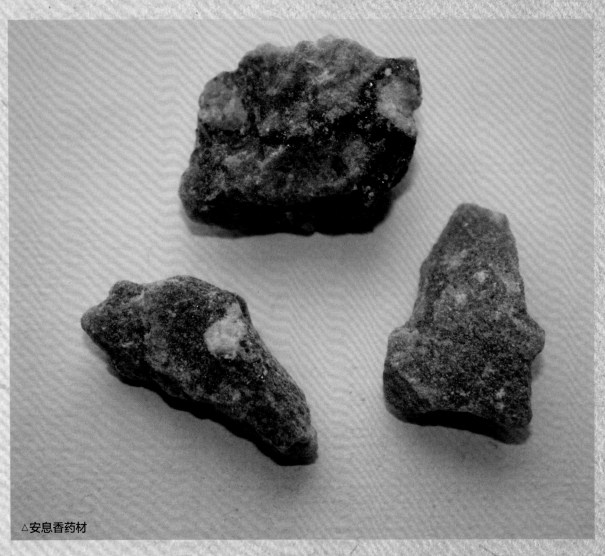

△安息香药材

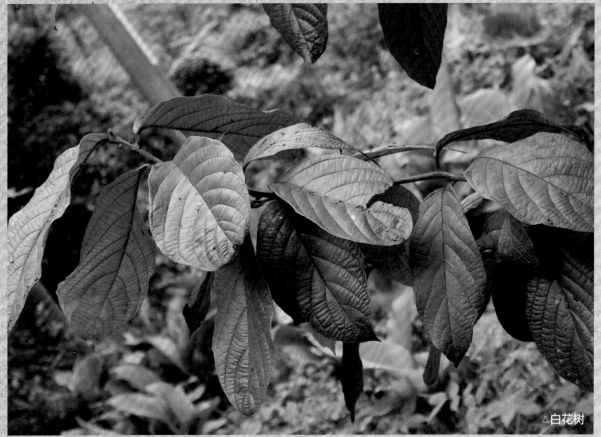

△白花树

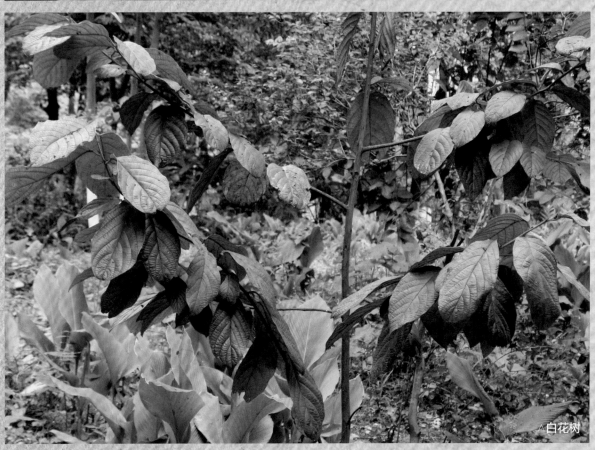

△白花树

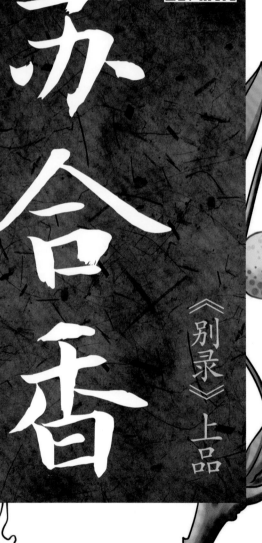

苏合香 《别录》上品

∥ 基原 ∥

据《纲目彩图》《纲目图鉴》《中药志》《药典图鉴》等综合分析考证，本品为金缕梅科植物苏合香树 *Liquidamibar orientalis* Mill.。原产小亚细亚南部，我国广西等地有栽培。《药典》收载苏合香药材为金缕梅科植物苏合香树的树干渗出的香树脂经加工精制而成。

∥ 释名 ∥

[时珍曰] 按郭义恭广志云：此香出苏合国，因以名之。梵书谓之咄鲁瑟剑。

∥ 集解 ∥

[别录曰] 苏合香出中台川谷。[恭曰] 今从西域及昆仑来。紫赤色，与紫真檀相似，坚实极芳香，性重如石，烧之灰白者好。[颂曰] 今广州虽有苏合香，但类苏木，无香气。药中只用如膏油者，极芬烈。陶隐居以为狮子矢者，亦是指此膏油者言之尔。梁书云：中天竺国出苏合香，是诸香汁煎成，非自然一物也。又云：大秦国人采得苏合香，先煎其汁以为香膏，乃卖其滓与诸国贾人，是以展转来达中国者，不大香也。然则广南货者，其经煎煮之余乎？今用如膏油者，乃合治成者尔。[时珍曰] 按寰宇志云：苏合油出安南、三佛齐诸国。树生膏，可为药，以浓而无滓者为上。叶廷珪香谱云：苏合香油出大食国。气味皆类笃耨香。沈括笔谈云：今之苏合香赤色如坚木，又有苏合油如黐胶，人多用之。而刘梦得传信方言苏合香多薄叶，子如金色，按之即少，放之即起，良久不

▷苏合香树（*Liquidambar orientalis*）

定，如虫动，气烈者佳。如此则全非今所用者，宜精考之。窃按沈氏所说，亦是油也。不必致疑。

‖正误‖

[弘景曰] 苏合香俗传是狮子屎，外国说不尔。今皆从西域来，亦不复入药，惟供合好香尔。[恭曰] 此是胡人诳言，陶不悟也。[藏器曰] 苏合香色黄白，狮子屎色赤黑，二物相似而不同。狮子屎极臭。或云：狮子屎是西国草木皮汁所为，胡人将来，欲贵重之，故饰其名尔。

‖气味‖

甘，温，无毒。

‖主治‖

辟恶，杀鬼精物，温疟蛊毒痫痓，去三虫，除邪，令人无梦魇。久服，通神明，轻身长年。
别录。

‖发明‖

[时珍曰] 苏合香气窜，能通诸窍脏腑，故其功能辟一切不正之气。按沈括笔谈云：太尉王文正公气羸多病。宋真宗面赐药酒一瓶，令空腹饮之，可以和气血，辟外邪。公饮之，大觉安健。次日称谢。上曰：此苏合香酒也。每酒一斗，入苏合香丸一两同煮。极能调和五脏，却腹中诸疾。每冒寒夙兴，则宜饮一杯。自此臣庶之家皆仿为之，此方盛行于时。其方本出唐玄宗开元广济方，谓之白术丸。后人亦编入千金、外台，治疾有殊效。

‖附方‖

新二。**苏合香丸**治传尸骨蒸，殗殜肺痿，痊忤鬼气，卒心痛，霍乱吐利，时气鬼魅瘴疟，赤白暴痢，瘀血月闭，痃癖疔肿，小儿惊痫客忤，大人中风、中气、狐狸等病。用苏合油一两，安息香末二两，以无灰酒熬成膏，入苏合油内。白术、香附子、青木香、白檀香、沉香、丁香、麝香、毕拨、诃梨勒煨去核、朱砂、乌犀角镑各二两，龙脑、薰陆香各一两，为末，以香膏加炼蜜和成剂，蜡纸包收。每服旋丸梧子大，早朝取井华水，温冷任意，化服四丸。老人、小儿一丸。惠民和剂局方。
水气浮肿苏合香、白粉、水银等分，捣均，蜜丸小豆大。每服二丸，白水下。当下水出。肘后方。

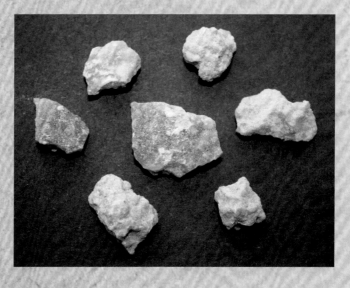

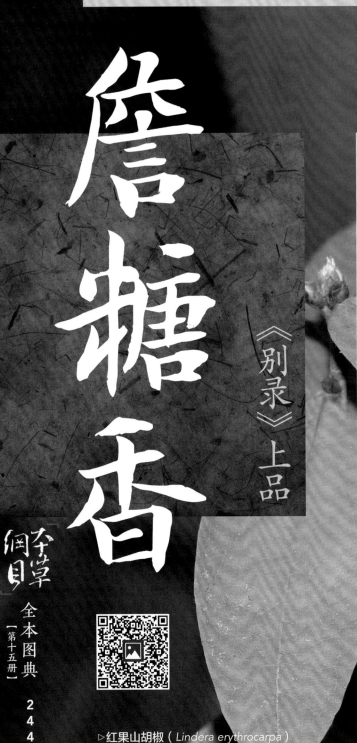

‖ 基原 ‖

据《纲目图鉴》《大辞典》《中华本草》等综合分析考证，本品为樟科植物红果山胡椒 *Lindera erythrocarpa* Makino. 的枝叶经煎熬而成的加工品。分布于华中、华东、华南及台湾、福建等地。

詹糖香

《别录》上品

本草纲目 全本图典 【第十五册】

244

▷ 红果山胡椒（ *Lindera erythrocarpa* ）

‖ 释名 ‖

[时珍曰] 詹言其粘，糖言其状也。

‖ 集解 ‖

[弘景曰] 出晋安、岑州。上真淳者难得，多以其皮及蠹虫屎杂之，惟软者为佳。皆合香家要用，不正入药。[恭曰] 詹糖树似橘。煎枝叶为香，似沙糖而黑。出交广以南，生晋安。近方多用之。[时珍曰] 其花亦香，如茉莉花香气。

‖ 气味 ‖

苦，微温，无毒。

‖ 主治 ‖

风水毒肿，去恶气伏尸。别录。治恶核恶疮。弘景。和胡桃、青皮捣，涂发令黑如漆。时珍。

‖ 附录 ‖

结杀 [藏器曰] 结杀生西国，树之花也，极香。同胡桃仁入膏，和香油涂头，去头风白屑。

‖ 基原 ‖
《纲目图鉴》认为本品为漆树科植物笃耨香树 *Pistacia terebinthus* L.。原产南欧，我国台湾等地有栽培。

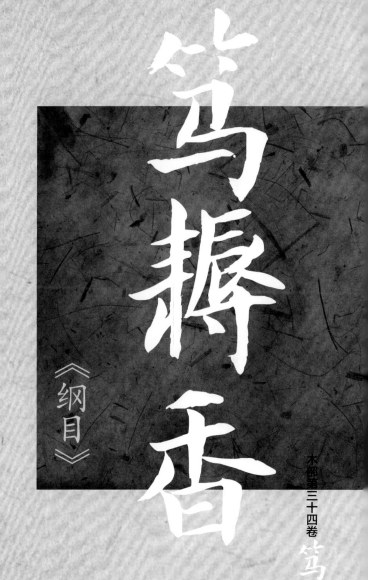

‖ 释名、集解 ‖
[时珍曰] 笃耨香出真腊国，树之脂也。树如松形。其香老则溢出，色白而透明者名白笃耨，盛夏不融，香气清远。土人取后，夏月以火炙树，令脂液再溢，至冬乃凝，复收之。其香夏融冬结。以瓠瓢盛，置阴凉处，乃得不融。杂以树皮者则色黑，名黑笃耨，为下品。

‖ 气味 ‖
缺。

‖ 主治 ‖
面䵟䵴皯𪒟。同白附子、冬瓜子、白及、石榴皮等分为末，酒浸三日，洗面后傅之。久则面莹如玉。时珍。

‖ 附录 ‖
胆八香 [时珍曰] 胆八树生交趾、南番诸国。树如稚木犀。叶鲜红，色类霜枫。其实压油和诸香爇之，辟恶气。

据《纲目彩图》《纲目图鉴》《中华本草》等综合分析考证，本品为龙脑香科植物龙脑香 *Dryobalanops aromatica* Gaertn. f. 的树脂经加工而成。又称"梅花冰片"，主产于印度尼西亚的苏门答腊等地。冰片商品除梅花冰片外，还有艾片（来源于菊科艾纳香 *Blumea balsamifera* (L.) DC.，参见第十四卷"艾纳香"项下）、天然冰片和冰片（后二者参见本卷"樟"项下）。

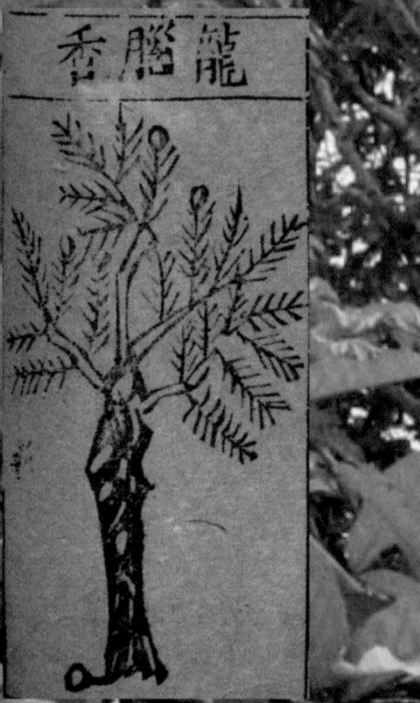

龙脑香

《唐本草》

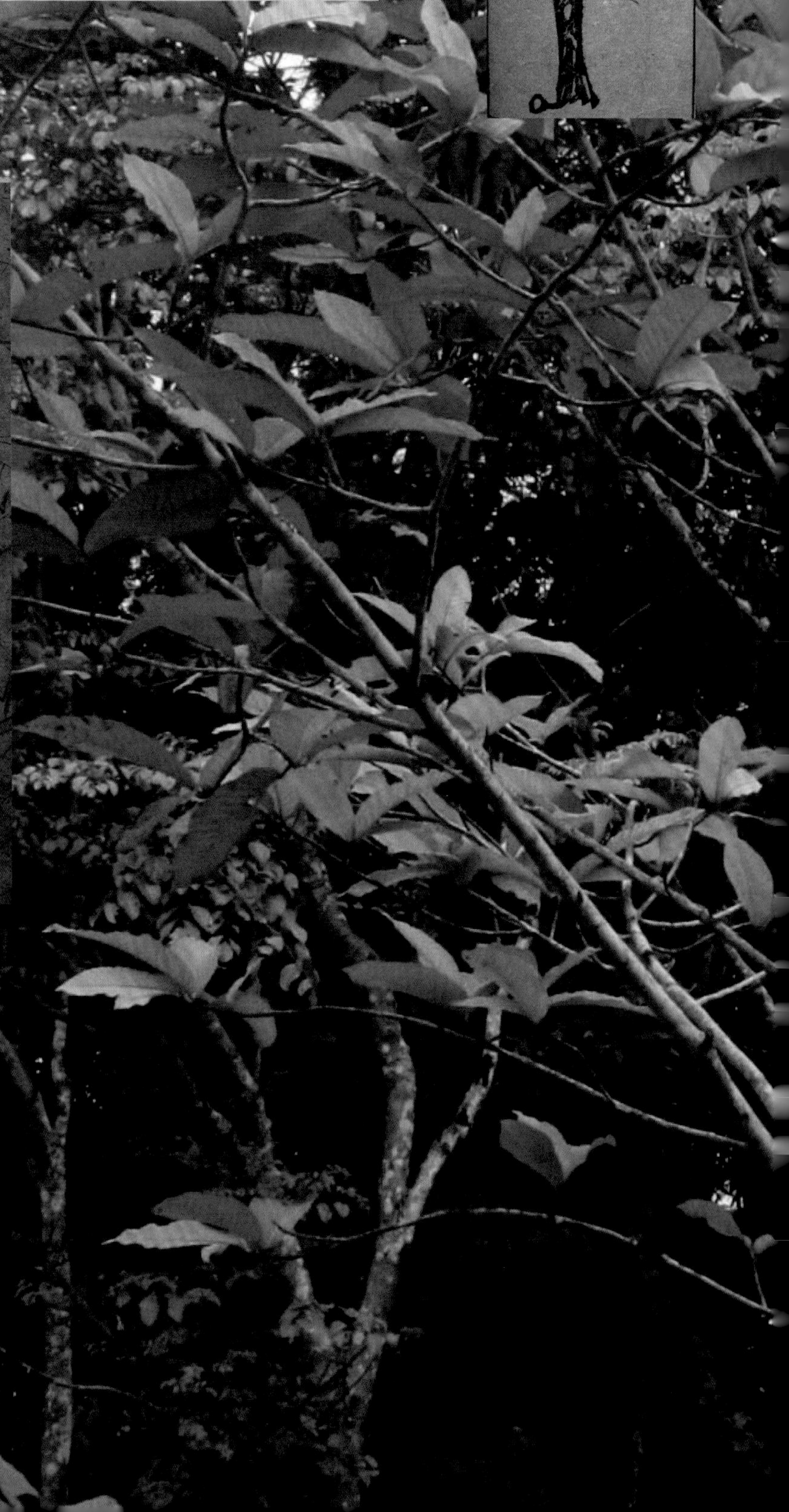

▷龙脑香（*Dryobalanops aromatica*）

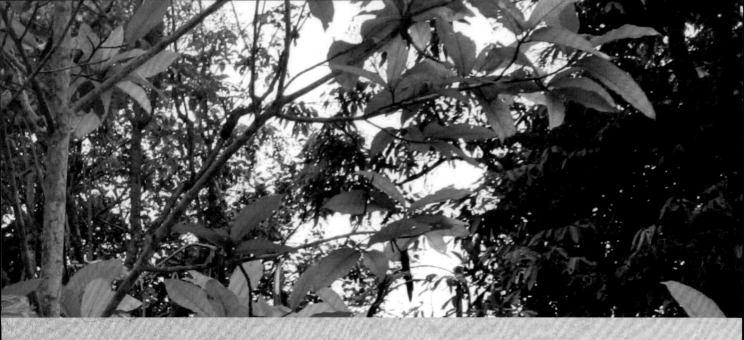

‖ 释名 ‖

片脑 纲目 **羯婆罗香** 衍义 **膏名婆律香。** [时珍曰] 龙脑者，因其状加贵重之称也。以白莹如冰，及作梅花片者为良，故俗呼为冰片脑，或云梅花脑。番中又有米脑、速脑、金脚脑、苍龙脑等称，皆因形色命名，不及冰片、梅花者也。清者名脑油，金光明经谓之羯婆罗香。[恭曰] 龙脑是树根中干脂。婆律香是根下清脂。旧出婆律国，因以为名也。

‖ 集解 ‖

[恭曰] 龙脑香及膏香出婆律国。树形似杉木。脑形似白松脂，作杉木气，明净者善。久经风日或如雀屎者不佳。或云：子似豆蔻，皮有错甲，即杉脂也。今江南有杉木，未经试。或方土无脂，犹甘蕉之无实也，[颂曰] 今惟南海番舶贾客货之。南海山中亦有之。相传云：其木高七八丈，大可六七围，如积年杉木状，旁生枝，其叶正圆而背白，结实如豆蔻，皮有甲错，香即木中脂也。膏即根下清液，谓之婆律膏。按段成式西阳杂俎云：龙脑香树名固不婆律，无花实。其树有肥有瘦：瘦者出龙脑，肥者出婆律膏，香在木心中。波斯国亦出之。断其树剪取之，其膏于树端流出，斫树作坎而承之。两说大同小异。唐天宝中交趾贡龙脑，皆如蝉、蚕之形。彼人云：老树根节方有之，然极难得。禁中为瑞龙脑，带之衣衿，香闻十余步外，后不复有此。今海南龙脑，多用火煏成片，其中亦容杂伪。入药惟贵生者，状若梅花片，甚佳也。[珣曰] 是西海波律国波律树中脂也，状如白胶香。其龙脑油本出佛誓国，从树取之。[宗奭曰] 西域记云：西方抹罗短叱国，在南印度境。有羯布罗香，干如松株而叶异，花果亦异，湿时无香。木干之后，循理析之，中有香，状类云母，色如冰雪，即龙脑香也。[时珍曰] 龙脑香，南番诸国皆有之。叶廷珪香录云：乃深山穷谷中千年老杉树，其枝干不曾损动者，则有香。若损动，则气泄无脑矣。土人解作板，板缝有脑出，乃劈取之。大者成片如花瓣，清者名脑油。江南异闻录

云：南唐保大中贡龙脑浆，云以缣囊贮龙脑，悬于琉璃瓶中，少顷滴沥或水，香气馥烈，大补益元气。按此浆与脑油稍异，盖亦其类尔。宋史熙宁九年，英州雷震，一山梓树尽枯，中皆化为龙脑。此虽怪异，可见龙脑亦有变成者也。

‖ **修治** ‖

[恭曰] 龙脑香合糯米炭、相思子贮之，则不耗。[时珍曰] 或言以鸡毛、相思子同入小瓷罐密收之佳。相感志言以杉木炭养之更良，不耗。今人多以樟脑升打乱之，不可不辨也。相思子见本条。

‖ **气味** ‖

辛、苦，微寒，无毒。[珣曰] 苦，辛，温，无毒。[元素曰] 热。阳中之阳。

‖ **主治** ‖

妇人难产，研末少许，新汲水服，立下。别录。心腹邪气，风湿积聚，耳聋，明目，去目赤肤翳。唐本。内外障眼，镇心秘精，治三虫五痔。李珣。散心盛有热。好古。入骨，治骨痛。李杲。治大肠脱。元素。疗喉痹脑痛，鼻息齿痛，伤寒舌出，小儿痘陷，通诸窍，散郁火。时珍。

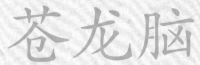

苍龙脑

‖ **主治** ‖

风疮黚䵟，入膏煎良。不可点眼，伤人。李珣。

婆律香膏

‖ **主治** ‖

耳聋，摩一切风。苏恭。

‖ **发明** ‖

[宗奭曰] 此物大通利关隔热塞，大人、小儿风涎闭塞，及暴得惊热，甚为济用。然非常服之药，独行则势弱，佐使则有功。于茶亦相宜，多则掩茶气，味甚清香，为百药之先，万物中香无出其右者。[震亨曰] 龙脑属火。世知其寒而通利，然未达其热而轻浮飞越，喜其香而贵细，动辄与麝同为桂附之助。然人之阳易动，阴易亏，不可不思，[杲曰] 龙脑入骨，风病在骨髓者宜用之。若风在血脉肌肉，辄用脑、麝，反引风入骨髓，如油入面，莫之能出也。[王纶曰] 龙脑大辛善走，故能散热，通利结气。目痛、喉痹、下疳诸方多用之者，取其辛散也。人欲死者吞之，为气散尽也。世人误以为寒，不知其辛散之性似乎凉尔。诸香皆属阳，岂有香之至者而性反寒乎？[时珍曰] 古方眼科、小儿科皆言龙脑辛凉，能入心经，故治目病、惊风方多用之。

痘疮心热血瘀倒黡者，用引猪血直入心窍，使毒气宣散于外，则血活痘发。其说皆似是而实未当也。目病、惊病、痘病，皆火病也。火郁则发之，从治之法，辛主发散故尔。其气先入肺，传于心脾，能走能散，使壅塞通利，则经络条达，而惊热自平，疮毒能出。用猪心血能引龙脑入心经，非龙脑能入心也。沈存中良方云：痘疮稠密，盛则变黑者。用生獭猪血一橡斗，龙脑半分，温酒和服。潘氏云：一女病发热腹痛，手足厥逆，日加昏闷，形证极恶，疑是痘候。时暑月，急取屠家败血，倍用龙脑和服。得睡，须臾一身疮出而安。若非此方，则横夭矣。又宋·文天祥、贾似道皆服脑子求死不得，惟廖莹中以热酒服数握，九窍流血而死。此非脑子有毒，乃热酒引其辛香，散溢经络，气血沸乱而然尔。

‖ 附方 ‖

旧二，新十二。**目生肤翳**龙脑末一两，日点三五度。圣济总录。**目赤目膜**龙脑、雄雀屎各八分，为末，以人乳汁一合调成膏。日日点之，无有不验。圣惠方。**头目风热**上攻。用龙脑末半两，南蓬砂末一两，频嗜两鼻。御药院方。**头脑疼痛**片脑一钱，纸卷作捻，烧烟熏鼻，吐出痰涎即愈。寿域方。**风热喉痹**灯心一钱，黄柏五分，并烧存性，白矾七分煅过，冰片脑三分，为末。每以一二分吹患处。此陆一峰家传绝妙方也。濒湖集简方。**鼻中息肉**垂下者。用片脑点之，自入。集简方。**伤寒舌出**过寸者。梅花片脑半分，为末。掺之，随手即愈。洪迈夷坚志。**中风牙噤**无门下药者，开关散揩之。五月五日午时，用龙脑、天南星等分，为末。每以一字揩齿二三十遍，其口自开。**牙齿疼痛**梅花脑、朱砂末各少许，揩之立止。集简方。**痘疮狂躁**心烦气喘，妄语或见鬼神，疮色赤未透者。经验方用龙脑一钱细研，旋以猪心血丸芡子大。每服一丸，紫草汤下。少时心神便定，得睡疮发。总微论用獭猪第二番血清半杯，酒半杯，和匀，入龙脑一分，温服。良久利下瘀血一二行，疮即红活。此治痘疮黑黡候恶，医所不治者，百发百中。**内外痔疮**片脑一二分，葱汁化，搽之。简便方。**酒齄鼻赤**脑子、真酥，频搽。普济方。**梦漏口疮**经络中火邪，梦漏恍惚，口疮咽燥。龙脑三钱，黄柏三两，为末，蜜丸梧子大。每麦门冬汤下十丸。摘玄方。

‖ 气味 ‖

辛，温。气似龙脑。

‖ 主治 ‖

下恶气，消食，散胀满，香人口。苏恭。

‖ 附录 ‖

元慈勒 [藏器曰] 出波斯国。状似龙脑香，乃树中脂也。味甘，平，无毒。主心病流血，合金疮，去腹内恶血，血痢下血，妇人带下，明目，去翳障、风泪、弩肉。

‖ 基原 ‖

据《纲目彩图》《纲目图鉴》《草药大典》《汇编》等
综合分析考证，本品为樟科植物樟 *Cinnamomum camphora* (L.)
Presl 的根、干、枝、叶经加工提取而得的白色结晶物。参
见本卷"樟"项下。《药典》四部收载樟脑药材为樟科植物
樟的干枝、叶及根部经加工提取制得的结晶。《药典》二部
收载樟脑（天然）为 $(1R,4R)$-1,7,7- 三甲基二环 [2.2.1] 庚烷 -2-
酮，系自樟科植物中提取制得；含 $C_{10}H_{16}O$ 不少于 96.0%。
另有收载樟脑（合成）。

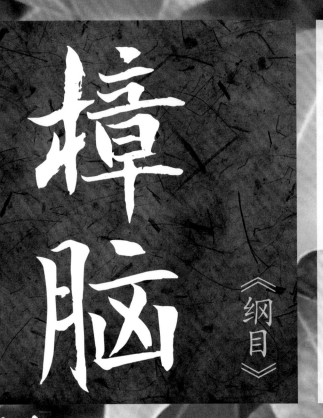

樟脑

《纲目》

‖ 释名 ‖

韶脑。

‖ 集解 ‖

[时珍曰] 樟脑出韶州、漳州。状似龙脑，白色如
雪，樟树脂膏也。胡演升炼方云：煎樟脑法：用
樟木新者切片，以井水浸三日三夜，入锅煎之，
柳木频搅。待汁减半，柳上有白霜，即滤去滓，
倾汁入瓦盆内。经宿，自然结成块也。他处虽有
樟木，不解取脑。又炼樟脑法：用铜盆，以陈壁
土为粉糁之，却糁樟脑一重，又糁壁土，如此四
五重。以薄荷安土上，再用一盆覆之，黄泥封
固，于火上款款炙之。须以意度之，不可太过、
不及。勿令走气。候冷取出，则脑皆升于上盆。
如此升两三次，可充片脑也。

孕本草

纲目

全本图典

【第十五册】

250

▷樟（*Cinnamomum camphora*）

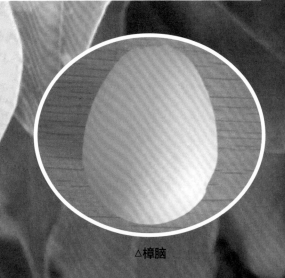

△樟脑

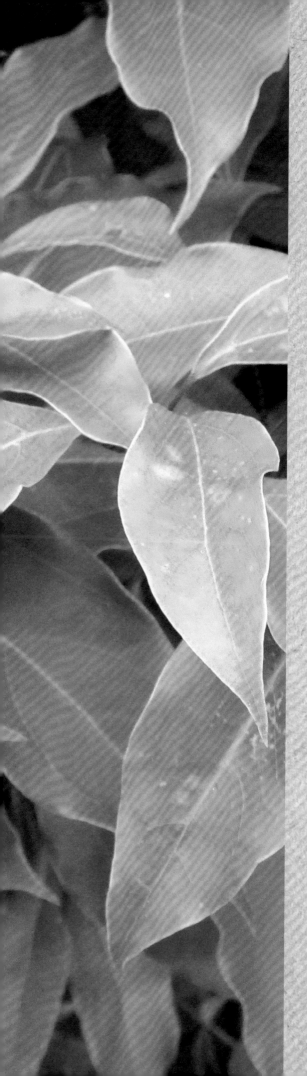

‖ **修治** ‖

[时珍曰] 凡用，每一两以二碗合住，湿纸糊口，文武火熁之。半时许取出，冷定用。又法：每一两，用黄连、薄荷六钱，白芷、细辛四钱，荆芥、密蒙花二钱，当归、槐花一钱。以新土碗铺杉木片于底，安药在上，入水半盏，洒脑于上，再以一碗合住，糊口，安火煨之。待水干取开，其脑自升于上。以翎扫下，形似松脂，可入风热眼药。人亦多以乱片脑，不可不辨。

‖ **气味** ‖

辛，热，无毒。

‖ **主治** ‖

通关窍，利滞气，治中恶邪气，霍乱心腹痛，寒湿脚气，疥癣风瘙，龋齿，杀虫辟蠹。着鞋中，去脚气。时珍。

‖ **发明** ‖

[明珍曰] 樟脑纯阳，与焰消同性，水中生火，其焰益炽。今丹炉及烟火家多用之。辛热香窜，禀龙火之气，去湿杀虫，此其所长。故烧烟熏衣筐席簟，能辟壁虱、虫蛀。李石续博物志云：脚弱病人，用杉木为桶濯足，排樟脑于两股间，用帛绷定，月余甚妙。王玺医林集要方治脚气肿痛。用樟脑二两，乌头三两，为末，醋糊丸弹子大。每置一丸于足心踏之，下以微火烘之，衣被围覆，汗出如涎为效。

‖ **附方** ‖

新三。**小儿秃疮**韶脑一钱，花椒二钱，脂麻二两，为末。以退猪汤洗后，搽之。简便方。**牙齿虫痛**普济方用韶脑、朱砂等分，擦之神效。余居士选奇方用樟脑、黄丹、肥皂去皮核等分，研匀蜜丸。塞孔中。

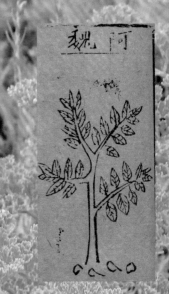

‖ 基原 ‖

据《纲目彩图》《纲目图鉴》等综合分析考证，本品为伞形科植物阿魏 *Ferula assafoetida* L.；分布于中亚西亚、伊朗、阿富汗等地。《纲目彩图》《大辞典》认为还包括同属植物新疆阿魏 *F. sinkiangensis* K. M. Shen；分布于新疆伊犁等地。《大辞典》认为还包括伞形科植物阜康阿魏 *F. fukanensis* K. M. Shen；分布于新疆阜康、西泉等地。《药典》收载阿魏药材为伞形科植物新疆阿魏或阜康阿魏的树脂；春末夏初盛花期至初果期，分次由茎上部往下斜割，收集渗出的乳状树脂，阴干。

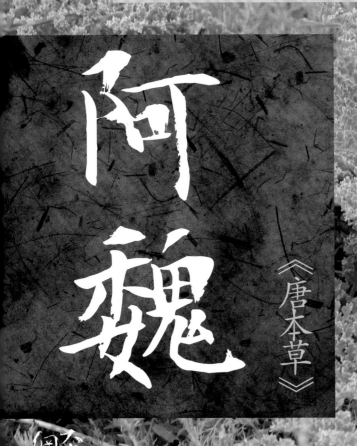

阿魏

《唐本草》

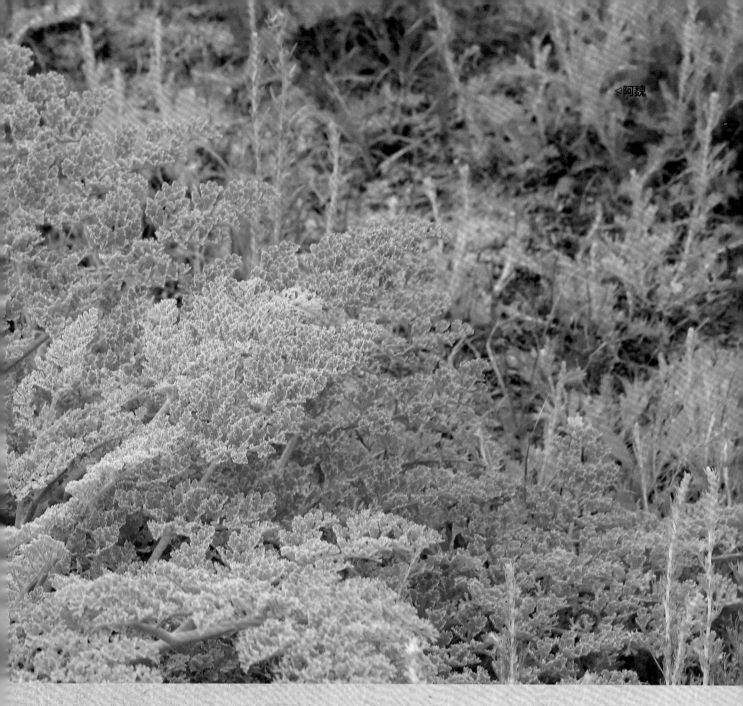

校正：自草部移入此。

‖ **释名** ‖

阿虞 纲目 **熏渠** 唐本 **哈昔泥**。[时珍曰] 夷人自称曰阿，此物极臭，阿之所畏也。波斯国呼为阿虞，天竺国呼为形虞，涅槃经谓之央匮。蒙古人谓之哈昔泥，元时食用以和料。其根名稳展，云淹羊肉甚香美，功同阿魏。见饮膳正要。

‖ **集解** ‖

[恭曰] 阿魏生西番及昆仑。苗叶根茎酷似白芷。捣根汁，日煎作饼者为上。截根穿暴干者为次。体性极臭而能止臭，亦为奇物也。又婆罗门云：熏渠即是阿魏，取根汁暴之如

胶，或截根日干，并极臭。西国持咒人禁食之。常食用之，云去臭气。戎人重此，犹俗中贵胡椒，巴人重负蒌也。[珣曰]按广志云：生昆仑国。是木津液，如桃胶状。其色黑者不堪，其状黄散者为上。云南长河中亦有，与舶上来者，滋味相似一般，只无黄色。[颂曰]今惟广州有之，云是木膏液滴酿结成，与苏恭所说不同。按段成式酉阳杂俎云：阿魏木，生波斯国及伽阇那国，即北天竺也。木长八九尺，皮色青黄。三月生叶，似鼠耳。无花实。断其枝，汁出如饴，久乃坚凝，名阿魏。摩伽陀僧言：取其汁和米、豆屑合酿而成。其说与广州所生者相近。[承曰]阿魏合在木部。今二浙人家亦种之，枝叶香气皆同而差淡薄，但无汁膏尔。[时珍曰]阿魏有草、木二种。草者出西域，可晒可煎，苏恭所说是也。木者出南番，取其脂汁，李珣、苏颂、陈承所说是也。按一统志所载有此二种。云出火洲及沙鹿、海牙国者，草高尺许，根株独立，枝叶如盖，臭气逼人，生取其汁熬作膏，名阿魏。出三佛齐及暹逻国者，树不甚高，土人纳竹筒于树内，脂满其中，冬月破筒取之。或云其脂最毒，人不敢近。每采时，以羊系于树下，自远射之。脂之毒着羊，羊毙即为阿魏。观此，则其有二种明矣。盖其树底小如枸杞、牡荆之类，西南风土不同，故或如草如木也。系羊射脂之说，俗亦相传，但无实据。谚云：黄芩无假，阿魏无真。以其多伪也。刘纯诗云：阿魏无真却有真，臭而止臭乃为珍。[炳曰]人多言煎蒜白为假者。[敩曰]验法有三：第一，以半铢安熟铜器中一宿，至明沾阿魏处白如银，永无赤色；第二，将一铢置于五斗草自然汁中一夜，至明如鲜血色；第三，将一铢安于柚树上，树立干，便是真者。凡用，乳钵研细，热酒器上裹过，入药。

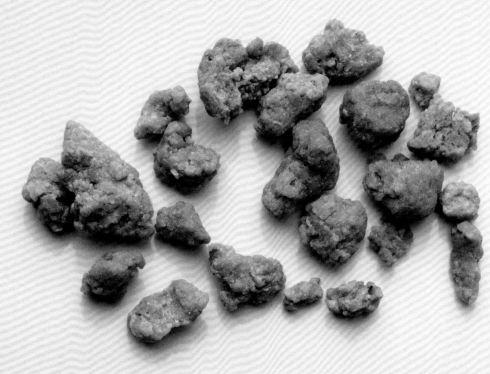

△阿魏药材

气味

辛，平，无毒。

主治

杀诸小虫，去臭气，破癥积，下恶气，除邪鬼蛊毒。唐本。治风邪鬼疰，心腹中冷。李珣。传尸冷气，辟瘟治疟，主霍乱心腹痛，肾气瘟瘴，御一切蕈、菜毒。大明。解自死牛、羊、马肉诸毒。汪机。消肉积。震亨。

发明

[炳曰] 阿魏下细虫，极效。[时珍曰] 阿魏消肉积，杀小虫，故能解毒辟邪，治疟、痢、疳、劳、尸注、冷痛诸证。按王璆百一选方云：夔州谭逵病疟半年。故人窦藏叟授方：用真阿魏、好丹砂各一两，研匀，米糊和丸皂子大。每空心人参汤化服一丸，即愈。世人治疟，惟用常山、砒霜毒物，多有所损。此方平易，人所不知。草窗周密云：此方治疟以无根水下，治痢以黄连、木香汤下，疟、痢亦多起于积滞故尔。

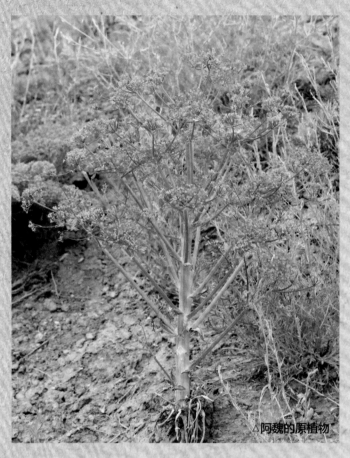

△阿魏的原植物

附方

新十。**辟鬼除邪**阿魏枣许为末，以牛乳或肉汁煎五六沸服之。至暮，以乳服安息香枣许，久者不过十日。忌一切菜。孙侍郎用之有效。唐·崔行功纂要。**恶疰腹痛**不可忍者。阿魏末，热酒服一二钱，立止。永类钤方。**尸疰中恶**近死尸，恶气入腹，终身不愈。用阿魏三两。每用二钱，拌面裹作馄饨十余枚，煮熟食之，日三。服至三七日，永除。忌五辛、油物。圣惠方。**癞疝疼痛**败精恶血，结在阴囊所致。用阿魏二两，醋和荞麦面作饼裹之煨熟，大槟榔二枚钻孔，溶乳香填满，亦以荞面裹之煨熟，入硇砂末一钱，赤芍药末一两，糊丸梧子大。每食前，酒下三十丸。危氏得效方。**小儿盘肠**内吊，腹痛不止。用阿魏为末，大蒜半瓣炮熟研烂和丸麻子大。每艾汤服五丸。总微论。**脾积结块**鸡子五个，阿魏五分，黄蜡一两，同煎化，分作十服。每空心细嚼，温水送下。诸物不忌，腹痛无妨。十日后大便下血，乃积化也。保寿堂经验方。**痞块有积**阿魏五钱，五灵脂炒烟尽五钱，为末，以黄雄狗胆汁和，丸黍米大。空心唾津送下三十丸。忌羊肉、醋、面。扶寿精方。**五噎膈气**方同上。**疟疾寒热**阿魏、胭脂各一豆大，研匀，以蒜膏和，覆虎口上，男左女右。圣济总录。**牙齿虫痛**阿魏、臭黄等分，为末，糊丸绿豆大。每绵裹一丸，随左右插入耳中，立效。圣惠方。

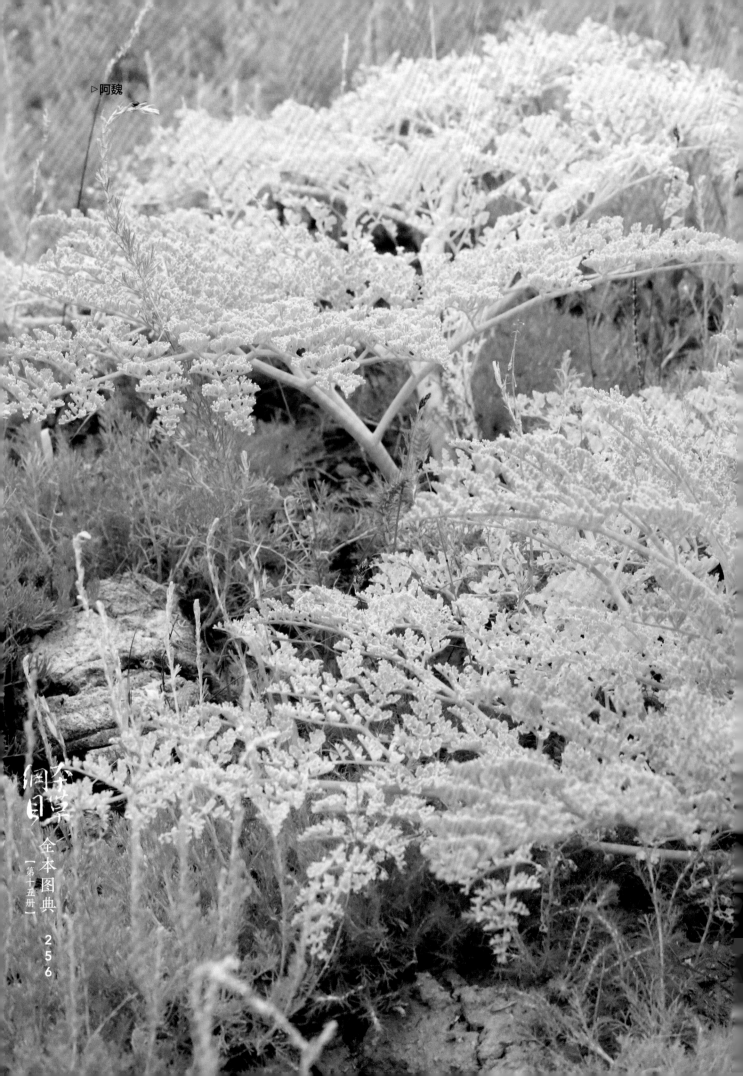

▷阿魏

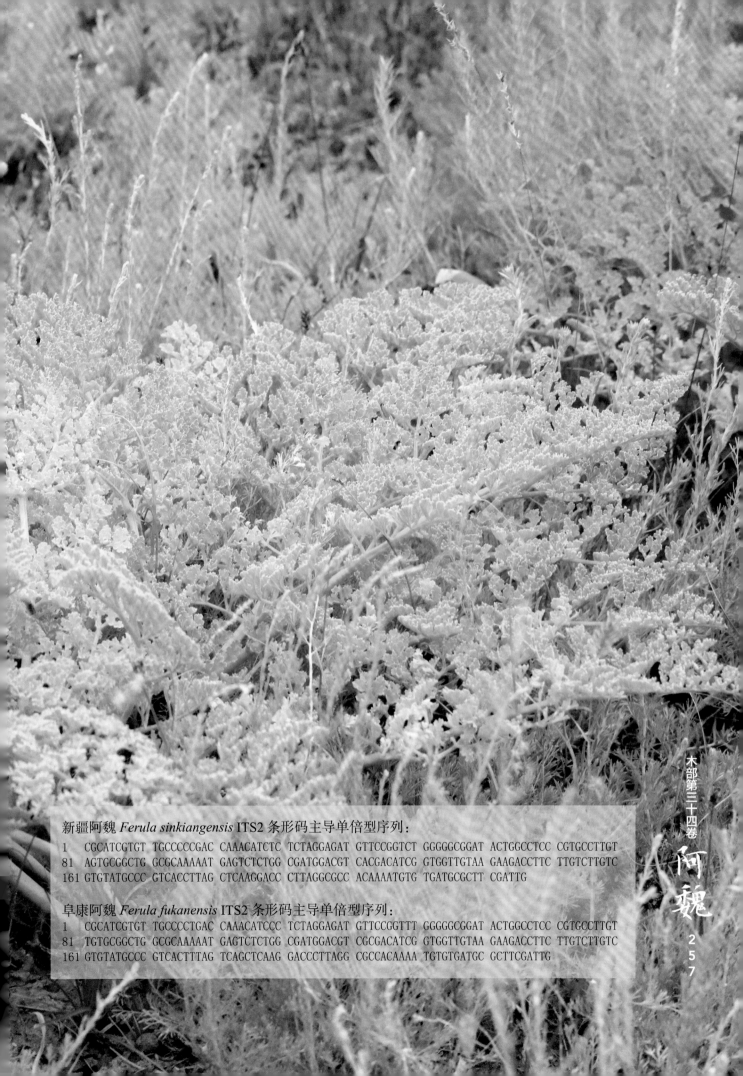

新疆阿魏 *Ferula sinkiangensis* ITS2 条形码主导单倍型序列：

1   CGCATCGTGT TGCCCCCGAC CAAACATCTC TCTAGGAGAT GTTCCGGTCT GGGGGCGGAT ACTGGCCTCC CGTGCCTTGT
81 AGTGCGGCTG GCGCAAAAAT GAGTCTCTGG CGATGGACGT CACGACATCG GTGGTTGTAA GAAGACCTTC TTGTCTTGTC
161 GTGTATGCCC GTCACCTTAG CTCAAGGACC CTTAGGCGCC ACAAAATGTG TGATGCGCTT CGATTG

阜康阿魏 *Ferula fukanensis* ITS2 条形码主导单倍型序列：

1   CGCATCGTGT TGCCCCTGAC CAAACATCCC TCTAGGAGAT GTTCCGGTTT GGGGGCGGAT ACTGGCCTCC CGTGCCTTGT
81 TGTGCGGCTG GCGCAAAAAT GAGTCTCTGG CGATGGACGT CGCGACATCG GTGGTTGTAA GAAGACCTTC TTGTCTTGTC
161 GTGTATGCCC GTCACTTTAG TCAGCTCAAG GACCCTTAGG CGCCACAAAA TGTGTGATGC GCTTCGATTG

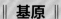
据《纲目图鉴》《中华本草》《大辞典》等综合分析考证，本品为百合科植物库拉索芦荟 *Aloe barbadensis* Miller、好望角芦荟 *A. ferox* Miller 的叶汁经浓缩的干燥物；前者原产非洲北部地区，现南美洲的西印度群岛广泛栽培，我国亦有栽培；后者分布于非洲南部等地。《大辞典》《中华本草》认为还包括斑纹芦荟 *A. vera* L. var. *chinensis* (Haw.) Berg.（按《植物法》即芦荟 *A. vera*）；福建、台湾、广东、广西、四川、云南等地有栽培。《药典》收载芦荟药材为百合科植物库拉索芦荟、好望角芦荟或其他同属近缘植物叶的汁液浓缩干燥物；前者习称"老芦荟"后者习称"新芦荟"。

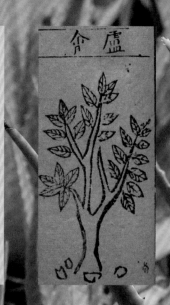

卢荟

宋《开宝》

全本图典
【第十五册】

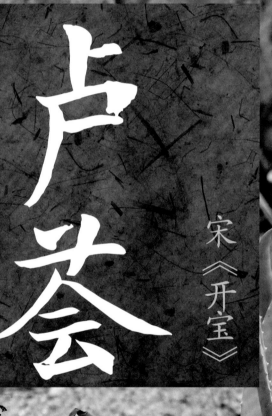

▷库拉索芦荟（*Aloe barbadensis*）

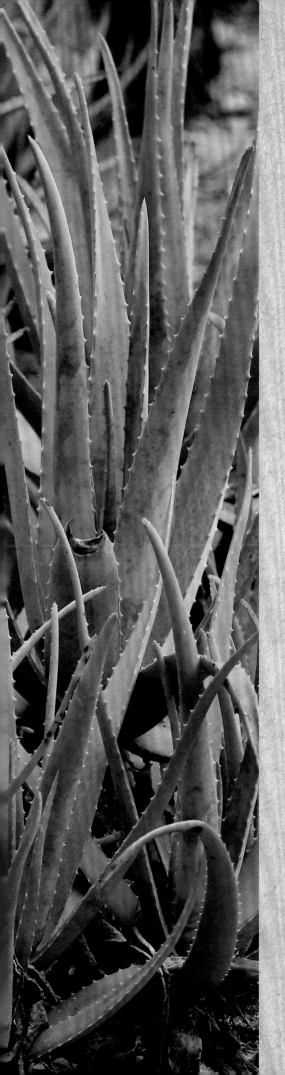

校正：自草部移入此。

‖**释名**‖
奴会开宝**讷会**拾遗**象胆**。[时珍曰] 名义未详。[藏器曰] 俗呼为象胆，以其味苦如胆也。

‖**集解**‖
[珣曰] 卢会生波斯国。状似黑饧，乃树脂也。[颂曰] 今惟广州有来者。其木生山野中，滴脂泪而成。采之不拘时月。[时珍曰] 卢会原在草部。药谱及图经所状，皆言是木脂。而一统志云：爪哇、三佛齐诸国所出者，乃草属，状如鳖尾，采之以玉器捣成膏。与前说不同，何哉？岂亦木质草形乎。

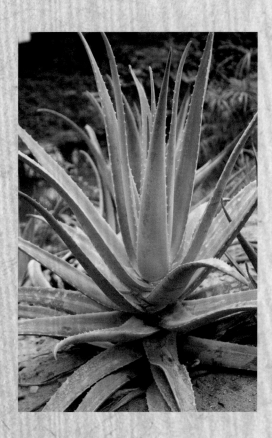

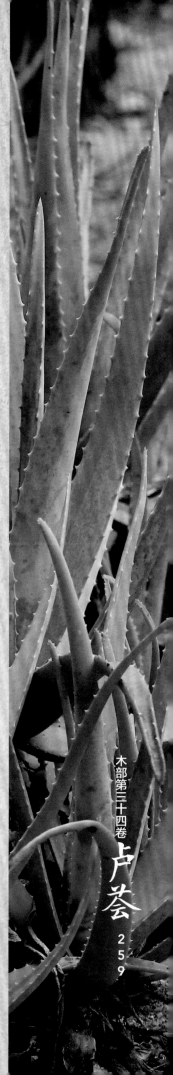

‖气味‖

苦，寒，无毒。

‖主治‖

热风烦闷，胸膈间热气，明目镇心，小儿癫痫惊风，疗五疳，杀三虫及痔病疮瘘，解巴豆毒。开宝。主小儿诸疳热。李珣。单用，杀疳蛔。吹鼻，杀脑疳，除鼻痒。甄权。研末，傅蛋齿甚妙。治湿癣出黄汁。苏颂。

‖发明‖

[时珍曰] 卢会，乃厥阴经药也。其功专于杀虫清热。已上诸病，皆热与虫所生故也。[颂曰] 唐·刘禹锡传信方云：予少年曾患癣，初在颈项间，后延上左耳，遂成湿疮浸淫。用斑蝥、狗胆、桃根诸药，徒令蜇蠚，其疮转盛。偶于楚州，卖药人教用卢会一两，炙甘草半两，研末，先以温浆水洗癣，拭净傅之，立干便瘥。真神奇也。

‖附方‖

新一。小儿脾疳 卢会、使君子等分，为末。每米饮服一二钱。卫生易简方。

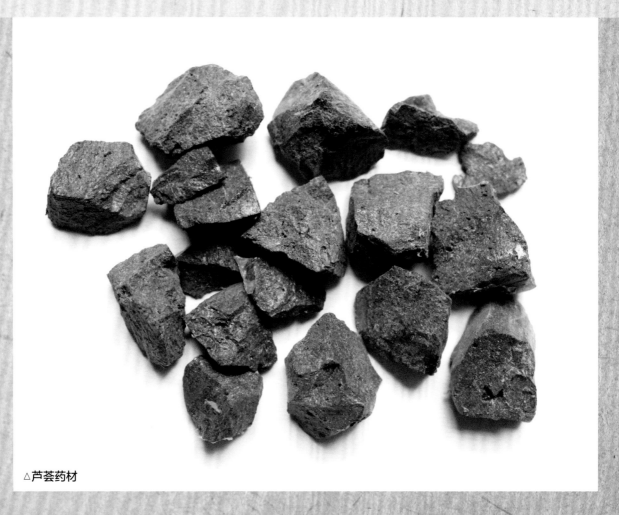

△芦荟药材

库拉索芦荟 *Aloe barbadensis* ITS2 条形码主导单倍型序列：

```
1    CGATCCGATG GCGCGCTGCG CCCTTCGGTG TGGGTTCTTA TCATCTCTGT CATGTACCCG GCATCGGGAT GGTTTTTCAC
81   GGCGTCCGGC GCTCGGGAGC TAGTCCGTCC ACCACTCACC GTGCCAAGCC CGGCCGGCGA CCGACACTTC GACCCACCGC
161  ACCGCAAGGC ACGGAGGGCC AATCTCCGCA TCCGCCGCCC GCCGCCATAA GAGCACGGGG TGCTCAGGGC GAGGTAGGCG
241  GAGCGACGCG AGGCG
```

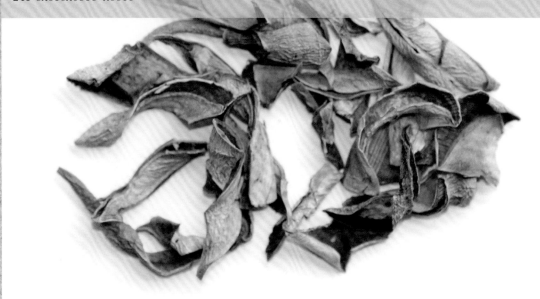

△芦荟叶饮片

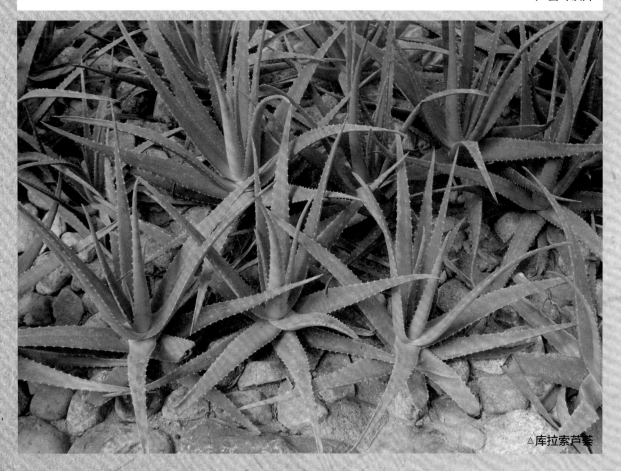

△库拉索芦荟

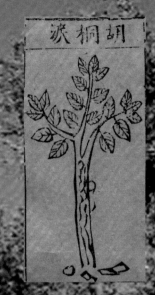

‖ 基原 ‖

据《纲目彩图》《纲目图鉴》《大辞典》《中华本草》
等综合分析考证，本品为杨柳科植物胡杨 *Populus euphratica*
Oliv. 的树脂。分布于内蒙、甘肃、青海、新疆等地。

胡桐泪

《唐本草》

本草纲目全本图典[第十五册]

262

▷胡杨（*Populus euphratica*）

校正：自草部移入此。

‖ 释名 ‖

胡桐碱 纲目 **胡桐律**。[珣曰] 胡桐泪，是胡桐
树脂也，故名泪。作律字者非也，律、泪声
讹尔。[时珍曰] 西域传云：车师国多胡桐。
颜师古注云：胡桐似桐，不似桑，故名胡
桐。虫食其树而汁出下流者，俗名胡桐泪，
言似眼泪也。其入土石成块如卤碱者，为胡
桐碱，音减。或云：律当作沥，非讹也，犹
松脂名沥青之义。亦通。

‖ 集解 ‖

[恭曰] 胡桐泪，出肃州以西平泽及山谷中。
形似黄矾而坚实。有夹烂木者，云是胡桐树
脂沦入土石碱卤地者。其树高大，皮叶似白
杨、青桐、桑辈，故名胡桐木，堪器用。

[保升曰] 凉州以西有之。初生似柳，大则似桑、桐。其津下入地，与土石相染，状如姜石，极咸苦，得水便消，若矾石、消石之类。冬月采之。[大明曰] 此有二般：木律不中入药；惟用石律，石上采之，形如小石片子，黄土色者为上。[颂曰] 今西番亦有商人货之。[时珍曰] 木泪乃树脂流出者，其状如膏油。石泪乃脂入土石间者，其状成块，以其得卤斥之气，故入药为胜。

‖ 气味 ‖

咸、苦，大寒，无毒。[恭曰] 伏砒石。可为金银焊药。

‖ 主治 ‖

大毒热，心腹烦满，水和服之，取吐。牛马急黄黑汗，水研三二两灌之，立瘥。唐本。主风虫牙齿痛，杀火毒、面毒。大明。风疳䘌齿，骨槽风劳。能软一切物。多服令人吐。李珣。瘰疬非此不能除。元素。咽喉热痛，水磨扫之，取涎。时珍。

‖ 发明 ‖

[颂曰] 古方稀用。今治口齿家多用，为最要之物。[时珍曰] 石泪入地受卤气，故其性寒能除热，其味咸能入骨软坚。

‖ 附方 ‖

新六。**湿热牙疼**喜吸风。胡桐泪，入麝香掺之。**牙疼出血**胡桐泪半两研末，夜夜贴之。或入麝香少许。圣惠方。**走马牙疳**胡桐碱、黄丹等分为末，掺之。医林集要。**牙疳宣露**脓血臭气者。胡桐泪一两，枸杞根一升。每用五钱，煎水热漱。又方：胡桐泪、葶苈等分，研掺。圣惠方。**牙齿蚀黑**乃肾虚也。胡桐泪一两，丹砂半两，麝香一分，为末，掺之。圣济总录。

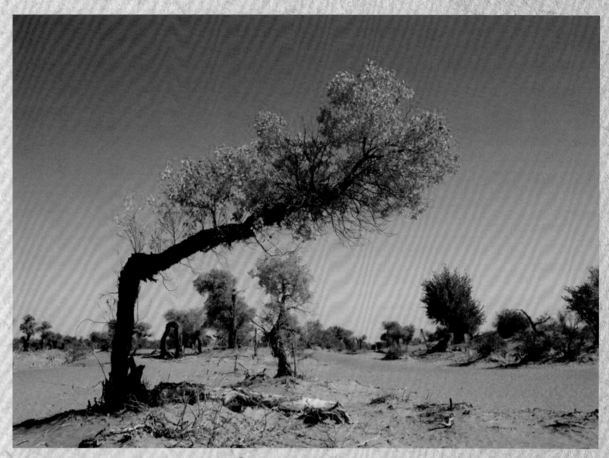

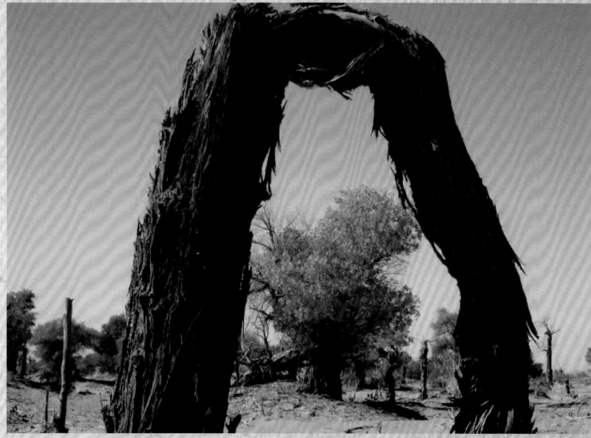

‖ 基原 ‖

《纲目图鉴》认为本品为橄榄科植物齿叶乳香 *Boswellia serrata* Roxb.。分布于印度等地。

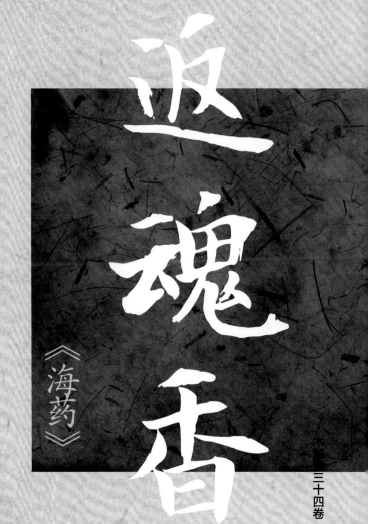

‖ 集解 ‖

[珣曰] 按汉书云：武帝时，西国进返魂香。内传云：西海聚窟州有返魂树，状如枫、柏，花、叶香闻百里。采其根于釜中水煮取汁，炼之如漆，乃香成也。其名有六：曰返魂、惊精、回生、振灵、马精、却死。凡有疫死者，烧豆许熏之再活，故曰返魂。[时珍曰] 张华博物志云：武帝时，西域月氏国，度弱水贡此香三枚，大如燕卵，黑如桑椹，值长安大疫，西使请烧一枚辟之，宫中病者闻之即起，香闻百里，数日不歇。疫死未三日者，熏之皆活，乃返生神药也。此说虽涉诡怪，然理外之事，容或有之，未可便指为谬也。

‖ 附录 ‖

兜木香 [藏器曰] 汉武故事云：西王母降，烧兜木香末，乃兜渠国所进，如大豆。涂宫门，香闻百里。关中大疫，死者相枕，闻此香，疫皆止，死者皆起。此乃灵香，非常物也。

52检